（懂点中医，护卫家人健康）

从基础理论到实践操作，跟着视频由浅入深、轻松掌握

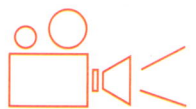

视频讲透
《药性赋》

视频讲解　白话解读　简单易懂　一看就会

刘　红／主编

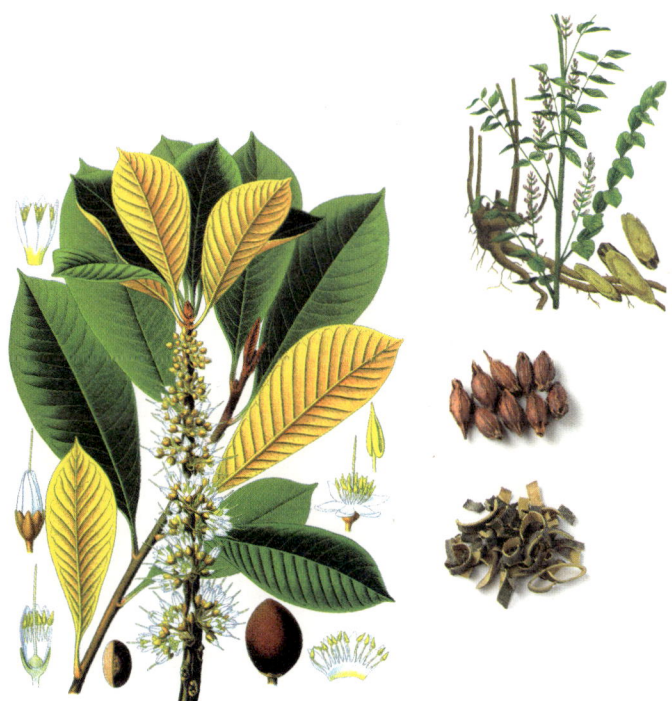

天津出版传媒集团

天津科学技术出版社

图书在版编目（CIP）数据

视频讲透《药性赋》/ 刘红主编. -- 天津：天津科学技术出版社，2024.6
　　ISBN 978-7-5742-2086-7

Ⅰ.①视… Ⅱ.①刘… Ⅲ.①药性歌赋 Ⅳ.①R285.1

中国国家版本馆CIP数据核字（2024）第090211号

视频讲透《药性赋》
SHIPIN JIANG TOU YAOXINGFU

策划编辑：杨　谭
责任编辑：孟祥刚
责任印制：刘　彤

出　　版：	天津出版传媒集团 天津科学技术出版社
地　　址：	天津市西康路35号
邮　　编：	300051
电　　话：	（022）23332490
网　　址：	www.tjkjcbs.com.cn
发　　行：	新华书店经销
印　　刷：	唐山富达印务有限公司

开本 787×1092　1/16　印张 16　字数 160 000
2024年6月第1版第1次印刷
定价：128.00元

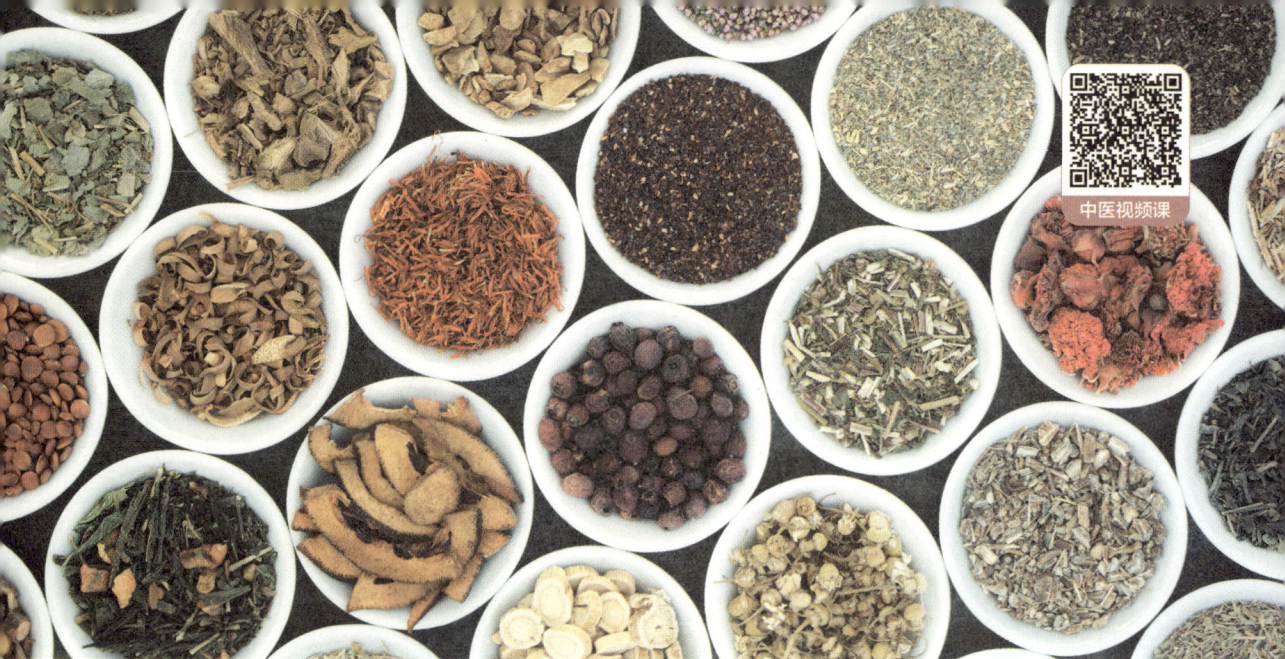

前言

《药性赋》是中医四小经典之一，由元代脾胃学家李东垣所著。李东垣在用药时，受到其师张元素的影响，便在张元素《珍珠囊》的基础上不断完善，著成《珍珠囊补遗药性赋》，后人将其合称为《药性赋》。

全书以歌赋韵语编写而成，言简意赅，朗朗上口，便于诵读与记忆，是初学者的医学教育启蒙，在古代中医的传承中发挥了巨大的作用。

原书内容包括药性总赋、用药发明、主治指掌、用药须知、本草钩玄等，详细介绍了数百种常见药材的性质、用药方法、功用、主治，以及用药大法，涵盖了玉石、草、木、人、禽兽、虫鱼、果品、米谷、蔬菜9部主要药材，结合作者多年临床经验，对药材的寒、热、温、平性质，以及气味、升降浮沉、配伍、补泻等方面进行了针对性探讨。每一种药物都写有短篇论述，有的用升降浮沉说明药性，有的用君臣佐使说明配伍，有的用一味药而兼治内外症候，有的用同一种药物因生熟的不同而分别治疗不同的病症，有的又分寒证和热证等，实用价值较高。

《视频讲透〈药性赋〉》在《药性赋》原书的基础上，结合现代临床应用的最新进展，增加了译文、注解及高清药物图等更通俗易懂的内容，还采用了视频讲解的形式对书中的重点内容进行了直观解说，方便读者理解，也更臻完美。

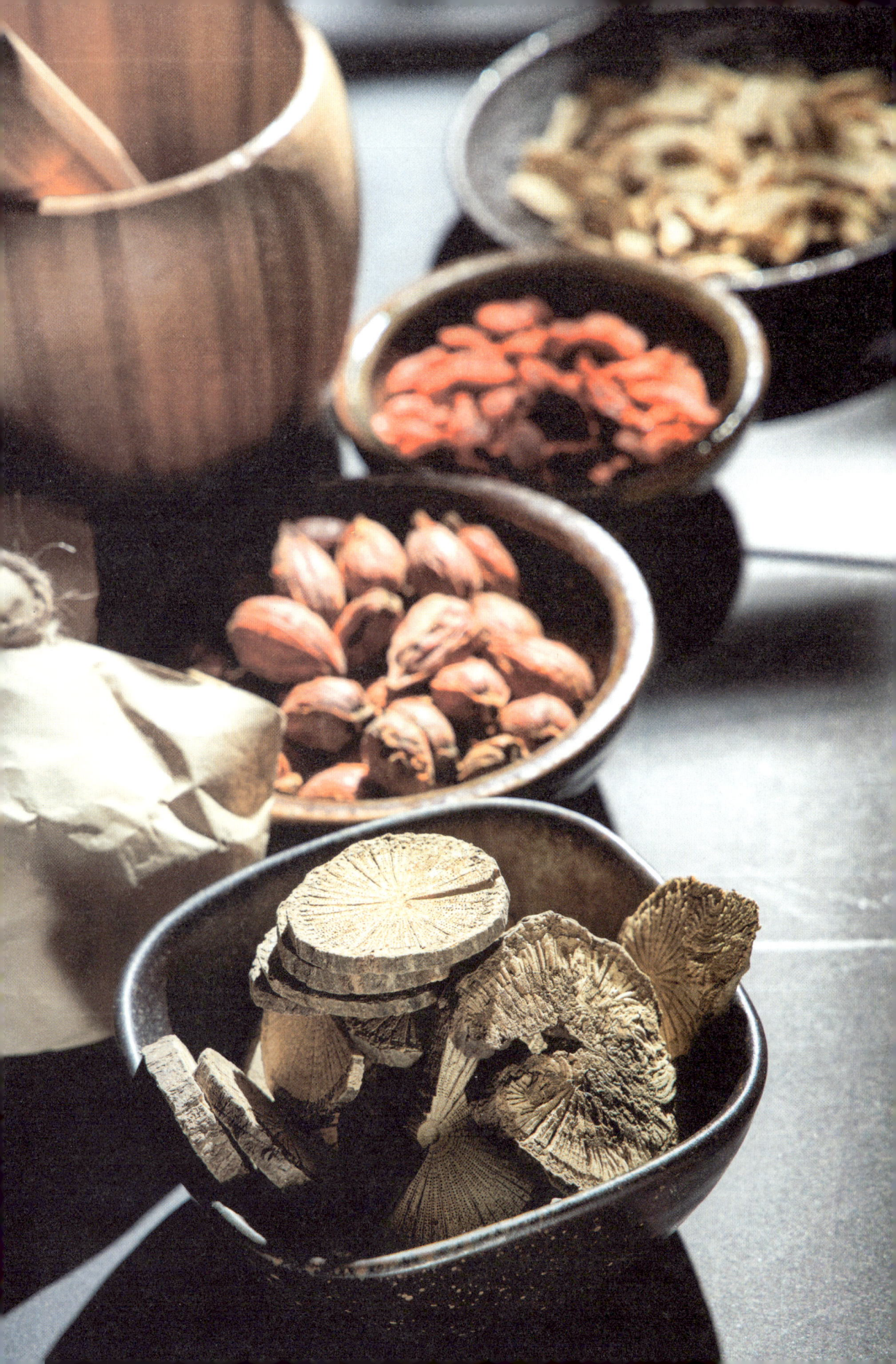

目录

卷一　药性发蒙

1 药性总赋 2
　寒性 2
　热性 6
　温性 10
　平性 13
2 用药发明 18
　药性阴阳论 18
　标本论 19
　用药法 20
　药性升降浮沉补泻法 26
　五脏所欲 31
　五脏所苦 32
　五气凑五脏例 33
　五行五色五味走五脏主禁例 34
　手足三阳表里引经主治例 36
　诸药泻诸经之火邪 42
　诸药相反例 43
　十八反歌 43
　十九畏歌 44
　六陈歌 45
　五脏补泻主治例 45
　用药凡例 48

卷二　中药真传

1 主治指掌 52
2 用药须知 89
　用药法象 89
　四时用药法 90
　用药丸散 91
　药本五味歌 92
　炮制药歌 94
　妊娠服药禁歌 95

卷三　本草钩玄

1 玉石部 98
2 草部（上） 118
3 草部（中） 133
4 草部（下） 154
5 木部 170
6 人部 194
7 禽兽部 198
8 虫鱼部 205
9 果品部 218
10 米谷部 225
11 蔬菜部 230

索引 238

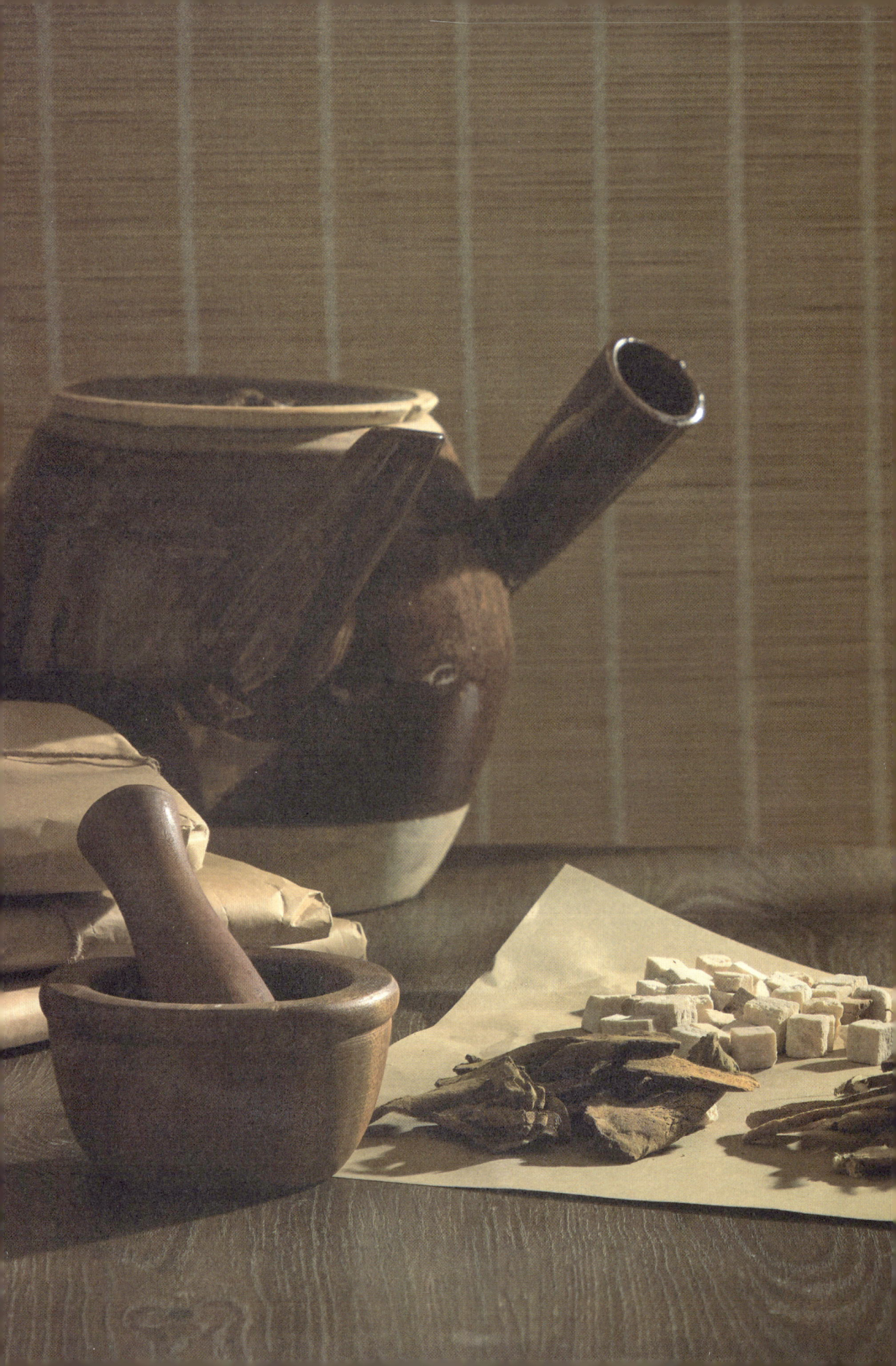

卷一
药性发蒙

本卷介绍的是中药的药性、功效、归经、升降沉浮、用药禁忌等基本知识，帮助初学者更好地理解和掌握中药学的基本概念和方法。

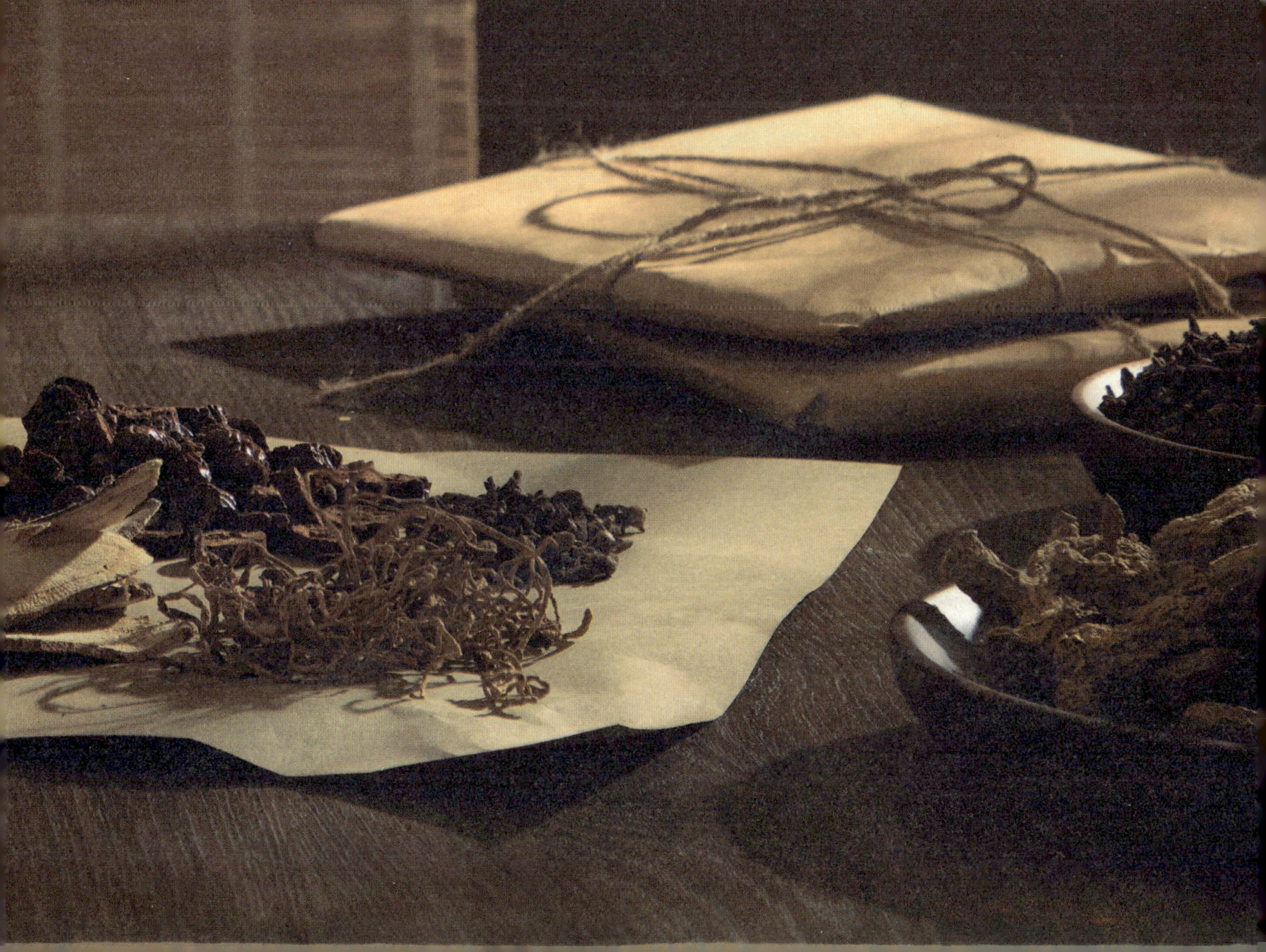

1 药性总赋

寒性

原文 诸药赋性,此类最寒。

译文 各种药物中,以这类药性最为寒凉。

原文 犀角解乎心热;羚羊清乎肺肝。

译文 犀角能平息心火;羚羊能清肺肝。

原文 泽泻利水通淋而补阴不足;海藻散瘿破气而治疝何难。

译文 泽泻能利水通淋,但滋阴补虚不足;海藻能散瘿,也能理气消疝痛。

原文 闻之菊花能明目而清头风;射干疗咽闭而消痈毒。

译文 听说菊花能明目,治疗头风;射干治疗咽喉闭塞,能消痈毒。

原文 薏苡理脚气而除风湿;藕节消瘀血而止吐衄。

译文 薏苡仁能治疗脚气,也能祛风湿;藕节消瘀血,也能止吐血。

原文 栝蒌子下气润肺喘兮,又且宽中;车前子止泻利小便兮,尤能明目。

译文 栝蒌子能下气润肺,治疗喘息,同时还能宽胸理气,缓解胸闷不舒;车前子能止泻利尿,也能明目。

原文 是以黄柏疮用,兜铃嗽医。

译文 黄柏外用于疮毒,兜铃内用于咳嗽。

原文 地骨皮有退热除蒸之效,薄荷叶宜消风清肿之施。

译文 地骨皮有退热除蒸的效果,薄荷叶宜于消风清肿。

原文

宽中下气，枳壳缓而枳实速也；疗肌解表，干葛先而柴胡次之。

译文

宽中下气，枳壳作用缓慢而枳实作用迅速；治疗肌肤解表，干葛比柴胡效果更佳。

原文

百部治肺热，咳嗽可止；栀子凉心肾，鼻衄最宜。

译文

百部可治肺热咳嗽；栀子可清心火、治鼻衄。

原文

玄参治结热毒痈，清利咽膈；升麻消风热肿毒，发散疮痍。

译文

玄参治疗热疖痈毒，清咽膈热毒；升麻消除热邪所致的肿痛和毒邪，使疮痍发散。

原文

尝闻腻粉抑肺而敛肛门；金箔镇心而安魂魄。

译文

曾听说腻粉可抑制肺热，收敛肛门；金箔可镇心安神。

原文

茵陈主黄疸而利水；瞿麦治热淋之有血。

译文

茵陈主治黄疸，能利水；瞿麦可治疗热淋伴有血尿。

原文

朴硝通大肠，破血而止痰癖；石膏治头痛，解肌而消烦渴。

译文

朴硝可通大肠，破血、消瘀、化痰、止癖，石膏可治疗头痛，解肌热。

原文

前胡除内外之痰实；滑石利六腑之涩结。

译文

前胡可治疗内外痰实；滑石可通利六腑滞涩。

原文

天门冬止嗽，补血涸而润心肝；麦门冬清心，解烦渴而除肺热。

译文

天门冬止咳嗽，补血虚而润心肝；麦门冬清心火，解烦渴而除肺热。

原文
又闻治虚烦、除哕呕,须用竹茹;通秘结、导瘀血,必资大黄。

译文
又听说治疗虚烦、除哕呕,须用竹茹;使大便畅通、疏导瘀血,必用大黄。

原文
宣黄连治冷热之痢,又厚肠胃而止泻;淫羊藿疗风寒之痹,且补阴虚而助阳。

译文
宣黄连治冷热痢疾,也能宽肠健胃而止泻;淫羊藿治疗风寒痹症,且能补阴虚而助阳。

原文
茅根止血与吐衄;石苇通淋与小肠。

译文
茅根能止血、治吐衄;石苇能通淋,利小肠。

原文
熟地黄补血且疗虚损;生地黄宣血更医眼疮。

译文
熟地黄可补血、治疗虚损;生地黄可活血化瘀、治疗眼疮。

原文
赤芍药破血而疗腹痛,烦热亦解;白芍药补虚而生新血,退热尤良。

译文
赤芍药能破血,治疗腹痛,还能解烦热;白芍药能补虚、生新血,退热效果也很好。

原文
若乃消肿满逐水于牵牛;除热毒杀虫于贯众。

译文
若要消肿逐水,用牵牛;若要除热毒杀虫,用贯众。

原文
金铃子治疝气而补精血;萱草根治五淋而消乳肿。

译文
金铃子能治疝气,补精血;萱草根能治五淋、消乳肿。

原文
侧柏叶治血山崩漏之疾;香附子理血气妇人之用。

译文
侧柏叶可治疗血热妄行引起的崩漏等各种出血症状;香附子可用作妇人理血。

原文
地肤子利膀胱，可洗皮肤之风；山豆根解热毒，能止咽喉之痛。

译文
地肤子利膀胱，可清除皮肤表面的风邪；山豆根解热毒，能止咽喉之痛。

原文
白鲜皮去风、治筋弱，而疗足顽痹；旋覆花明目、治头风，而消痰嗽壅。

译文
白鲜皮祛风除湿，治疗筋骨萎软，并治疗足部顽固性痹症；旋覆花明目、治头风，并治疗痰饮壅阻、咳嗽气喘。

原文
又况荆芥穗清头目便血，疏风散疮之用；栝蒌根疗黄疸毒痈，消渴解痰之忧。

译文
荆芥穗能清头目，可用于治疗便血，还能疏风散疮；栝蒌根能治疗黄疸、解毒痈，治疗消渴和痰饮，解除烦恼。

原文
地榆疗崩漏，止血止痢；昆布破疝气，散瘿散瘤。

译文
地榆疗崩漏，止血止痢；昆布破疝气，散瘿散瘤。

原文
疗伤寒、解虚烦，淡竹叶之功倍；除结气、破瘀血，牡丹皮之用同。

译文
疗伤寒、解虚烦，用淡竹叶效果加倍；除结气、破瘀血，功效同牡丹皮。

原文
知母止嗽而骨蒸退；牡蛎涩精而虚汗收。

译文
知母止咳嗽并退骨蒸；牡蛎涩精而收敛虚汗。

原文
贝母清痰，止咳嗽而利心肺；桔梗下气，利胸膈而治咽喉。

译文
贝母清痰、止咳、利心肺，能够治咳嗽、痰多；桔梗下气、利胸膈、治咽喉，能治咽喉疾病。

原文
若夫黄芩治诸热，兼主五淋；槐花治肠风，亦医痔痢。

译文
黄芩治诸热，兼治五淋；槐花治肠风，也治痔痢。

原文

常山理痰结而治温疟；葶苈泻肺喘而通水气。

译文

常山理痰结，治温疟；葶苈泻肺喘，通水气。

原文

此六十六种药性之寒，又当考《图经》以博其所治。

译文

以上六十六种药物属寒性药物，应当参考《图经》以详细了解它们的功效。

原文

观夫方书以参其所用焉，其庶几矣。

译文

查看医方书籍比较它们的使用情况，这样做就差不多可以了。

中医视频课

热性

原文

药有温热，又当审详。

译文

药有温性和热性的区别，使用时应该仔细审辨。

原文

欲温中以荜茇，用发散以生姜。

译文

想要温中散寒，使用荜茇；想要发表散寒，使用生姜。

原文

五味子止嗽痰，且滋肾水；腽肭脐疗痨瘵，更壮元阳。

译文

五味子可以止咳化痰，并且能够滋补肾水；腽肭脐可以治疗痨瘵，更重要的是补肾益精，暖肾壮阳。

原文

原夫川芎祛风湿，补血清头；续断治崩漏，益筋强脚。

译文

川芎可以祛风湿、养新血、清头风；续断可以治疗崩漏，并且能够强壮筋骨、增强脚力。

原文

麻黄表汗以疗咳逆；韭子壮阳而医白浊。

译文

麻黄发汗解表，可用来治疗咳嗽、气喘；韭菜子壮阳固精，可用来治疗男子白浊。

原文
川乌破积，有消痰治风痹之功；天雄散寒，为去湿助精阳之药。

译文
川乌有破冷积、消寒痰、治疗风痹的功效；天雄有散寒祛湿、补肾阳、益精气的药效。

原文
观夫川椒达下；干姜暖中。

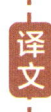

译文
从川椒的功效来看，可以下达，治疗下焦寒湿；干姜可以暖中焦，治疗脾胃寒证。

原文
胡芦巴治虚冷之疝气；生卷柏破症瘕而血通。

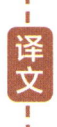

译文
胡芦巴可以治疗下元虚冷、寒湿凝滞的疝气；生卷柏具有破症瘕、通血脉的功效，善治经闭症瘕。

原文
白术消痰壅，温胃兼止吐泻；菖蒲开心气，散冷更治耳聋。

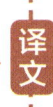

译文
白术可以消除痰浊壅积，温胃健脾而止呕吐、泄泻；菖蒲可以开通心气，祛除寒湿，并且能通窍而治耳聋、耳鸣。

原文
丁香快脾胃而止吐逆；良姜止心气痛之攻冲。

译文
丁香可以调理脾胃、降逆止呕呃；良姜善治寒气攻冲、胃寒冷痛。

原文
肉苁蓉填精益肾；石硫黄暖胃驱虫。

译文
肉苁蓉可以填精补髓、滋补肾阳；石硫黄可以温暖胃肠，驱虫杀虫。

原文
胡椒主去痰而除冷；秦椒主攻痛而去风。

译文
胡椒主去痰消痰，又能温中散寒；秦椒则主要用于散寒止痛，又能祛风止痒。

原文
吴茱萸疗心腹之冷气；灵砂定心脏之怔忡。

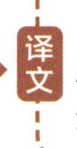

译文
吴茱萸可治疗肝经受寒、冷气攻冲所致的心腹诸痛；灵砂可安定心神，善治心神不宁、心悸怔忡。

原文

盖夫散肾冷、助脾胃，须荜澄茄；疗心痛、破积聚，用蓬莪术。

译文

散肾中虚冷、温助脾胃，须使用荜澄茄；治疗心腹瘀滞疼痛，破除症瘕积聚，宜使用蓬莪术。

原文

缩砂止吐泻安胎，化酒食之剂；附子疗虚寒反胃，壮元阳之力。

译文

缩砂可以止吐、止泻、安胎、化湿、醒酒；附子可以治虚寒证、寒性反胃，又能补命火，壮元阳。

原文

白豆蔻治冷泻，疗痛止痛于乳香；红豆蔻止吐酸，消血杀虫于干漆。

译文

白豆蔻善于治疗寒湿中阻的冷泻；痛痛时可以用乳香止痛；红豆蔻则可以止呕吐泛酸；消除瘀血，杀虫消积可以用干漆。

原文

岂知鹿茸生精血，腰脊崩漏之均补；虎骨壮筋骨，寒湿毒风之并祛。

译文

鹿茸可以补肾阳，生精血，对肾虚精亏有补益效果；虎骨可以强壮筋骨，对寒湿毒风所致病证均可祛除。

原文

檀香定霍乱，而心气之痛愈；鹿角秘精髓，而腰脊之痛除。

译文

檀香可以行气散寒调中以定霍乱，又缓解心气痛；鹿角则可以温肾固精，除腰脊冷痛。

原文

消肿益血于米醋；下气散寒于紫苏。

译文

米醋具有消肿和补益气血的功效；紫苏具有下气宽中和疏散风寒的功效。

原文

扁豆助脾，则酒有行药破结之用；麝香开窍，则葱为通中发汗之需。

译文

扁豆可以助脾，酒具有助药力、行气血、破结滞的作用；麝香可以开窍，葱具有温通阳气、发汗透邪的功效。

原文

麋茸壮阳以助肾；当归补虚而养血。

译文

麋茸可以温壮肾阳、助肾益精；当归可以补营血之亏虚、养血活血。

原文

尝观五灵脂治崩漏，理血气之刺痛；麒麟竭止血出，疗金疮之伤折。

译文

五灵脂可用于治疗崩漏，调理血气的刺痛；麒麟竭可以祛瘀止血，治疗金疮出血、伤折肿痛。

原文

乌贼骨止带下，且除崩漏目翳；鹿角胶住血崩，能补虚羸劳绝。

译文

乌贼骨止赤白带下，善治崩漏下血、目生翳膜；鹿角胶治肾阳不足、冲任不固的崩漏下血，又能助肾阳、益精血、补虚损。

原文

白花蛇治瘫痪，疗风痒之癣疹；乌梢蛇疗不仁，去疮疡之风热。

译文

白花蛇治疗瘫痪、缓解风痒的癣疹；乌梢蛇则可用于治疗肢体麻木不仁、风热毒盛所致的疮疡。

原文

乌药有治冷气之理；禹余粮乃疗崩漏之因。

译文

乌药有温肾散寒、通行气滞的功效；禹余粮善于治疗崩漏、带下等疾。

原文

巴豆利痰水，能破寒积；独活疗诸风，不论久新。

译文

巴豆能逐水饮、祛痰涎、破除寒积；独活可以散风、除湿、止痛，治疗各种风病，无论是新发还是久病。

原文

山茱萸治头晕遗精之药；白石英医咳嗽吐脓之人。

译文

山茱萸可以治疗肝肾不足、头晕目眩、遗精滑精；白石英可以治疗肺寒咳嗽、肺痈吐脓。

原文

厚朴温胃而去呕胀，消痰亦验；肉桂行血而疗心痛，止汗如神。

译文

厚朴善温胃肠、畅气机、止呕逆、除腹胀、消痰下气；肉桂可以温通行血，治寒邪凝滞、心腹冷痛，止汗效果也很好。

原文

是则鲫鱼有温胃之功；代赭乃镇肝之剂。

译文

鲫鱼有温养脾胃的功效；代赭可以平肝镇肝降逆。

原文 沉香下气补肾，定霍乱之心痛；橘皮开胃去痰，导壅滞之逆气。

译文 沉香可以行气降气、温肾纳气、平定霍乱、止心腹寒凝气滞诸痛；橘皮则可以开胃去痰，导行壅滞、消除胀满。

原文 此六十种药性之热，又当博《本草》而取治焉。

译文 这六十种热性之药，应当根据《神农本草经》以确定正确的使用方法。

温性

原文 温药总括，医家素谙。

译文 这里包括了常用的温性药，都是医生向来比较熟悉的。

原文 木香理乎气滞；半夏主于风痰。

译文 木香具有理气滞、止痛的功效；半夏具有燥湿化痰的功效。

原文 苍术治目盲，燥脾去湿宜用；萝卜去膨胀，下气制面尤堪。

译文 苍术治疗眼目昏盲，可燥湿健脾；萝卜可下气消食、除胀、治面食积滞。

原文 况夫钟乳粉补肺气，兼疗肺虚；青盐治腹痛，且滋肾水。

译文 再说钟乳粉具有补肺气、润肺化痰的功效；青盐治疗腹痛，又能滋补肾水。

原文 山药而腰湿能医；阿胶而痢嗽皆止。

译文 山药可以治疗腰膝酸痛，脾虚湿滞；阿胶可治血痢、虚劳咳嗽。

原文 赤石脂治精浊而止泄，兼补崩中；阳起石暖子宫以壮阳，更疗阴痿。

译文 赤石脂具有涩肠止泻、收敛止血等功效，常用于治疗久泻不止、崩漏；阳起石暖子宫、壮肾阳，尤擅治疗阳痿。

原文

诚以紫菀治嗽，防风祛风；苍耳子透脑止涕，威灵仙宣风通气。

译文

紫菀治疗咳嗽，防风邪、除风邪，苍耳子通鼻窍、止浊涕，威灵仙散风湿、通经络、畅气机。

原文

细辛去头风，止嗽而疗齿痛；艾叶治崩漏，安胎而医痢红。

译文

细辛善祛头风、治头痛，止寒嗽，又治牙痛；艾叶温经脉、止出血、安胎气，治血痢证属虚寒者。

原文

羌活明目驱风，除湿毒肿痛；白芷止崩治肿，疗痔瘘疮痈。

译文

羌活可明目祛风湿，除湿毒肿痛；白芷能止崩带，消肿，治痔漏下血、疮疡痈肿。

原文

若乃红蓝花通经，治产后恶血之余；刘寄奴散血，疗烫火金疮之苦。

译文

红蓝花通经、祛瘀止痛，治疗妇女产后恶露不尽、瘀血内停；刘寄奴散瘀止血，可治疗烫伤、金疮等外伤疼痛。

原文

减风湿之痛则茵芋叶；疗折伤之症则骨碎补。

译文

消除风湿疼痛用茵芋叶；治疗骨折金创的病痛用骨碎补。

原文

藿香叶辟恶气而定霍乱；草果仁温脾胃而止呕吐。

译文

藿香叶具有辟除恶气、平定霍乱的功效；草果仁具有温中化湿、行气止呕的功效。

原文

巴戟天治阴疝白浊，补肾尤滋；元胡索理气痛血凝，调经有助。

译文

巴戟天治虚寒性疝气冷痛、遗精白浊，善于补肾阳；元胡索能行气散瘀、止痛、活血调经。

原文

尝闻款冬花润肺，去痰嗽以定喘；肉豆蔻温中，止霍乱而助脾。

译文

曾听说款冬花润肺、化痰、平喘；肉豆蔻可以温中以止霍乱，助脾以健运。

原文
抚芎走经络之痛；何首乌治疮疥之资。

译文
抚芎辛散温通，善通行经络，止疼；何首乌有解毒疗疮的功效。

原文
姜黄能下气，破恶血之积；防己宜消肿，去风湿之施。

译文
姜黄能行气血、通经络、下结气、消积气、破恶血、除积聚；防己能消水肿、祛风湿。

原文
藁本除风，主妇人阴痛之用；仙茅益肾，扶元气虚弱之衰。

译文
藁本善祛风邪、除寒湿，用于妇女少腹冷痛；仙茅补肾壮阳，扶助元气，用于肾阳不足、精血亏虚。

原文
乃曰补骨脂温肾，补精髓与劳伤；宣木瓜入肝，疗脚气并水肿。

译文
补骨脂温肾阳，固下元，补精髓，治劳伤；宣木瓜平肝舒筋，能治脚气挛痛合并水肿。

原文
杏仁润肺燥止嗽之剂；茴香治疝气肾痛之用。

译文
杏仁润肺燥、止咳嗽、平喘息；茴香治疝气、肾经有寒，能散寒止痛。

原文
诃子生精止渴，兼疗滑泄之疴；秦艽攻风逐水，又除肢节之痛。

译文
诃子生精止渴，能治疗滑泄的沉疾。秦艽祛风除湿、舒筋活络，又治风湿痹痛、肢体酸痛。

原文
槟榔豁痰而逐水，杀寸白虫；杜仲益肾而添精，去腰膝重。

译文
槟榔具有豁痰、利水渗湿的功效，善杀寸白虫；杜仲具有补肾益精、强筋健骨的功效，善除腰膝重坠。

原文
当知紫石英疗惊悸崩中之疾；橘核仁治腰痛疝气之㿗。

译文
紫石英善治惊悸不宁、崩中漏下；橘核仁治疗疝气疼痛、睾丸肿痛。

原文

金樱子兮涩遗精；紫苏子兮下气涎。

译文

金樱子收涩止遗精；紫苏子下气平喘，祛除痰涎。

原文

淡豆豉发伤寒之表；大小蓟除诸血之鲜。

译文

淡豆豉发散伤寒表邪，可解表除烦；大蓟和小蓟能治各种出血，可用于治疗各种出血症。

原文

益智安神，治小便之频数；麻仁润肺，利六腑之燥坚。

译文

益智仁安神，温肾固涩，善治遗尿、尿频；麻仁润肺，能通利六腑、治肠燥便坚。

原文

抑又闻补虚弱、排疮脓，莫若黄芪；强腰脚、壮筋骨，无如狗脊。

译文

又听说补虚扶弱、托毒消疮、排脓生肌，没有哪种药比得上黄芪；强腰脚、壮筋骨，没有哪种药比得上狗脊。

原文

菟丝子补肾以明目；马蔺花治疝而有益。

译文

菟丝子补肾阳、肾阴，固精明目；马蔺花治疗疝气疼痛。

原文

此五十四种药性之温，更宜参《图经》而默识也。

译文

这五十四种温性药，更应参详《图经》进行了解和记忆。

平性

原文

详论药性，平和惟在。

译文

详细论述药性，有一部分平和的药物，将在这里论述。

原文

以硇砂而去积；用龙齿以安魂。

译文

硇砂可以消积软坚，破瘀散结，龙齿可以安定魂魄，镇定心神。

原文

青皮快膈除膨胀，且利脾胃；芡实益精治白浊，兼补真元。

译文

青皮可以疏肝理气、消除胀满，且有利于脾胃功能；芡实益肾固精，善治白浊，兼补益真元。

原文

原夫木贼草去目翳，崩漏亦医；花蕊石治金疮，血行则却。

译文

木贼草可去除目生翳膜，又可治崩漏；花蕊石治疗金疮瘀肿出血，且有化瘀行血功效。

原文

决明和肝气，治眼之剂；天麻主头眩，祛风之药。

译文

决明子能够调和肝气，是治疗眼疾的常用药；天麻则主要用于治疗头晕目眩，是祛风止痛的常用药。

原文

甘草和诸药而解百毒，盖以性平；石斛平胃气而补肾虚，更医脚弱。

译文

甘草可以调和各药，并解除百毒；石斛则可以平胃气、补肾虚，治疗脚软无力。

原文

观乎商陆治肿，覆盆益精。

译文

从商陆的功效看，可治水肿；覆盆子补肾益精，可治肝肾不足。

原文

琥珀安神而破血；朱砂镇心而有灵。

译文

琥珀具有安神、活血化瘀的作用；朱砂则具有镇静安神的作用。

原文

牛膝强足补精，兼疗腰痛；龙骨止汗住泄，更治血崩。

译文

牛膝具有强足、补精的功效，还可以治疗腰痛；龙骨具有止汗、止泄的功效，更可以治疗血崩。

原文

甘松理风气而痛止；蒺藜疗风疮而目明。

译文

甘松可以疏风理气、止痛；蒺藜善治风疹疮肿，还可以祛风明目。

原文 人参润肺宁心，开脾助胃；蒲黄止崩治衄，消瘀调经。

 译文 人参可以润肺、宁心、健脾助胃；蒲黄则可以止血、治疗崩漏、吐衄出血，还能化瘀调经。

原文 岂不以南星醒脾，去惊风痰吐之忧；三棱破积，除血块气滞之症。

 译文 南星具有醒脾、祛痰的功效，可治惊风痰吐；三棱则具有消散积滞、除血块气滞的功效，可治气滞血瘀引起的病症。

原文 没食主泄泻而神效；皂角治风痰而响应。

 译文 没食子治肠滑泄泻很有效；皂角则治风痰反应很不错。

原文 桑螵蛸疗遗精之泄；鸭头血医水肿之盛。

 译文 桑螵蛸可以治疗肾气不固而致的遗精滑泄；鸭头血可治疗水肿。

原文 蛤蚧治劳嗽，鼠粘子疏风壅之痰；全蝎主风瘫，酸枣仁去怔忡之病。

 译文 蛤蚧可以治疗虚劳咳嗽，鼠粘子可以疏散风热，利咽消痰；全蝎可以治疗中风瘫痪，酸枣仁可以养心宁神，治心悸怔忡。

原文 尝闻桑寄生益血安胎，且止腰痛；大腹子去膨下气，亦令胃和。

 译文 听说桑寄生可以养血安胎，善治腰痛；大腹子善除胀满、下气降逆，也能调和脾胃。

原文 小草、远志，俱有宁心之妙；木通、猪苓，尤为利水之多。

 译文 小草即远志的地上部分，和远志一样宁心安神；木通和猪苓都能利水消肿。

原文 莲肉有清心醒脾之用；没药乃治疮散血之科。

 译文 莲子肉有清心宁神、醒脾开胃的作用；没药善治疮痈瘀肿，能活血散血。

原文
郁李仁润肠宣水，去浮肿之疾；茯神宁心益智，除惊悸之疴。

译文
郁李仁具有润肠、宣泄水湿的功效，可治疗水肿；茯神则具有宁心、益智的功效，可治疗惊悸。

原文
白茯苓补虚劳，多在心脾之有眚；赤茯苓破结血，独利水道以无毒。

译文
白茯苓可以补益虚劳，主要作用于心脾两脏；赤茯苓则可以破结血、利水道，专利小便，且无毒。

原文
因知麦芽有助脾化食之功；小麦有止汗养心之力。

译文
麦芽可以助脾开胃，消化食物；小麦止汗养心，可治心神不宁，烦躁失眠。

原文
白附子去面风之游走；大腹皮治水肿之泛溢。

译文
白附子可以祛除面部游走之风；大腹皮则可以治疗水肿泛溢肌肤。

原文
椿根白皮主泻血；桑根白皮主喘息。

译文
椿根白皮止泻、止血；桑根白皮主肺热壅盛、咳嗽喘息。

原文
桃仁破瘀血，兼治腰痛；神曲健脾胃，而进饮食。

译文
桃仁可以破血散瘀，又能治疗瘀血阻滞的腰痛；神曲可以健脾胃、消积化滞，促进食欲。

原文
五加皮坚筋骨以立行；柏子仁养心神而有益。

译文
五加皮可以强健筋骨、以助站立行走；柏子仁可以养心安神、有益于身体健康。

原文
抑又闻安息香辟恶，且止心腹之痛；冬瓜仁醒脾，实为饮食之资。

译文
又听说安息香可以辟除秽恶邪气、止心腹疼痛；冬瓜仁可以醒脾开胃，增进食欲，可作为常用食物。

原文

僵蚕治诸风之喉闭；百合敛肺痨之嗽萎。

译文

僵蚕可以治疗各种风邪引起的喉闭失音；百合养阴敛肺，治肺痨干咳及肺萎咳嗽。

原文

赤小豆解热毒，疮肿宜用；枇杷叶下逆气，哕呕可医。

译文

赤小豆清热解毒，适合治疗疮肿；枇杷叶善降逆气，可治胃气上逆。

原文

连翘排疮脓与肿毒；石楠叶利筋骨与毛皮。

译文

连翘具有排脓消肿、解毒疗疮的功效；石楠叶具有利筋骨、祛风湿、通络止痛的功效。

原文

谷芽养脾，阿魏除邪气而破积；紫河车补血，大枣和药性以开脾。

译文

谷芽可以养脾开胃，阿魏可以除邪气、破积块；紫河车大补精、气、血；大枣则调和药性，又能补益脾气。

原文

然而鳖甲治劳疟，兼破症瘕；龟甲坚筋骨，更疗崩疾。

译文

鳖甲治疗劳热、久疟，又能破除症瘕；龟甲则强健筋骨，并能治崩漏。

原文

乌梅主便血疟痢之用；竹沥治中风声音之失。

译文

乌梅治便血、久疟、久痢；竹沥治中风口噤，失音。

原文

此六十八种平和之药，更宜参《本草》而求其详悉也。

译文

这六十八种药性平和的药，更应该参考《神农本草经》以详细了解它们的其功效和作用。

2 用药发明

药性阴阳论 [1]

原文

夫药有寒热温凉之性，酸苦辛咸甘淡之味，升降浮沉之能，厚薄轻重之用。或气一而味殊，或味同而气异，合而言之，不可混用，分而言之，各有所能。本乎天者亲上，本乎地者亲下。轻清成象，重浊成形。清阳发腠理，浊阴走脏。清中清者，营养精神。浊中浊者，坚强骨髓。辛甘发散为阳，酸苦涌泄为阴。气为阳，气厚为阳中之阳，气薄为阳中之阴。薄则发泄，厚则发热。味为阴，味厚为阴中之阴，味薄为阴中之阳。薄则疏通，厚则滋润。升降浮沉之辨，豁然贯通，始可以言医，而司人命矣。人徒知药之神者，乃药之力也，殊不知乃用药之力也。人徒知辨真伪识药之为难，殊不知分阴阳用药之为尤难也。

注解

[1] **药性阴阳论**：这段话主要讲述药物的寒、热、温、凉性质及酸、苦、辛、咸、甘、淡味道对药物的作用和功效。

释义

药物有寒、热、温、凉的性质，有酸、苦、辛、咸、甘、淡的味道，还有升、降、浮、沉的作用，以及厚、薄、轻、重的用途。有时性质相同而味道不同，有时味道相同而性质不同，因此用药时要药性和药味综合考量，不可混淆乱用，分开来用，各有各的特异作用。有些药物来源于天（如花、叶等），药性向上，多治疗身体上部疾病。有些药物来源于地（如根、实等），药性向下，多治疗身体下部的疾病。轻清的药物可以作用于人的腠理（皮肤、肌肉等），重浊的药物则可以作用于人的五脏。清阳的药物可以营养精神，重浊的药物则可以坚强骨髓。辛甘之味能发散，属于阳性药物；酸苦之味能涌泄，属于阴性药物。气为阳，气厚重的为阳中之阳，气薄弱的为阳中之阴。气薄能发散，使邪气排出，气厚能助阳发热，温阳补益。味为阴，味厚的药物属于阴中之阴，味薄的药物属于阴中之阳。味薄的药物具有疏通作用，味厚的药物具有滋润作用。对于药物的升降浮沉要进行区别，只有对药物性质和作用了然于胸，才能算作精通医理的医生，才可担当起治病救人的重任。人们只知道药的神效，那是药力作用的结果。殊不知真正的神效在于懂得用药；人们只知道辨识药的真伪难，殊不知根据药物的阴阳属性来正确使用它们更难。

标本论

原文

夫用药者，当知标本。以身论之，外为标，内为本；气为标，血为本；阳为标，阴为本；六腑属阳为标，五脏属阴为本。以病论之，先受病为本，后传变为标。凡治病者，先治其本，后治其标。虽有数病，靡弗去矣。若先治其标，后治其本，邪气滋甚，其病益坚。若有中满，无问标本，先治其满，谓其急也。若中满后有大小便不利，亦无问标本，先治大小便，次治中满，谓尤急也。又如先病发热，后病吐泻，饮食不下，则先定呕吐，后进饮食，方兼治泻。待元气稍复，乃攻热耳。此所谓缓则治其本，急则治其标也。除大小便不利及中满吐泻之外，皆先治其本，不可不知也。假令肝受心火之邪，是从前来者为实邪，实则泻其子，然非直泻其火，入肝经药为之引。用泻火为君，是治实邪之病也。假令肝受肾邪，是从后来者为虚邪，虚则补其母，入肾经药为之引，用补肝药为君是也。标本已得，邪气乃服。医之神良，莫越乎此。

注解

❶ **标本论**：这段话论述的是中医治疗标、本及其先后顺序。医生应根据疾病的标本关系、缓急关系，确定正确的治疗方案。

释义

医生在用药时，应该了解标本的概念。从身体结构来看，外部的器官和组织是标，内部的器官和组织是本。气是标，血是本；阳是标，阴是本；六腑属阳，为标，五脏属阴，为本。从疾病的角度来看，首先受到影响的部位是本，后来由这个部位引起的其他病变是标。治疗时应该先治疗疾病的根本，然后再治疗其表象。即使病人患有多种疾病，只要能抓住根本，就没有不能治愈的。如果先治疗表象，再治疗根本，病邪增加，疾病可能会变得更加严重。如果有中满的情况，不论标本关系如何，应该先治疗中满这个急症。如果中满后出现大小便不利的情况，不论标本关系如何，同样先治疗大小便这个更为紧急的病症，再治中满。如果先是发热病症，后来出现呕吐和腹泻的情况，并且饮食不下，那么应该先治疗呕吐，然后再治进食，同时兼治腹泻。等到元气稍微恢复后，再治疗发热这个病症。这就是所谓的"缓则治其本，急则治其标"。除了大小便不利和中满、吐泻等急症之外，都应该先治疗疾病的根本，这是不可不知的常识。假如肝脏受到心火的侵袭，那么这是从前方来的实邪，根据中医的病理学理论，实证需要泻其子火，所以需要通过泻法来治疗，而不是直接泻其火，而是使用能够引导药物进入肝脏的药材，以泻火药物为主进行治疗，这才是治实证的方法。假如肝脏受到肾脏疾病的侵害，是从后方来的虚邪，虚证则需要补益，所以需要补其母（即补肝）。同样地，这里也不是直接补肝，而是使用能够引导药物进入肾脏的药材，以补肝药物为主进行治疗。只有正确掌握了疾病的标本关系，才可以克服邪气。中药治疗的精髓，就在于此。

中医视频课

用药法 ❶

原文

夫用药之法，贵乎明变。如风会有古今之异，地气有南北之分，天时有寒暑之更，禀赋有厚薄之别，受病有新旧之差，年寿有老少之殊，居养有贵贱之别。用药之际，勿好奇，勿执一，勿轻妄，勿迅速。须慎重精详，圆融活变。不妨沉会以期必妥，药于是乎功成。昔先贤未有发明，后学因而弗讲，其误世也不既多乎！

注解

❶ **用药法**：本篇论述的是用药的方法，须根据药性的不同、病人的具体情况灵活变通。

释义

用药的方法，贵在明白变化。比如风病有古今的不同，地理环境有南北的差异，天时有寒暑的变化，人的体质有厚薄的区别，患病有新旧的差异，年龄有老少的区别，居处有贵贱的分别。用药的时候，不要好奇尝试没有经过验证的药物，不要固执不变地认为某种药物一定是最好的选择，不要轻信没有依据的药物或者疗法，不要急于求成、寄希望于药物能够立即生效。必须慎重周详，灵活变通。深思熟虑以达到最佳治疗效果，这样才能使药物发挥功效。从前先贤没有发现这一点，后学的医者也没有讲这一点，这样不是误导世人吗？

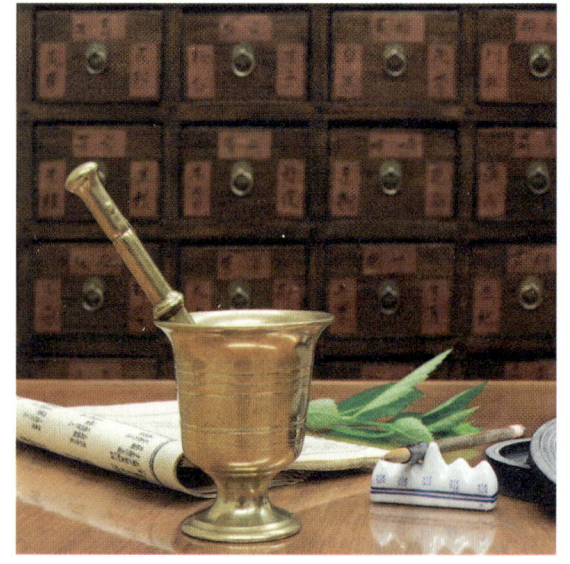

原文

夫病有宜补❶，以泻❷之之道补之。病有宜泻，以补之之道泻之。病有宜寒剂者，以热剂为向导之兵。病有宜热剂者，以寒剂为类从之引。病在上者治下，病在下者治上。病同也而药异，病异也而药同。其义至微，学者最宜深究。

注解

❶❷ 补、泻：这里的补和泻是相对而言，说明药物的性质和功效并不是绝对的，体现了中医治病的辩证思想。

释义

有些疾病适宜补，就可以用泻之道来补。有些疾病宜泻，就可以用补之道来泻。有些疾病宜用寒药治疗，就可以用热药作为引导。有些疾病宜用热药治疗，就可以用寒药作为类从辅助。病位在上者治下，病位在下者治上。相同的疾病可以用不同的药物来治疗，不同的疾病可以用相同的药物来治疗。这些医理非常精微，学医的人应该深入研究。

原文

用药之忌，在乎欲速。欲速则寒热温凉行散补泻未免过当。功未获奏，害已随之。药无次序，如兵无纪律，虽有勇将，适以勇而偾事。又如理丝，缓则可清其绪，急则愈坚其结矣。

释义

用药最忌急于求成。如果急于求成，那么寒、热、温、凉、行、散、补、泻就难免失当。功效还没发挥出来，危害已经随之而来。用药无序，就像军队没有纪律一样，即使有勇将，也只会弄得一团糟。所以用药当如整理丝线，缓行才能理清头绪，急躁反而难以解开症结。

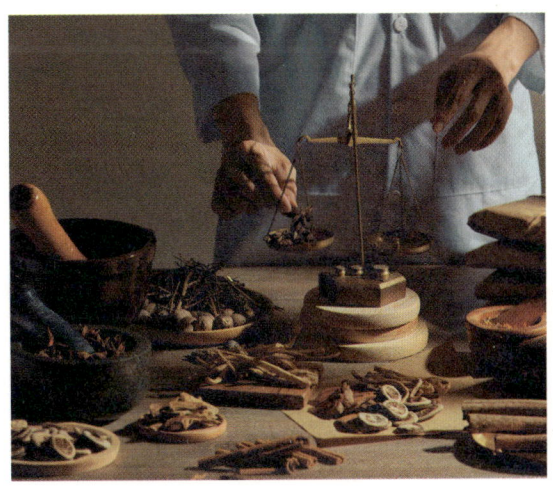

原文

药有君臣佐使，味有轻重厚薄，人尽知之矣。及其用药也，令人复煎其渣，不知既经煎沸，则轻且薄者，业已无味。重且厚者，不减初煎。君臣佐使之宜，果安在哉。病浅者犹无大害，病深者切勿为之。

释义

众所周知，药物配伍讲究君臣佐使，药味讲究轻重厚薄。然而在用药时，若让人重新煎煮药渣，殊不知煎过的药，轻而薄的药味已经没有了，重而厚的药味也没有比初煎时减少。君臣佐使的配伍原则又体现在哪里呢？病情较轻的患者，这样做可能没有太大的危害，但对于病情较重的患者，千万不要这样。

原文

凡修丸剂，须每种各为细末，以末之轻重合之，则分两方准。不然，易细者一磨无遗难碎者三复不尽。鲁莽若此，何怪其无功哉。

释义

大凡制作丸剂时，需要将每种药物都研成细末，然后根据药物性质的轻重进行配比，这样才能保证比例准确。否则，易磨细的药物容易被磨碎，难磨碎的药物即使多次研磨也无法完全研细。这种粗心大意的做法，怎能制作出有功效的药呢？

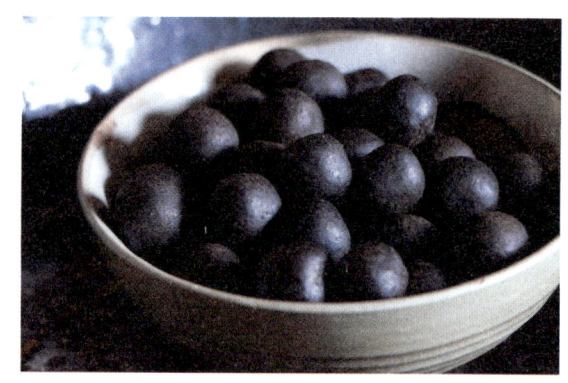

原文

凡药苦者直行而泄，辛者横行而散，酸者束而收敛，咸者止而软坚。独是甘之一味，可升可降，可浮可沉，可内可外，有和有缓，有补有泻。盖土味作甘，土位居中，而能兼乎五行也。

释义

大凡味苦的药物具有直行的特性，能泄；味辛的药物具有横行的特性，能散；味酸的药物有收敛的特性，能补；味咸的药物具有软坚的特性，能下、能软。唯独甘味药物具有多种功效，可升可降，可浮可沉，可内可外，有和有缓，有补有泻。这是因为甘味药物是由土的特性决定的，土位居中央，能够兼具五行（金、木、水、火、土）的特性，因此具有多种功效。

原文

凡药之在土者，中半以上为根，其气上行，病在中上焦者用之。中半以下为梢，其气下行，病在下焦者用之。药之出土者，中半以上为苗，其气味上升。中半以下为身为干，其气味中守下达咸宜。因其病而酌之，使弗悖乎阴阳也。

释义

凡药物在土壤中生长的，根在上中部的药物，其药性向上走，病变部位在中上焦时就可以用这类药。根在下中部的药物，其药性向下走，病变部位在下焦时就可以用这类药。凡药物刚刚出土的，根在上中部的药物，其药性向上走，其气味上升。根在中下部的药物，其药性守中、下达。具体应根据病人的实际病情来考虑，务必不违背药物的阴阳属性。

原文

凡药在上者，不厌频而少。在下者，不厌顿而多。少服则滋荣于上，多服则峻补于下。

释义

大凡宜于上焦的药物，不要因为频服而减少；宜于下焦的药物，不要顿服而量多。少量频服，药物的气味和作用可以滋养上焦，顿服较多，药力峻补于下焦。

原文

凡病在上者，先食而后药。病在下者，先药而后食。病在四肢者，宜饥食而在昼。病在骨髓者，宜饱食而在夜。

释义

凡病在上焦，应先吃饭而后服药；病在下焦，应先服药而后吃饭；病在四肢，宜在白天饥饿时服药；病在骨髓，宜在夜晚饱食时服药。

原文

　　凡煎药用水，也各有宜。如治湿肿浮胀之疾，而欲使利水道，则取长流水。以流长源远，其性通达，直引四肢之间也。如治二便不通，及足胫以下风湿，则取急流水，以其湍纵峻急，其性速下也。如治痰饮郁滞，而欲吐发升散，则取逆流水，以其性逆倒流，洄澜涌决也。如治中气不足，则取春雨水，有阳道发生之意也。如治下元不足，则取井水；盖清晨井中天一之气，浮结于面，以瓷器轻取之，殊有补阴之功也。如治火热阳证，则取雪水，能大退热也。如治伤寒阴证奔豚等疾，则取甘澜水；盖盛之于缸，扬过千遍，水珠沫液，盈溢于面，其性柔顺，其味甘温，大能和气也。如治脾胃虚弱、泄泻不食等疾，则取池潦水；盖土池中停蓄既久，不流不动，殊有土气，能助脾元也。如治阴不升、阳不降，乖隔诸疾，则取阴阳水，河井各半，阴阳相成，可升可降，而使气平者也。

释义

　　煎药时对用水的选择也很有讲究。如果治水肿、浮肿和胀满之类的疾病，想要通利水道，宜选用长流水。因为长流水源远流长，性质通达，能直接引药力到四肢之间。如果治大小便不通，以及足胫以下的风湿，则选取急流水，因为急流水湍急纵深，性质迅速下达。如果治疗痰饮郁滞、想催吐或发散，则选用逆流水，因为逆流水性质逆流倒行，有回澜涌决的作用。如果治疗中气不足，则选用春天的雨水，因为春天的雨水有促进阳道生长，或者增强阳道的作用。如果治疗下元不足，则选用井水，因为清晨井中凝聚着一天之气，浮于水面，用瓷器轻取，有补阴的功效。如果治疗火热阳证，则选用雪水，因为雪水有很强的退热作用。如果治疗伤寒阴证、奔豚等，则选用甘澜水，因为甘澜水盛于缸中，扬过千遍后，水珠沫液浮于水面，性质柔顺，味道甘温，一般能和气。如果治疗脾胃虚弱、泄泻不进食等病症，则选用池潦水，因为这种水在池中停蓄已久，有土气，有助于脾元。如果治疗阴阳不升不降等隔绝诸疾，则选用阴阳水，即河水和井水各半混合，因为阴阳相辅相成，可升可降，能使气的运行变得平和。

原文

　　古人用药如羿之射的，不第谙其理，尤贵择其道地者制之尽善。不然，欲以滥恶之剂，冀其功验，虽扁鹊再起，其可得乎。

释义

古人用药如后羿射箭一样准,不只熟悉它的药理,更可贵的是能挑选出最好的药材将其制成最完美的药物。否则,若用低劣的药品,寄希望于求得好的疗效,即使是扁鹊再世也难以做到。

原文

凡药有畏恶相反。所谓畏者,畏其制我,不得自纵。如半夏畏生姜之类是也。所谓恶者,恶其异我,不得自尽。如生姜恶黄芩之类是也。统而论之,彼所畏者,我必恶之;我所恶者,彼亦畏我。相畏相恶之中,亦有相成者。在因病制方,轻重多寡之间耳。若所谓相反,则各怀酷毒,两仇不共,共则必害事也。然有大毒之疾,又须用大毒之药以劫之,如古方感应丸,用巴豆、牵牛同剂,以为攻坚破积之用。四物汤加人参、五灵脂以治血块。二陈汤加藜芦、细辛以吐风痰。丹溪治尸瘵莲心散,以甘草、芫花同剂,而谓妙处在此。顾良工用之何如耳。

释义

凡药物都有与之相畏、相恶、相反的情形。所谓相畏,是某种药物的毒副作用能被另一种药物所克制,如半夏畏生姜,意思是生姜可以克制半夏的毒副作用。所谓相恶,指一种药物能破坏另一种药物的功效,如生姜恶黄芩,意思是黄芩能削弱生姜的温胃止呕作用。总的来说,你所畏的,必然也是我所恶的;我所恶的,必然是也是你所畏的。在相畏相恶之间,也有相辅相成的情况。这就要根据疾病的性质来制定方剂,根据病情的轻重来调整药量的多少。至于相反,指两种药物同用能产生猛烈的毒性,危害人体健康。但有些严重、危急的疾病,也需用药性猛烈、具有强烈毒性的药物来攻治,例如古方的感应丸,用巴豆、牵牛同剂,可发挥攻坚破积的功效。四物汤加人参、五灵脂,可治疗血块。二陈汤加藜芦、细辛,可催吐风痰。朱丹溪治疗尸瘵所用的莲心散,用甘草、芫花同剂,其妙处就在于此,看看良工是如何使用的。

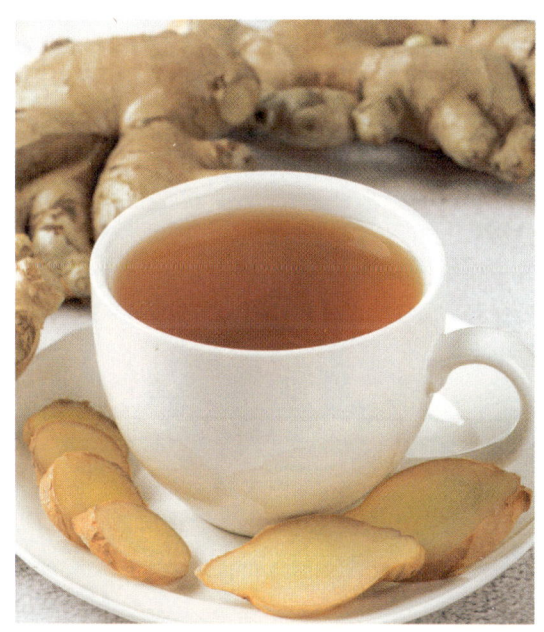

姜汁有散寒、解毒等作用,药物经姜汁炮制后可抑制寒性、降低毒性。

药性升降浮沉补泻法 ❶

原文

（足厥阴肝经、足少阳胆经）味辛补酸泻（所以制金 ❷），气温补凉泻。

注解

❶ **药性升降浮沉补泻法**：这段话论述的是根据药性特点，决定其作用趋向、补泻效果的方法。

❷ **金**：金代表肺和大肠，"补金"可以理解为滋养肺和大肠，"泻金"可以理解为清肺和大肠热邪。

释义

对于足厥阴肝经和足少阳胆经，味辛的药物具有补金的功能，味酸的药物具有泻金的功能。这是因为辛味的药物能够制约金气；气温的药物具有补金的功能，气凉的药物具有泻金的功能。

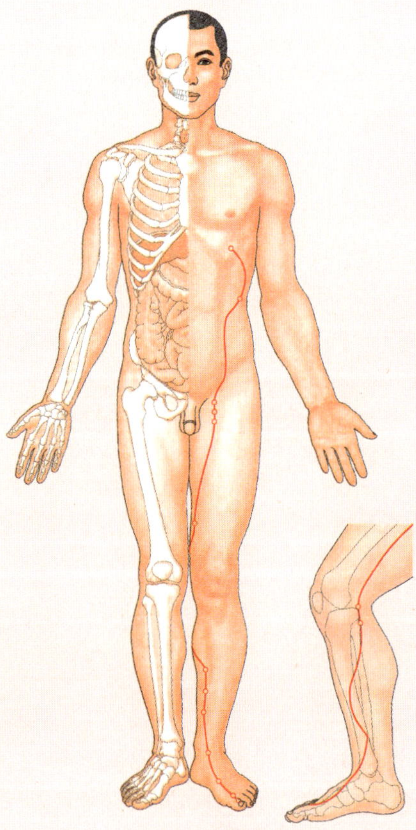

足厥阴肝经 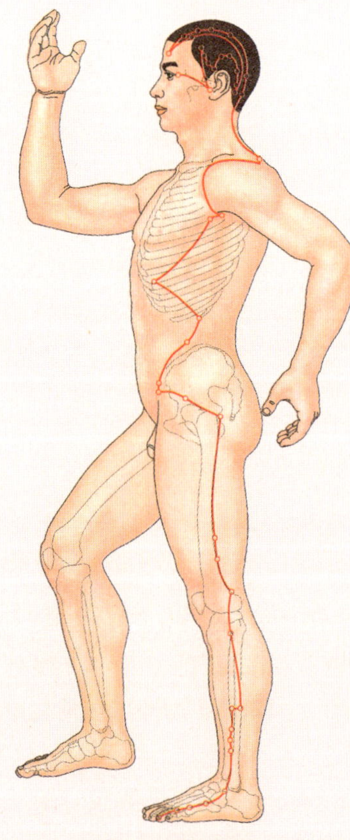　　　　足少阳胆经

原文

（手少阴心经、手太阳小肠）味咸补甘泻（所以制水❶），气热补寒泻。

注解

❶ 水：水代表肾和膀胱，"补水"可以理解为滋养肾和膀胱的功能，"泻水"可以理解为清肾和膀胱热邪。

释义

对于手少阴心经和手太阳小肠经，味咸的药物具有补水的功能，味甘的药物具有泻水的功能；气热的药物具有补水的功能，气寒的药物具有泻水的功能。

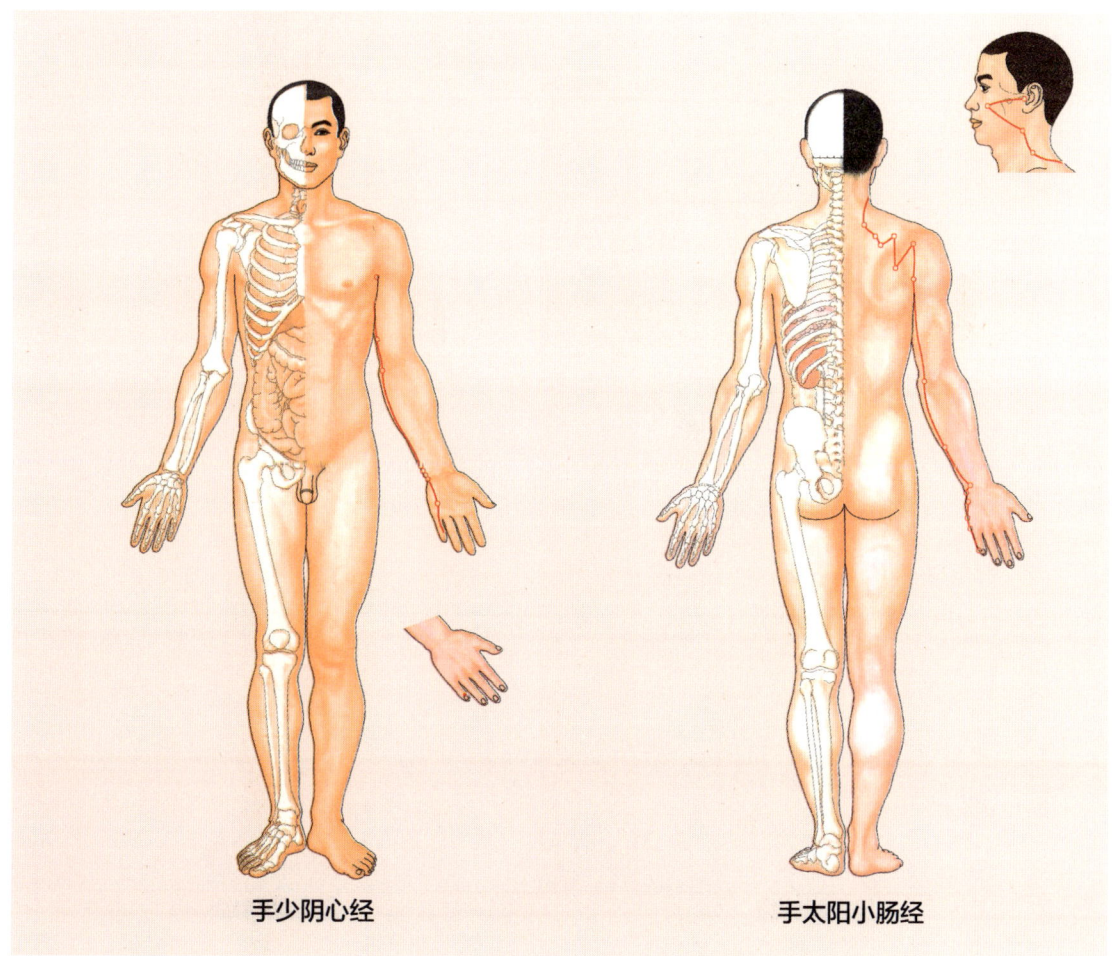

手少阴心经　　　　　　　　　　手太阳小肠经

原文

（足太阴脾经、足阳明胃经）味甘补苦泻（所以制土❶），气温凉寒热补泻，各从其宜。

注解

❶ 土：土代表脾和胃，"补土"可以理解为滋养脾和胃，"泻土"可以理解为清脾和胃热邪。

释义

对于足太阴脾经和足阳明胃经，味甘的药物具有补土的功能，味苦的药物具有泻土的功能；气温的药物具有补土的功能，气凉和寒的药物具有泻土的功能，热补和寒泻则根据病情和体质决定。

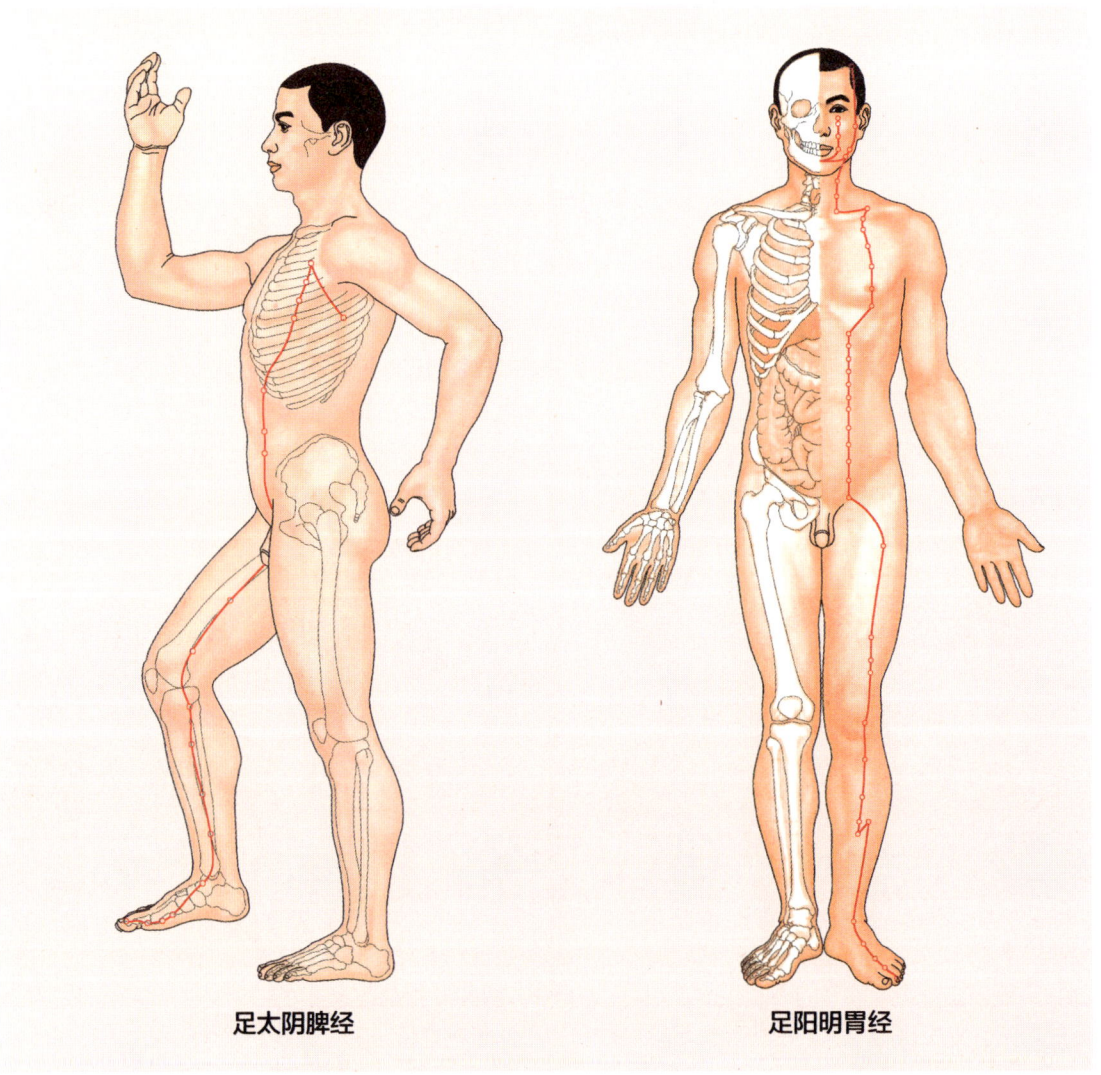

足太阴脾经　　　　　　　足阳明胃经

原文

（手太阴肺经、手阳明大肠）味酸补辛泻（所以制木❶），气凉补温泻。

注解

❶ 木：木代表肝和胆，"补木"可以理解为滋养肝和胆，"泻木"可以理解为清肝和胆热邪。

释义

译文对于手太阴肺经和手阳明大肠经，味酸的药物具有补木的功能，味辛的药物具有泻木的功能；气凉的药物具有补木的功能，气温的药物具有泻木的功能。

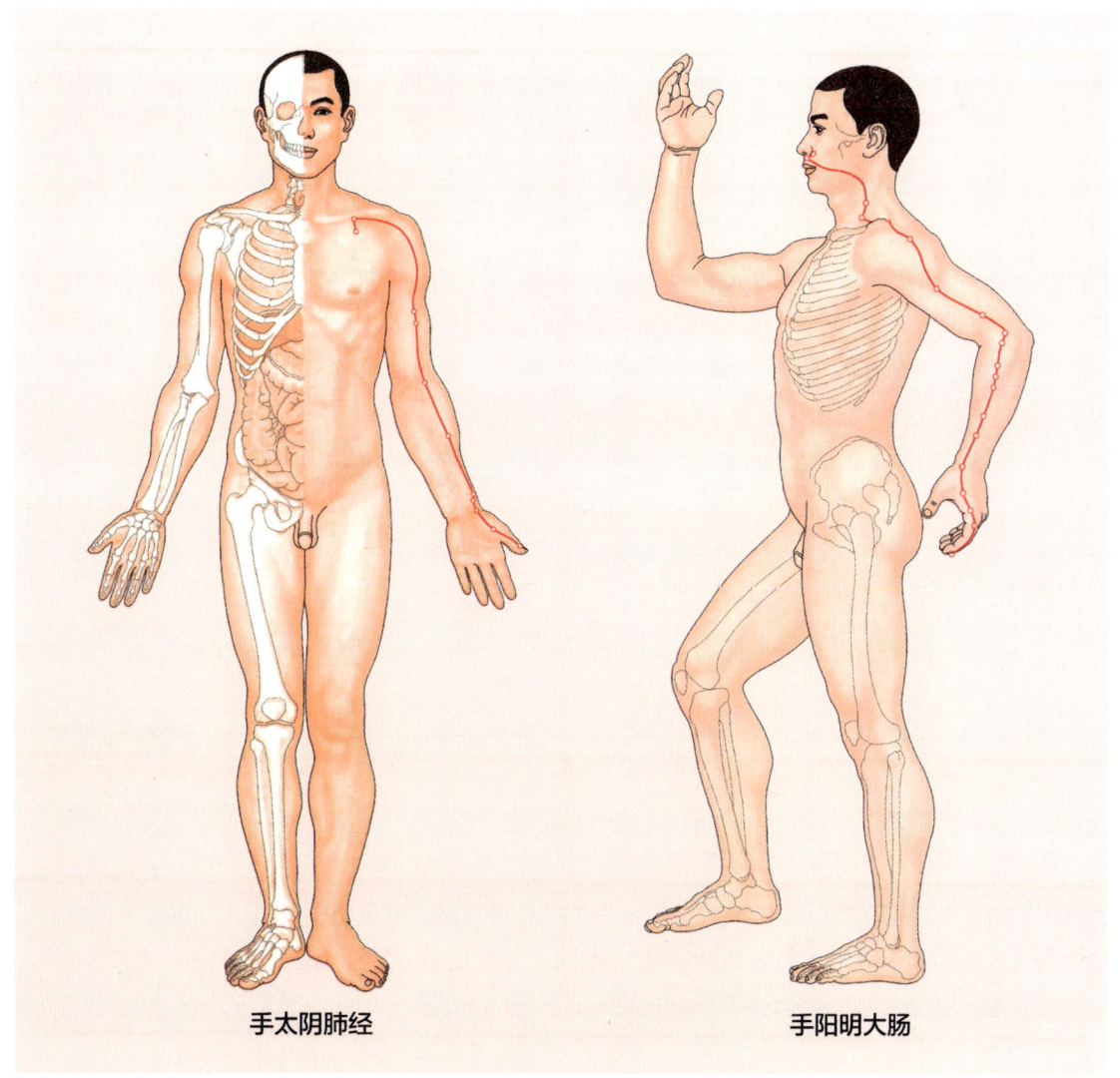

手太阴肺经　　　　　　手阳明大肠

原文

（足少阴肾经、足太阳膀胱）味苦补咸泻（所以制火❶），气寒补热泻。

注解

❶ **火：** 火代表心和小肠，"补火"可以理解为滋养心和小肠，"泻火"可以理解为清心和小肠热邪。

释义

对于足少阴肾经和足太阳膀胱经，味苦的药物具有补火的功能，味咸的药物具有泻火的功能；气寒的药物具有补火的功能，气热的药物具有泻火的功能。

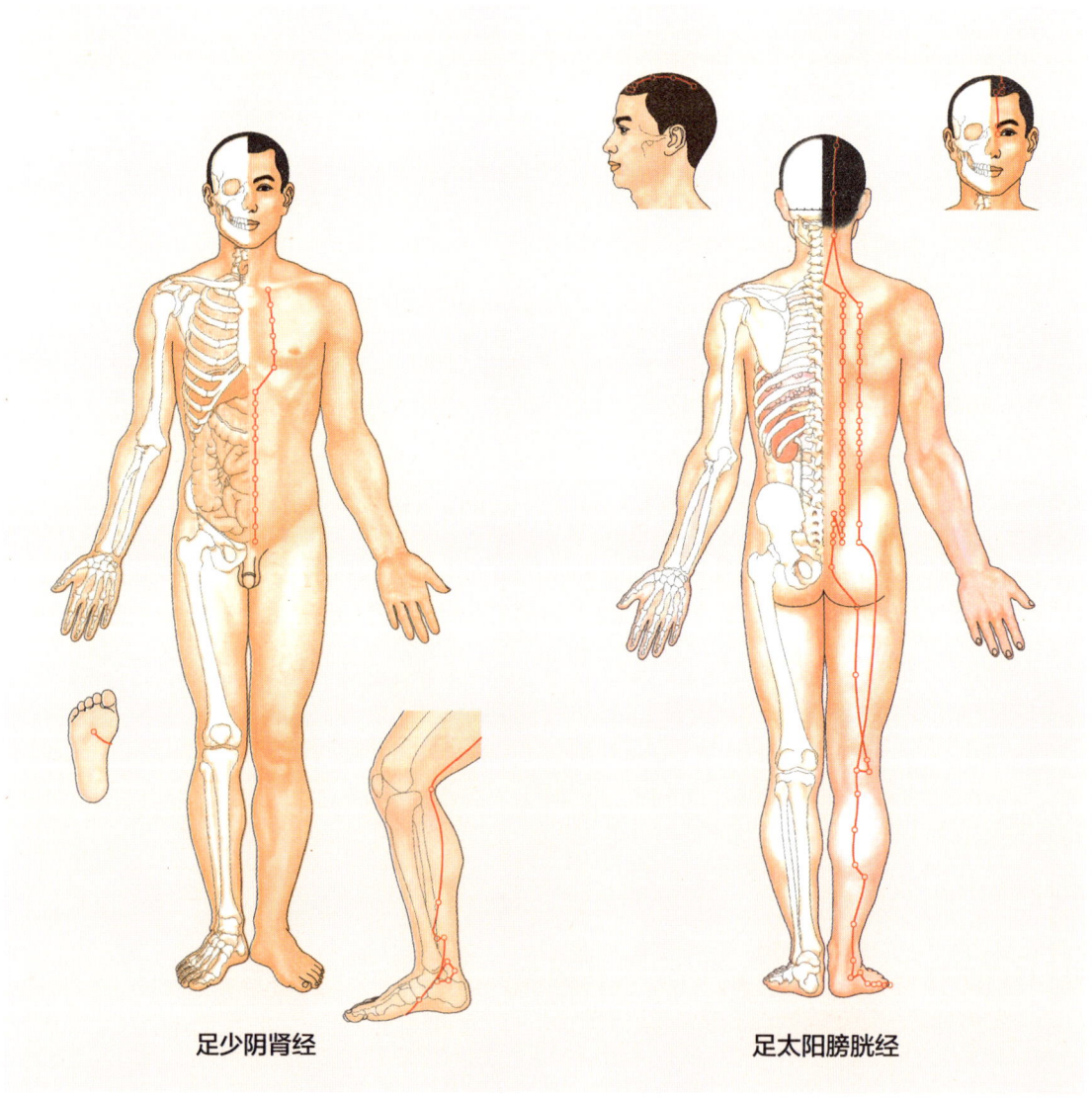

足少阴肾经　　　　　　　足太阳膀胱经

原文

五脏更相平也，一脏不平病。故曰：安谷则昌，绝谷则亡。仲景云：水入于经，其血乃成，谷入于胃，脉道乃行。故血不可不养，卫不可不温。血温卫和，荣卫将行，常有天命矣。

释义

五脏之间相互平衡是维持身体健康的关键，一个脏腑不平衡就会导致疾病。因此，保持正常的饮食和营养是维持身体健康的重要因素。张仲景曾经说过："水入于经，其血乃成，谷入于胃，脉道乃行。"因此血液不可以不滋养，卫气不可以不温暖。血液温暖，卫气和谐，荣卫畅通无阻，身体的健康才会得到保障。

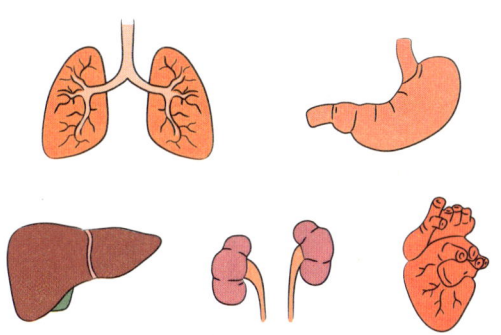

五脏，即心、肝、脾、肺、肾五个脏器的合称。

五脏所欲 ❶

原文

肝欲散，急食辛以散之，以辛补之，以酸泻之。
心欲耎，急食咸以耎之，以咸补之，以甘泻之。
脾欲缓，急食甘以缓之，以甘补之，以苦泻之。
肺欲收，急食酸以收之，以酸补之，以辛泻之。
肾欲坚，急食苦以坚之，以苦补之，以咸泻之。

注解

❶ 五脏所欲：这段话主要论述了五脏与五味的对应关系，以及如何通过药材调和五脏功能。

释义

肝需要疏泄，应及时吃辛味来疏散，因为辛味能够补肝，所以吃辛味叫作补。酸味与辛味相对，所以酸味泻了辛味。

心需要柔软，应及时吃咸味来柔软，因为咸味能够补心，所以吃咸味叫作补。甘味与咸味相对，所以甘味泻了咸味。

脾需要缓和，应及时吃甘味来缓和，因为甘味能够补脾，所以吃甘味叫作补。苦味与甘味相对，所以苦味泻了甘味。

肺需要收敛，应及时吃酸味来收敛，因为酸味能够补肺，所以吃酸味叫作补。辛味与酸味相对，所以辛味泻了酸味。

肾需要坚固，应及时吃苦味来坚固，因为苦味能够补肾，所以吃苦味叫作补。咸味与苦味相对，所以咸味泻了苦味。

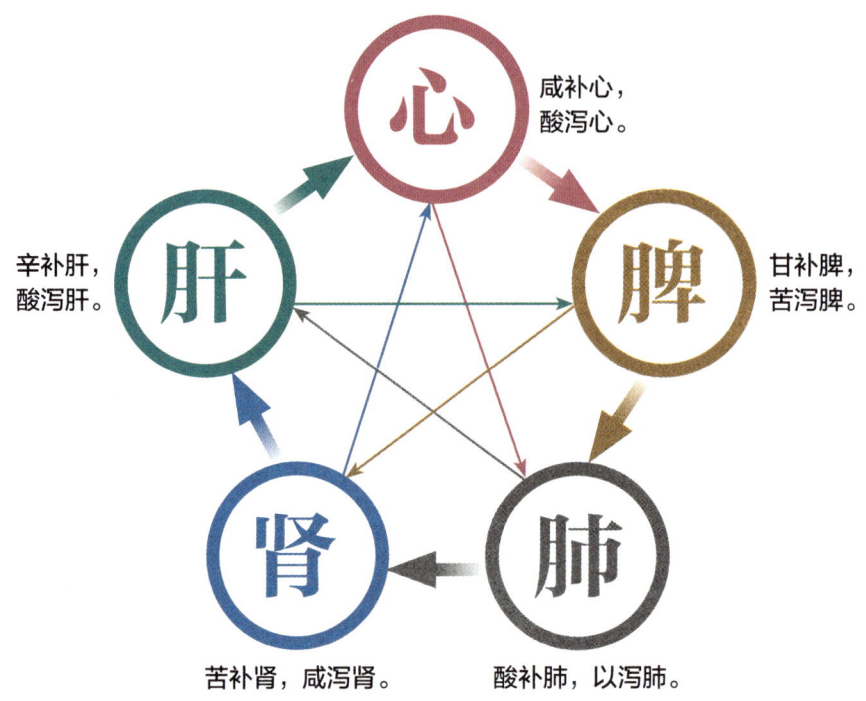

五脏所苦 ❶

原文

肝苦急，急食甘以缓之。
脾苦湿，急食苦以燥之。
心苦缓，急食酸以收之。
肾苦燥，急食辛以润之。
肺苦气上逆，急食苦以泄之。

注解

❶ **五脏所苦**：这一段论述的是五脏易出现的不适症状及对应治疗方法。

释义

肝脏怕急,病多是急性病,出现拘挛症状,宜用甘味药来缓和拘挛。

脾脏怕湿,有病多是湿邪引起的泄泻、胀满,应用苦味药来燥湿。

心脏的阳气易散而不易敛,心脏有病常出现心中空虚、悸动不安,应用酸味药来收敛心气。

肾脏怕出现津液不足,有病常出现腰膝酸痛、痿软等症状,应用辛味药来滋润肾脏。

五气凑五脏例 ❶

原文

燥气入肝。腥气入肺。香气入脾。焦气入心。腐气入肾。

注解

❶ 五气凑五脏例:这段话论述了药物的不同气味作用于不同的脏腑。

释义

药物气味具有干燥作用的,可以作用于肝脏。

药物气味带有腥味的,可以作用于肺部。

药物气味香甜芬芳的,可以作用于脾胃。

药物气味经过焦化或烧焦后产生的,可以作用于心脏。

药物气味腐烂、腐败的,可以作用于肾脏。

肺气易上逆而喘咳,应用苦味药来泄降气逆。

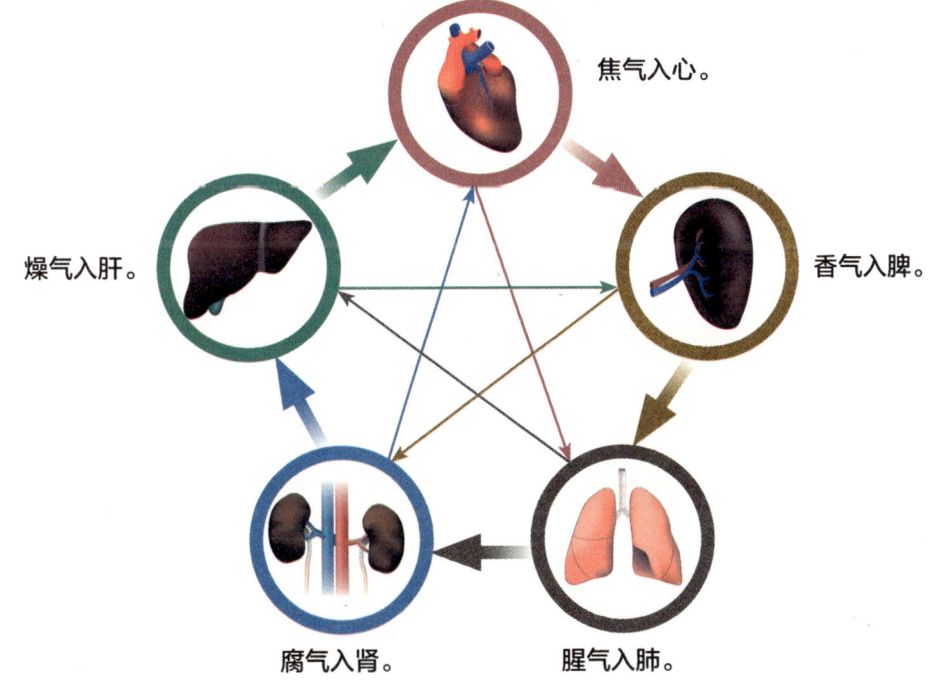

五行五色五味走五脏主禁例 [1]

原文

东方之木，其色青，其味酸，其脏肝。肝主筋，木曰曲直，作酸，酸走肝，筋病人无多食酸。

注解

[1] 五行五色五味走五脏主禁例：本段论述的是根据五行理论，药物的五色、五味、五脏的对应关系及注意事项。

释义

东方属木，对应的颜色是青色，对应的味道是酸味，对应的脏腑是肝脏。肝脏主要负责筋脉的濡养。木的特性是曲直，对应的味道是酸味，酸味入肝。因此，筋脉不舒或筋痿之人不宜多食酸味。

原文

南方之火，其色赤，其味苦，其脏心。心主血，火曰炎上，作苦，苦走心，血病人无多食苦。

释义

南方属火，对应的颜色是红色，对应的味道是苦味，对应的脏腑是心脏。心脏主要负责血脉的运行。火的特性是炎上，对应的味道是苦味，苦味入心。因此，血虚或血脉不和的人，不宜多食苦味。

原文

西方之金，其色白，其味辛，其脏肺。肺主气，金曰从革，作辛，辛走肺，气病人无多食辛

释义

西方属金，对应的颜色是白色，对应的味道是辛味，对应的脏腑是肺脏。肺主要负责呼吸，金的特性是从革，对应的味道是辛味，辛味入肺。因此，气虚或肺气不固的人不宜多食辛味。

原文

中央之土，其色黄，其味甘，其脏脾。脾主肉，土曰稼穑，作甘，甘走脾，肉病人无多食甘。

释义

中央属土，对应的颜色是黄色，对应的味道是甘味，对应的脏腑是脾脏。脾主肌肉四肢的功能。土的特性是稼穑，对应的味道是甘味，甘味入脾。因此，肌肉无力或消瘦等人不宜多食甘味。

原文

北方之水，其色黑，其味咸，其脏肾，肾主骨，水曰润下，作咸，咸走肾，骨病人无多食咸。

释义

北方属水，对应的颜色是黑色，对应的味道是咸味，对应的脏腑是肾脏。肾脏主要负责骨的功能。水的特性是润下，对应的味道是咸味，咸味入肾。因此，骨弱或骨质疏松的人不宜多食咸味。

五行学说与人体

五行	木	火	土	金	水
五方	东	南	中	西	北
五季	春	夏	长夏	秋	冬
五色	青	赤	黄	白	黑
五味	酸	苦	甘	辛	咸
五脏	肝	心	脾	肺	肾
六腑	胆	小肠	胃	大肠	膀胱
五官	目	舌	口	鼻	耳
形体	筋	脉	肉	皮毛	骨
情志	怒	喜	思	悲	恐

手足三阳表里引经主治例[1]

原文

太阳（足膀胱[2]、手小肠[3]）上羌活，下黄柏。

注解

- [1] **手足三阳表里引经主治例**：本段论述的是不同经络的引经药和对应的治疗药物。
- [2] **足膀胱**：即足太阳膀胱经，常用引经药为羌活、防风、独活等。
- [3] **手小肠**：即手太阳小肠经，常用引经药为藁本、黄柏等。

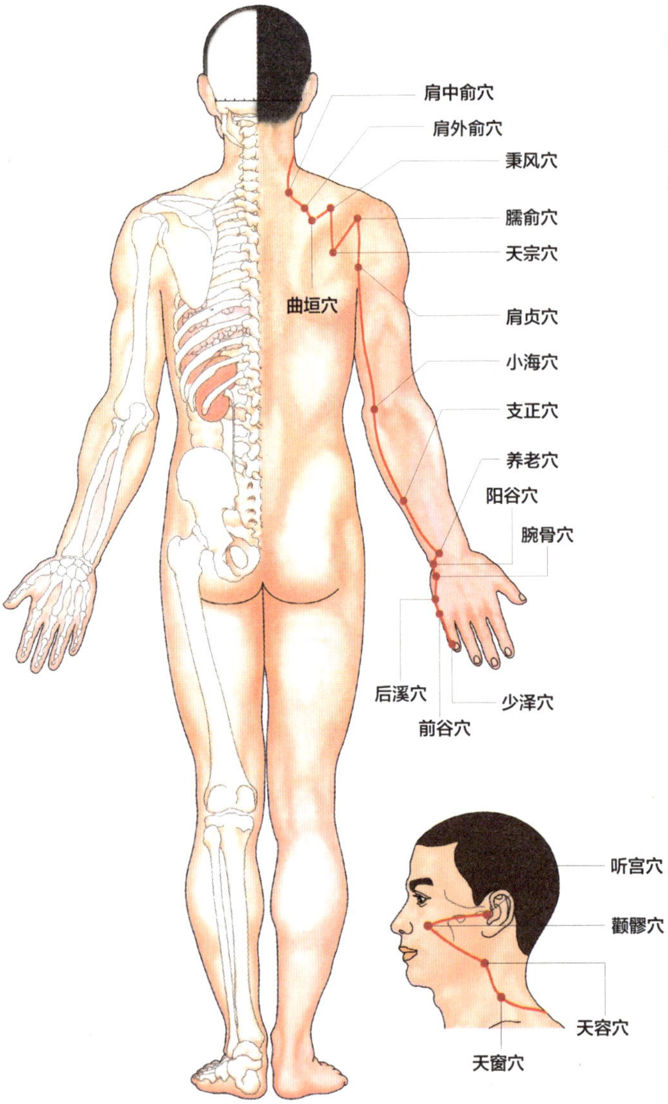

释义

足太阳膀胱经、手太阳小肠经病变时：用羌活来治疗上半部分病变，用黄柏来治疗下半部分病变。

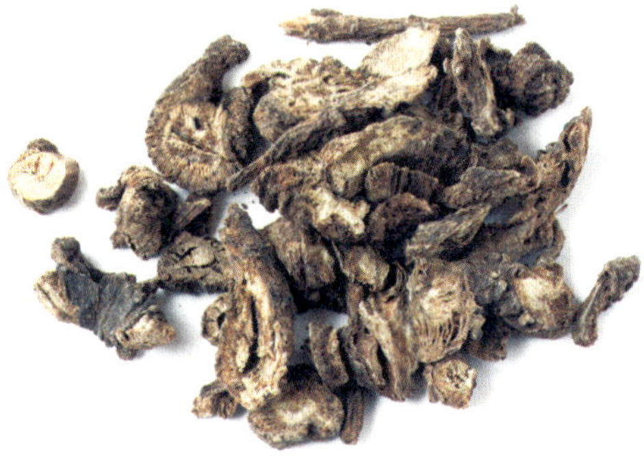

手太阳小肠经左右各 19 个穴位。

羌活

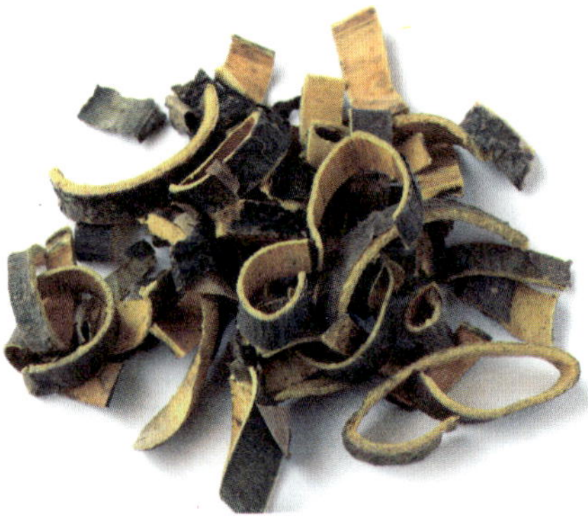

黄柏

原文

少阴（足肾❶、手心❷）上黄连，下知母。

注解

❶ 足肾：即足少阴肾经，常用引经药为独活、桂枝、知母、细辛等。
❷ 手心：即手少阴心经，常用引经药为黄连、细辛等。

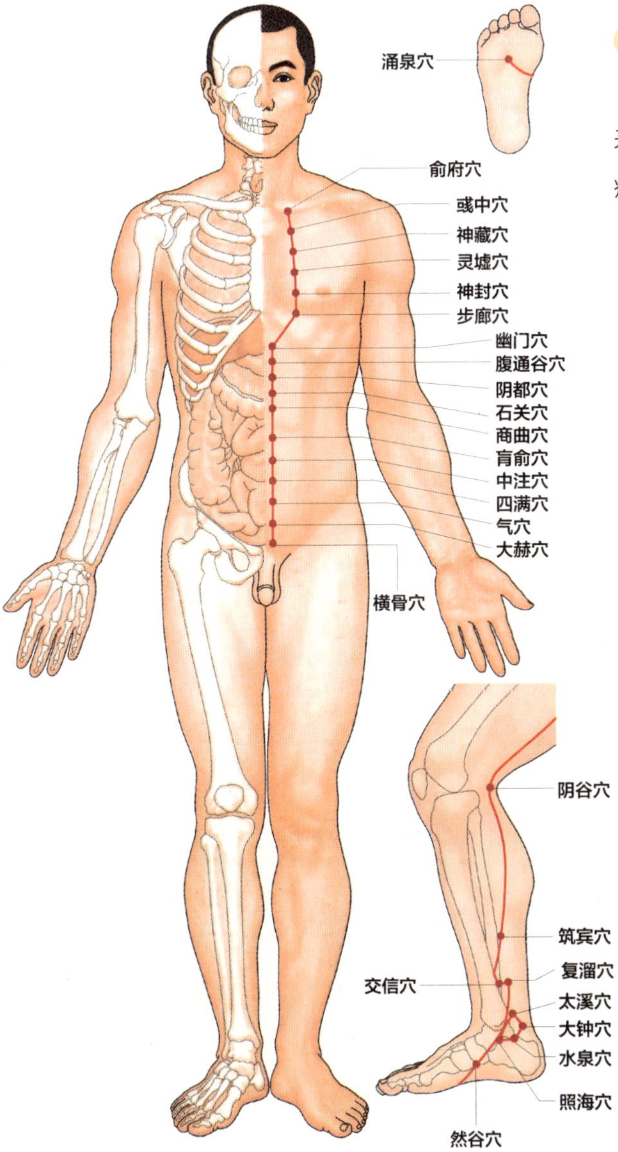

释义

足少阴肾经、手少阴心经病变时：用黄连来治疗上半部分病变，用知母来治疗下半部分病变。

足少阴肾经左右各 27 个穴位。

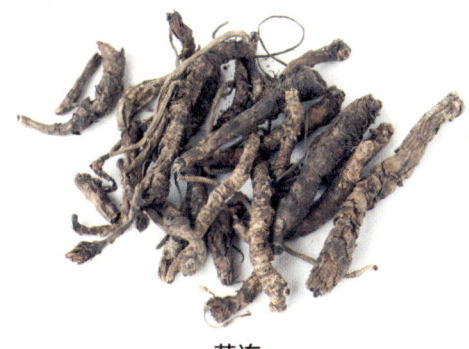

黄连

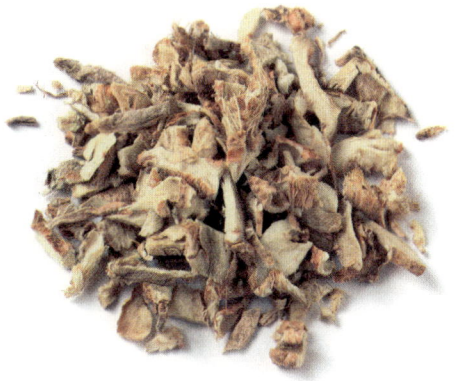

知母

原文

少阳（足胆❶、手三焦❷）上柴胡，下青皮。

注解

❶ **足胆**：即足少阳胆经，偏热用柴胡，偏寒用青皮。

❷ **手三焦**：即手少阳三焦经，常用引经药为连翘、柴胡，上焦地骨皮，中焦青皮，下焦附子。

释义

足少阳胆经、手少阳三焦经病变时：用柴胡来治疗上半部分病变，用青皮来治疗下半部分病变。

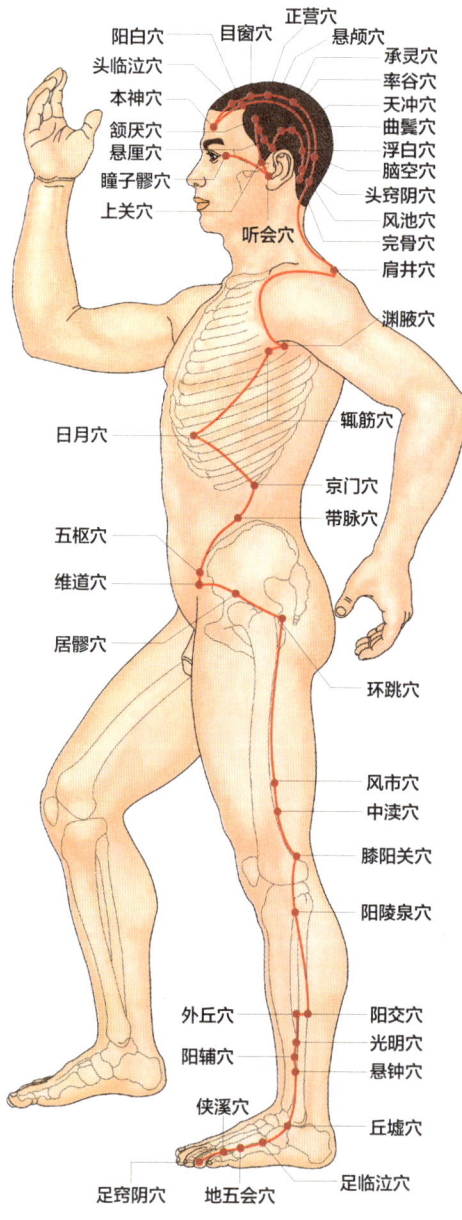

足少阳胆经左右各 44 个穴位。

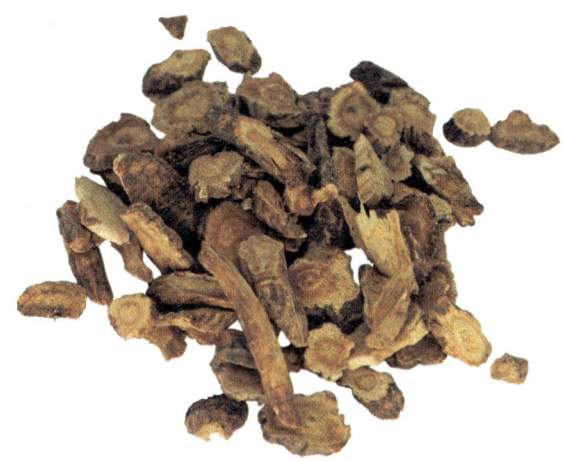

柴胡

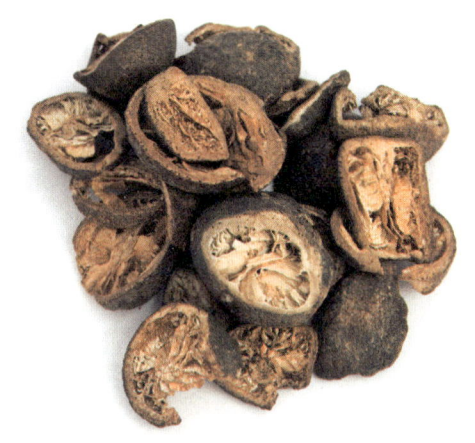

青皮

原文

厥阴（足肝❶、手包络❷）上青皮，下柴胡。

> **注解**
>
> ❶ 足肝：即足厥阴肝经，常用引经药为青皮、吴茱萸、川芎、柴胡等。
> ❷ 手包络：即手厥阴心包经，常用引经药：柴胡、丹皮等。

> **释义**
>
> 足厥阴肝经、手厥阴心包经病变时：用青皮来治疗上半部分病变，用柴胡来治疗下半部分病变。

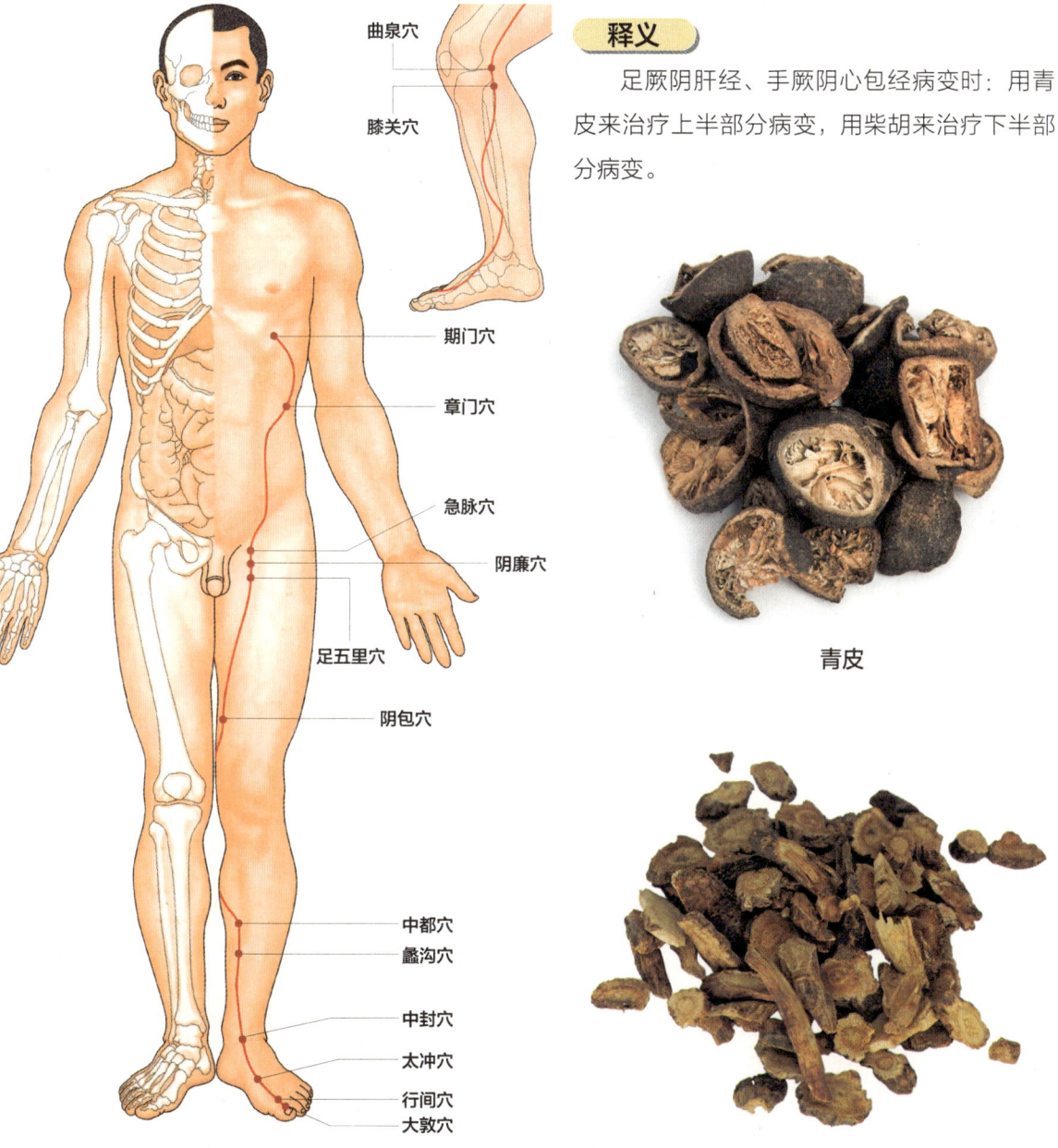

足厥阴肝经左右各 14 个穴位。

青皮

柴胡

原文

阳明（足胃❶、手大肠❷）上升麻、白芷，下石膏。

注解

❶ **足胃**：即足阳明胃经，常用引经药为寒用白芷，寒热用升麻，热用石膏，偏寒用葛根。

❷ **手大肠**：手阳明大肠经，常用引经药为白芷、升麻、石膏、葛根等。

释义

足阳明胃经、手阳明大肠经病变时：用升麻、白芷来治疗上半部分病变，用石膏来治疗下半部分病变。

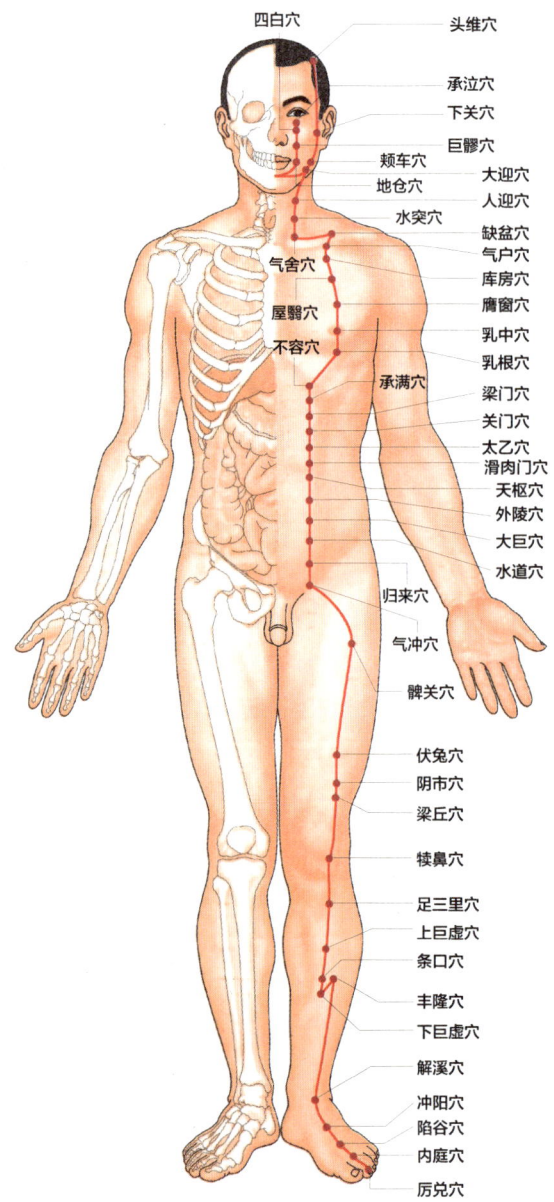

足阳明胃经左右各 45 个穴位。

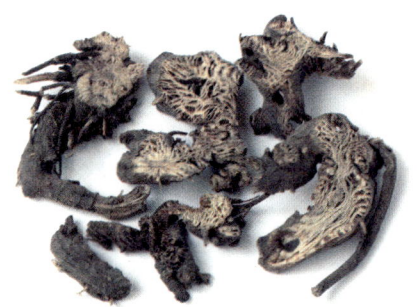

升麻

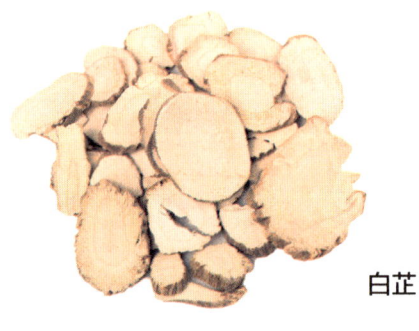

白芷

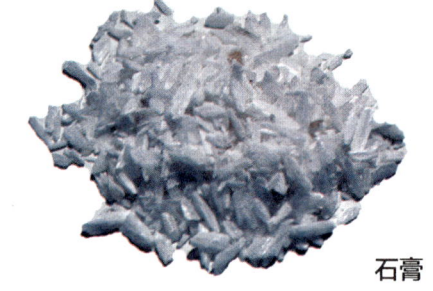

石膏

原文

太阴（足脾❶、手肺❷）上白芍，下桔梗。

注解

❶ 足脾：即足太阴脾经，苍术、升麻、葛根、白芍等。
❷ 手肺：即手太阴肺经，常用引经药为桔梗、升麻、葱白、白芷等。

释义

足太阴脾经、手太阴肺经病变时：用白芍来治疗上半部分病变，用桔梗来治疗下半部分病变。

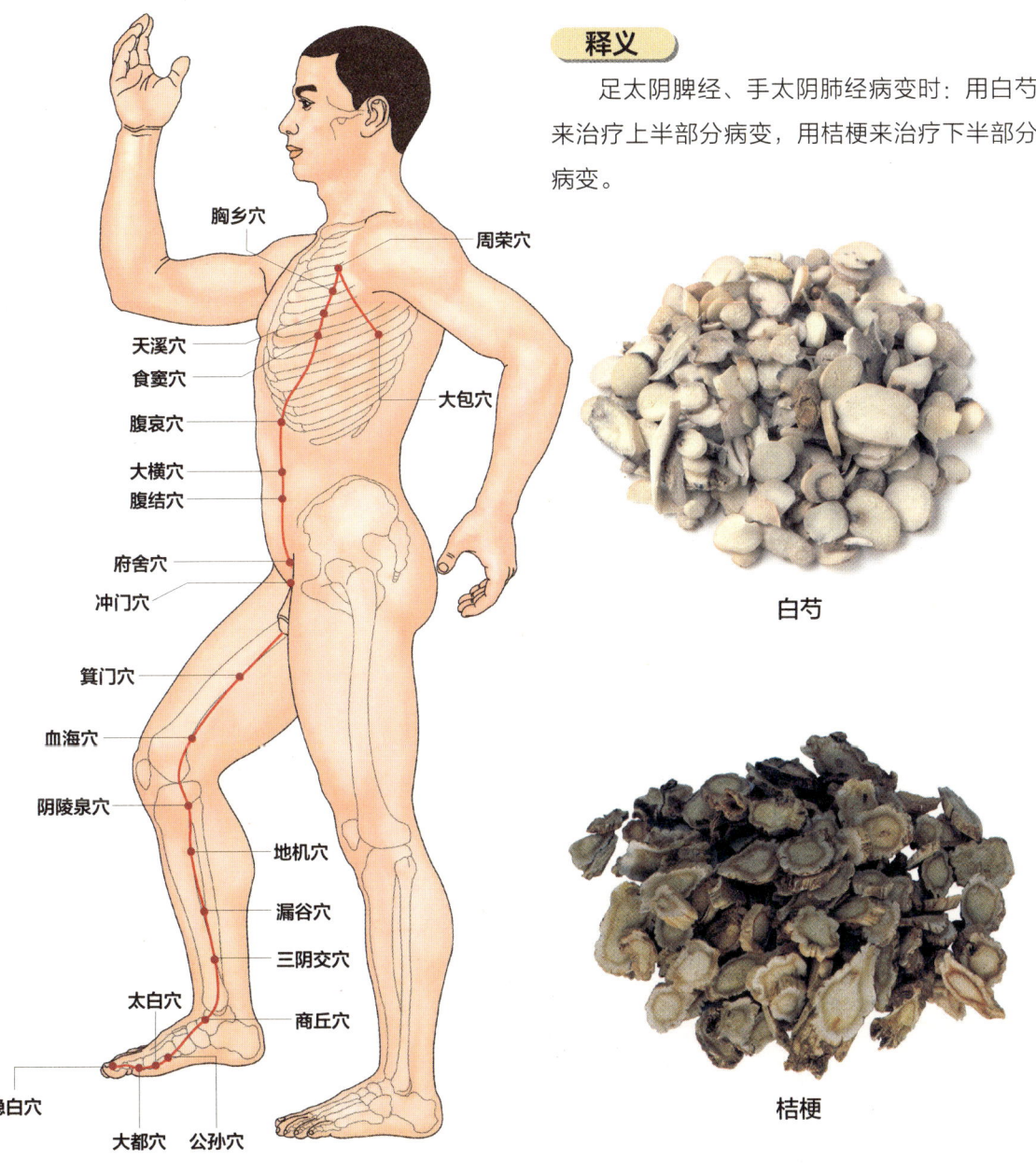

白芍

桔梗

足太阴脾经共 21 个穴位。

诸药泻诸经之火邪❶

原文

黄连泻心火。栀子、黄芩泻肺火。白芍泻脾火。柴胡、黄连泻肝胆火。知母泻肾火。木通泻小肠火。黄芩泻大肠火。柴胡、黄芩泻三焦火。黄柏泻膀胱火。

注解

❶ 诸药泻诸经之火邪：本段论述的是不同药物对不同经络火邪的治疗作用。

释义

黄连可以泻心火。栀子和黄芩可以泻肺火。白芍可以泻脾火。柴胡和黄连可以泻肝胆火。知母可以泻肾火。木通可以泻小肠火。黄芩可以泻大肠火。柴胡和黄芩可以泻三焦火。黄柏可以泻膀胱火。

脏腑内火

部位	表现
心火	口舌生疮，面色发红，心烦心悸，心动过速，小便发黄，尿路感染等
肺火	咽喉肿痛，气喘有痰，声音嘶哑，牙痛，脸上长痘痘等
脾火	主要在嘴唇上，表现为嘴唇干燥、脱皮，纯色鲜红，口腔溃疡反复发作
胃火	口臭口干，大便干燥，有的有牙龈肿痛，牙龈炎、牙周炎，还容易患胃溃疡
肝火	脾气急躁易怒，面红口干，眼睛干涩，视物模糊，早起眼屎多，小便黄，大便干等
肾火	手脚心热，腰酸脱发，眩晕耳鸣，失眠健忘，下身潮湿，女子白带多、有异味，男子前列腺炎、有异味
胆火	典型表现是口干苦，舌苔厚腻，有的伴有右侧肝区疼痛、后背疼痛，常引发胆囊炎、胆结石、肝内胆管炎、肝管炎等
小肠	尿频，尿急，尿黄，尿道有灼烧疼，常伴随着心火，表现为舌尖溃疡、口燥咽干等
大肠	主要表现为便秘、大便干燥，大肠湿热则表现为泄泻，泻黄色恶臭稀便，伴有肛门灼热疼痛，甚至出现痢疾、慢性肠炎等
膀胱	易患各种尿路感染，如尿道炎、膀胱炎、肾盂肾炎等
三焦	上焦包括心肺，中焦包括肝胆脾胃，下焦包括肾和膀胱，很少三焦同时火旺，具体看哪个脏腑上火，对症治疗即可

诸药相反例 ❶

原文

甘草反大戟、芫花、甘遂、海藻；
乌头反半夏、栝蒌、贝母、白蔹、白及；
藜芦反细辛、芍药、人参、沙参、苦参、丹参、元参。

注解

❶ 诸药相反例：本段论述的是不可以同时使用的药物。

释义

甘草与大戟、芫花、甘遂、海藻这四种药物存在配伍禁忌，不宜同时使用。乌头与半夏、栝蒌、贝母、白蔹、白及这五种药物存在配伍禁忌，不宜同时使用。藜芦与细辛、芍药、人参、沙参、苦参、丹参、元参这七种药物存在配伍禁忌，不宜同时使用。

十八反歌 ❶

原文

本草名言十八反，半蒌贝蔹及攻乌；
藻戟遂芫俱战草，诸参辛芍叛藜芦。

注解

❶ 十八反歌：本段是中药配伍禁忌的歌诀。

释义

在中药配伍原则中，有十八种药物存在相反的配伍关系。半夏、栝蒌、贝母、白蔹与乌头是相互排斥的，不能同时使用。海藻、大戟、甘遂、芫花和藜芦这五种药物都与甘草存在配伍禁忌。人参、党参、沙参、元参等所有的参与细辛、芍药、藜芦也存在配伍禁忌。

十九畏歌[1]

原文

硫黄原是火中精,朴硝一见便相争。
水银莫与砒霜见,狼毒最怕密陀僧。
巴豆性烈最为上,偏于牵牛不顺情。
丁香莫与郁金见,牙硝难合京三棱。
川乌草乌不顺犀,人参最怕五灵脂。
官桂善能调冷气,若逢石脂便相欺。
大凡修合看顺逆,炮爁炙煿莫相依。

注解

[1] 十九畏歌:本段是中药配伍禁忌的歌诀。

释义

硫黄本是火中的精灵,遇到朴硝就会发生冲突。

水银不能与砒霜相遇,否则会发生反应而增强毒性。狼毒最怕密陀僧。

巴豆的药性最为猛烈,却不能与牵牛配合使用。

丁香不能与郁金配合使用,牙硝难以和京三棱配合使用。

川乌和草乌不能和犀角一起使用,人参最怕五灵脂。

官桂能调理冷气,但遇到石脂就会产生不良反应。

一般来说,中药的配伍需要考虑到药性的相顺相逆,要遵循药物的炮制、煎煮、加工等规则,避免药物相互干扰和影响。

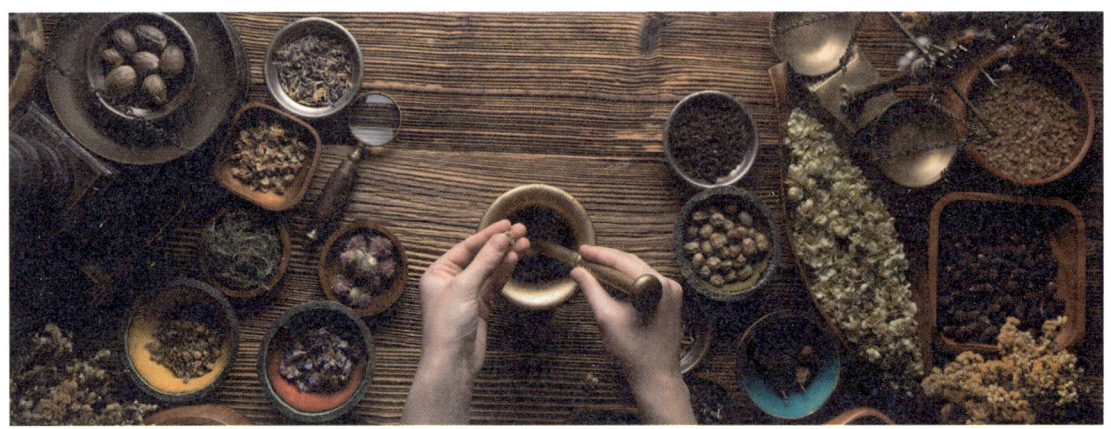

炮制是中药加工中非常重要的一环,科学的炮制不但可以减少药物的毒副作用,也可根据需要改变某些药物的性质,使临床用药更安全、更有效。

六陈歌

原文

枳壳陈皮半夏齐，麻黄狼毒及茱萸。
六般之药宜陈久，入药方知奏效奇。

注解

❶ 六陈歌：本段是六种宜陈用的中药歌诀，中药陈用的目的是减毒、增效，或使之更适合临床治疗的需要。但这里的"陈"并非无限期，并不是越陈久越好，而是要在保质期内，若过度久存会使其失去药效，绝大部分仍需要新用。

释义

枳壳、陈皮、半夏、麻黄、狼毒和吴茱萸，这六种药材经过一段时间的存放和处理后，才能真正发挥出它们的药效。

五脏补泻主治例

原文

肝虚者，陈皮、生姜之类补之。虚者补其母，肾者肝之母也。熟地、地黄、黄柏补之，如无他症，钱氏地黄丸主之。实则白芍药泻之，如无他症，钱氏泻青丸主之。实则泻其子，以甘草泻心。心者肝之子也。

注解

❶ 五脏补泻主治例：本篇主要介绍了针对五脏的补泻方法和相应的主治例证。

释义

肝虚的，用陈皮、生姜等药物补益肝脏。也可以补益其母脏，五行中肝属木，水生木，肾就是肝的母脏，因此可以通过补肾来间接补肝，可以用熟地、地黄、黄柏等补益。如果没有其他病症，用钱氏地黄丸。肝实证，可以用白芍药泻肝，如果没有其他病症，可以用钱氏泻青丸。实证也可以用甘草来泻心火，因为心火是肝火的子火，通过泻心火可以间接泻肝火。

原文

心虚者，炒盐补之。虚则补其母，肝者心之母也。以生姜补肝，如无他症，钱氏安神丸主之。实则甘草泻之，如无他症，钱氏方中重则泻心汤，轻则导赤散。

释义

心虚的，用炒盐补益心脏。也可以补益其母脏，五行中心属火，木生火，肝就是心的母脏。因此可以通过补肝来间接补心。可以用生姜来补肝。如果没有其他病症，用钱氏安神丸。心实证，可以用甘草来泻肝火，如果没有其他病症，钱氏方中重症则用泻心汤，轻症则用导赤散。

原文

脾虚者，甘草、大枣之类补之。实则黄连、枳实泻之，如无他症，钱氏益元散主之。虚则补其母，心乃脾之母，以炒盐补心。实则泻其子，肺乃脾之子，以桑白皮泻肺。

释义

脾虚的，用甘草、大枣之类的补益脾脏。脾实的，可以用黄连、枳实等药物来泻脾脏之火，如果没有其他病症，可以用钱氏益元散。也可以补其母脏，五行中脾属土，火生土，心就是脾的母脏，所以可以通过补心来间接补益脾脏，用炒盐来补心。脾实证需要泻火，也可以通过泻子脏的方式来间接泻脾火，肺火是脾火的子火，可以用桑白皮。

原文

肺虚者，五味子补之，实则桑白皮泻之。如无他症，钱氏阿胶散主之。虚则补其母，脾乃肺之母。以甘草、大枣补脾。实则泻其子，肾者肺之子，以泽泻泻肾。

释义

肺虚的，可以用五味子来补益肺脏；肺实的，可以用桑白皮泻肺火。如果没有其他病症，可以使用钱氏阿胶散。也可以补其母脏，五行中肺属金，土生金，脾就是肺的母脏，所以也可以通过补脾来间接补益肺脏，可以用甘草、大枣。肺实证需要泻肺火，也可以通过泻子脏的方式来间接泻肺火，肾火是肺火的子火，可以用泽泻泻肾火。

原文

肾虚者，熟地黄、黄柏补之。肾无实不可泻。钱氏只有补肾地黄丸，无泻肾药。虚则补其母，肺乃肾之母，以五味子补之。

释义

肾虚的，可以用熟地黄和黄柏来补益肾脏。肾脏没有实证，不可以泻。钱氏只有补肾地黄丸这种补肾药，没有泻肾药。也可以补其母脏，五行中肾属水，金生水，肺就是肾的母脏，所以可以通过补肺来间接补肾，用五味子补肺。

原文

以上五脏补泻，《素问·脏气法时论》备有之矣。欲究其详，再著本论。

释义

以上关于五脏的补泻方法，《素问·脏气法时论》已经详细论述了。如果想要进一步探究其详细内容，可以参考或寻找相关的中医著作。

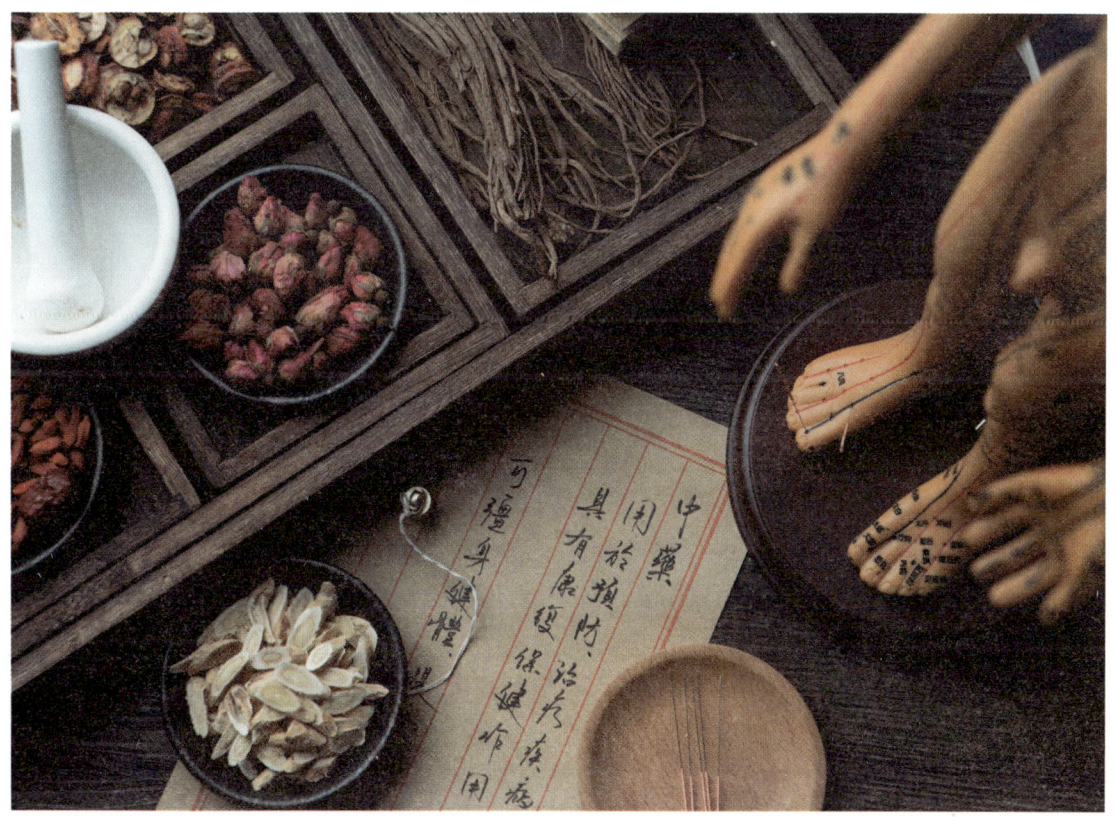

用药凡例[1]

原文

　　头角痛，须用川芎，血枯亦用。巅顶痛，须用藁本。遍身肢节痛，须用羌活，风湿亦用。腹中痛，须用白芍、厚朴。脐下痛，须用黄柏、青皮。心下痛，须用吴茱萸。胃脘痛，须用草豆蔻。胁下痛，须用柴胡，日晡潮热、寒热往来亦用。茎中痛，须用生甘草梢。气刺痛，须用枳壳；血刺痛，须用当归。心下痞，须用枳实。胸中寒痞，须用去白陈皮。腹中窄，须用苍术。破血须用桃仁；活血须用当归；补血须用川芎；调血须用元胡索。补元气须用人参；调诸气须用木香；破滞气须用枳壳、青皮。肌表热须用黄芩，去痰亦用。去痰用半夏。去风痰须用南星。诸虚热须用黄芪，盗汗亦用。脾胃受湿用白术，去痰亦用。下焦湿肿用汉防己、草龙胆；中焦湿热用黄连；下焦湿热用黄芩。烦渴须用白茯苓、葛根。嗽者用五味子，咳有声无痰者，用生姜、杏仁、防风。咳有声有痰者，用半夏、枳壳、防风。喘者须用阿胶、天门冬、麦门冬。诸泄泻须用白芍、白术。诸水泻用白术、茯苓、泽泻。诸痢疾须用当归、白芍药。上部见血用防风，中部见血用黄连，下部见血用地榆。眼暴发，须用当归、黄连、防风。眼久昏暗用熟地黄、当归、细辛。解利伤风，须用防风为君，白术、甘草为佐。解利伤寒，甘草为君，防风、白术为佐。凡诸风须用防风、天麻。诸疮疡须用黄柏、知母为君，茯苓、泽泻为佐。疟疾须用柴胡为君，随所发之时，所属经部分以引经药导之。

注解

[1] **用药凡例**：本篇介绍的是一部分中药配伍和用法实例。

释义

　　头角痛要用川芎，血枯也要用川芎。巅顶痛要用藁本。遍身肢节痛要用羌活，风湿也要用羌活。腹中痛要用白芍、厚朴。脐下痛要用黄柏、青皮。心下痛要用吴茱萸。胃脘痛要用草豆蔻。胁下痛要用柴胡，下午潮热、寒热往来也要用柴胡。男性尿道或女性阴道疼，要用生甘草梢。气刺痛要用枳壳；血刺痛要用当归。心下痞要用枳实。胸中寒痞要用去白的陈皮。脾胃虚弱、腹胀等，要用苍术。破血要用桃仁；活血要用当归；补血要用川芎；调血要用元胡索。补元气要用人参；调诸气要用木香；破滞气要用枳壳、青皮。肌表热要用黄芩，去痰也要用黄芩。去痰要用半夏。去风痰要用南星。诸虚热要用黄芪，盗汗也要用黄芪。脾胃湿要用白术，去痰也要用白术。下焦湿肿要用汉防己、草龙胆；中焦湿热要用黄连；下焦湿热要用黄芩。烦渴要用白茯苓、葛根。嗽者用五味子，咳嗽且有声无痰的，用生姜、杏仁、防风。咳嗽且有声有痰的，用半夏、枳壳、防风。喘的须用阿胶、天门冬、麦门冬。各种泄泻要用白芍、白术。各种水泻要用白术、茯苓、泽泻。各种痢疾要用当归、白芍药。上部见血用防风，中部见血用黄连，下部见血用地榆。暴发火眼，须用当归、黄连、防风。眼久昏暗用熟地黄、当归、细辛。解除风邪导致的伤风，须用防风为君，白术、甘草为佐。治疗风寒感冒时，甘草为君药，防风、白术为佐药。各种风邪须用防风、天麻。各种疮疡须用黄柏、知母为君药，茯苓、泽泻为佐药。疟疾须用柴胡为君药，同时根据疟疾发作的时间和所属经络，使用引经药来引导柴胡发挥作用。

原文

以上诸药，此大略言之，以为处方之阶。欲究其精，于第二卷主治指掌中求之。

释义

以上药材，只是大概地介绍了它们的药用，作为开处方的工具。若想更深入地了解药物的准确应用，可在第二卷的"主治指掌"中寻找。

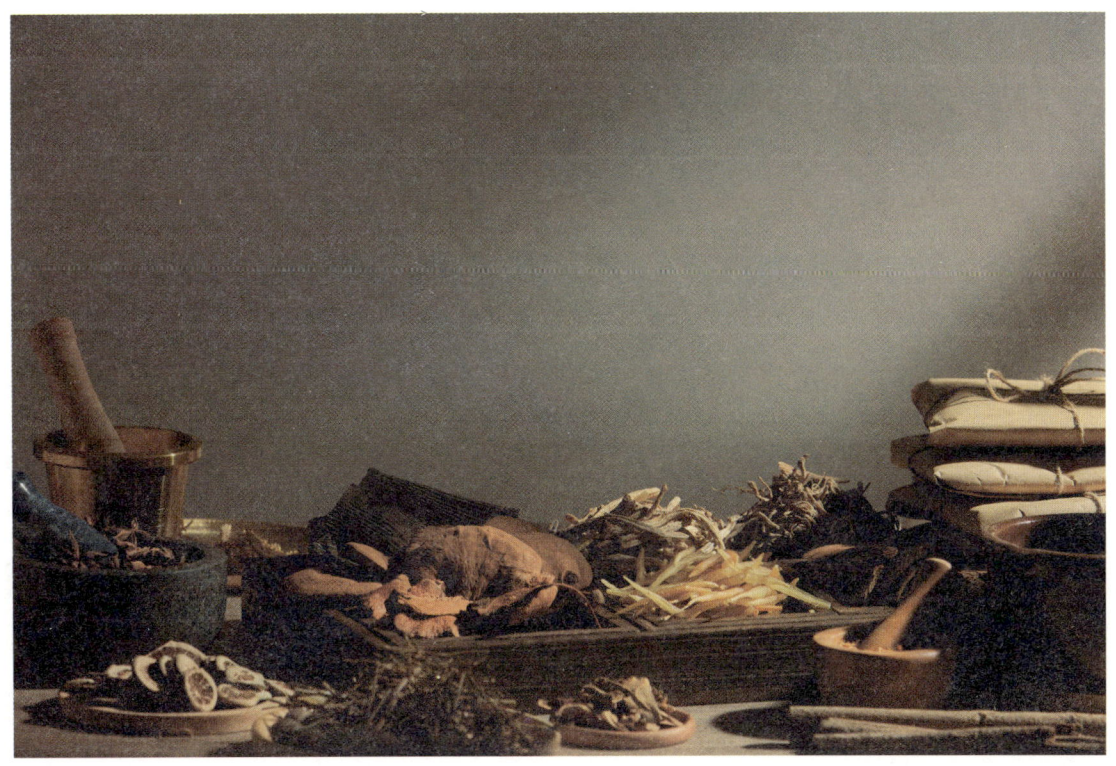

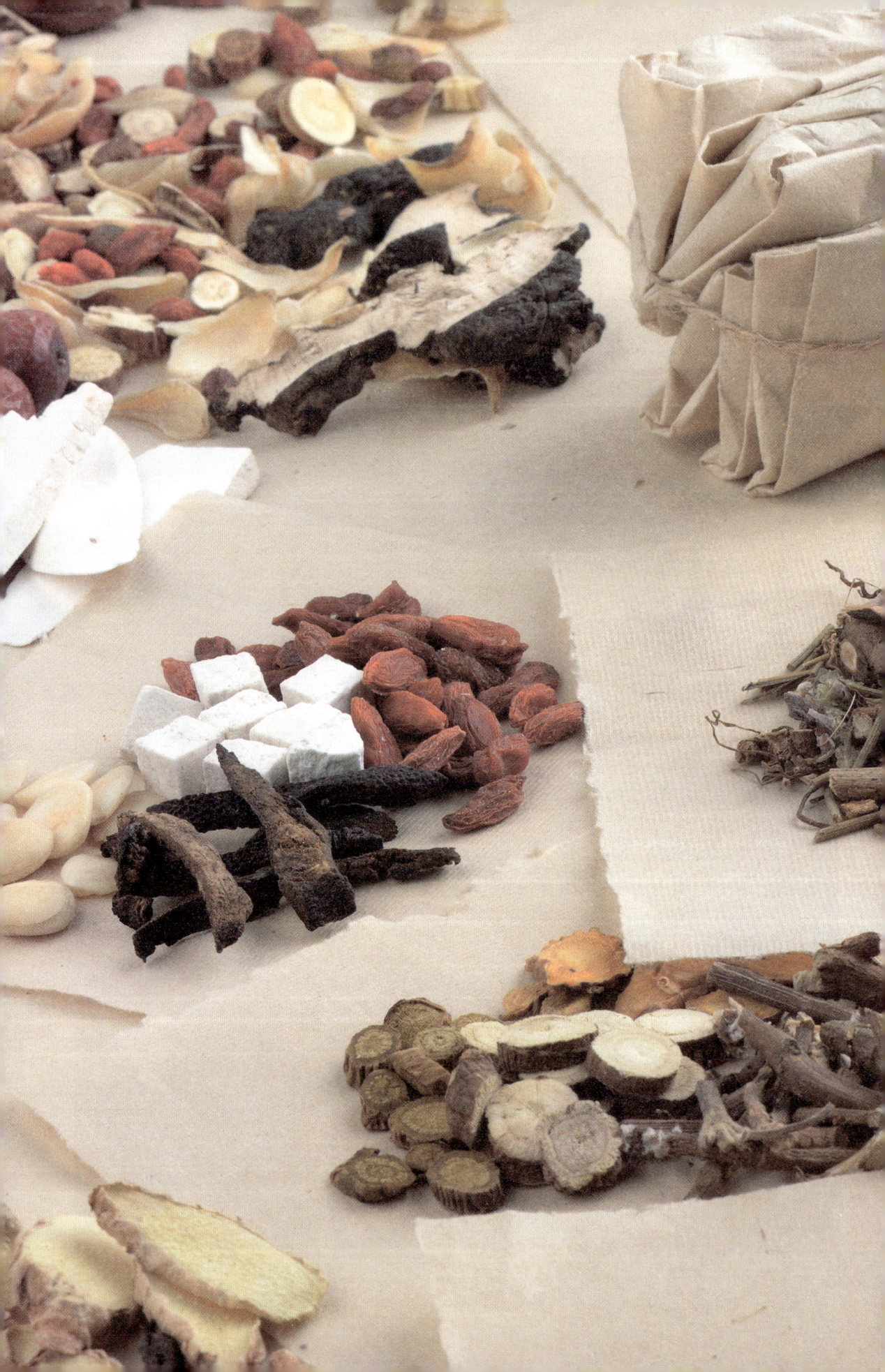

卷二
中药真传

本卷介绍了 90 种中药的药性、功效用法，以及一些用药注意事项。

1 主治指掌

原文

羌活（君，羌活气雄，独活气细）

羌活，味苦甘平，性微温，无毒。升也，阴中之阳也。其用有四：散肌表八风之邪；利周身八节之痛；排阴阳肉腐之疽；除新旧风湿之证。乃手足太阳表里引经药也。

释义

羌活，味苦甘平，性微温，无毒。有升浮之性，属阴中之阳。其功效有四种：发散体表八风之邪气；舒缓全身八关节之疼痛；排毒、消肿，治疗痈疽、疔疮等皮肤疾病；祛风湿、通经络，治疗由风湿引起的关节疼痛、腰膝酸痛等症状，无论新发还是旧病。是手足太阳表里的引经药。

羌活是君药，它和独活只有一字之差，但来源、功效、主治均不相同。且羌活的气味较为雄浑，独活的气味则较为细润。

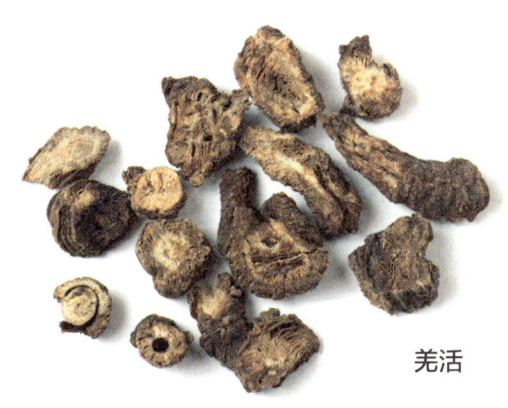

羌活

原文

升麻（形细而黑极坚者佳，形大者味薄不堪用）

升麻，味苦平，性微寒，无毒。升也，阴中之阳也。其用有四：引葱白散手阳明之风邪；引石膏止足阳明之齿痛；引诸药游行四经；升阳气于阴之下。因名之曰升麻。

释义

升麻，味苦、平，性微寒，无毒。有升浮之性，属阴中之阳。其功效有四种：引葱白入药，可解手阳明经的风邪；引石膏入药，能止足阳明经的齿痛；可引导诸药通行四经；升提阳气于阴之下。因此被命名为升麻。

鉴别升麻时，宜选细、黑、质地坚硬的，不宜选择大、味道淡薄的。

原文

柴胡（半夏为之使，恶石英，畏女菀、藜芦）

柴胡，味苦平，性微寒，无毒。升也，阴中之阳也。其用有四：左右两旁胁下痛；日晡潮热往来生；在脏调经内主血；在肌主气上行经。手足少阳表里四经之药也。

释义

柴胡，味苦平，性微寒，无毒。有升浮之性，属阴中之阳。其功效有四种：治左右两旁胁下痛；傍晚时潮热往来；在脏腑中可以调经，主血；在肌肉中主气，上行经，是手足少阳表里四经的药物。

半夏是柴胡的使药，柴胡恶石英，畏女菀、藜芦。

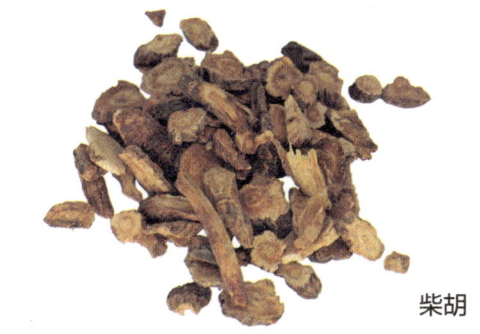

柴胡

原文

白芷（臣，当归为之使，恶旋覆花）

白芷，味辛，性温，无毒。升也，阳也。其用有四：去头面皮肤之风；除皮肤燥痒之痹；止足阳明头痛之邪；为手太阴引经之剂。

释义

白芷，味辛，性温，无毒。有升浮之性，属阳。其功效有四种：能去除头面皮肤的风邪；除去皮肤干燥瘙痒的痹症；能止足阳明经头痛的邪气；是手太阴经的引经药。

白芷是臣药，当归为它的使药，恶旋覆花。

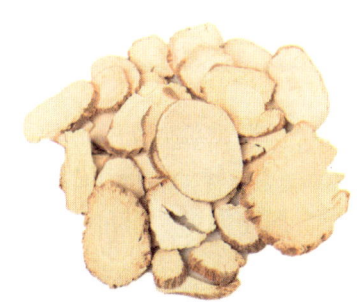

白芷

原文

防风（臣，恶干姜、藜芦、白蔹、芫花，制附子毒）

防风，味甘辛，性温，无毒。升也，阳也。其用有二：以气味能泻肺金；以体用通疗诸风。

释义

防风，味甘辛，性温，无毒。有升浮之性，属阳。其功效有二种：通过气味宣泄肺金；通过药效通治各种风邪引起的疾病。

防风是臣药，恶干姜、藜芦、白蔹、芫花，能缓解附子的毒性。

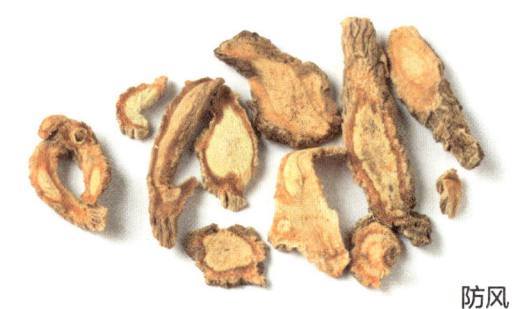
防风

原文

当归（臣，畏菖蒲、海藻，恶热麸）

当归，味甘辛，性温，无毒。可升可降，阳也。其用有四：头止血而上行；身养血而中守；梢破血而下流；全活血而不走。

释义

当归，味甘辛，性温，无毒。既能升阳，也能降火，属阳。其功效有四种：头部可以止血，并向上行；身体可以养血，并保持在中；梢部可以破血，并向下流；整药可以活血，但不走散。

当归是臣药，畏菖蒲、海藻，恶热麸。

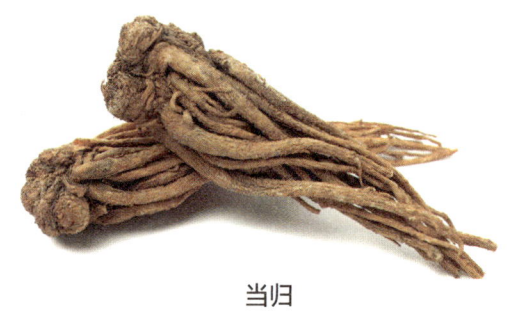
当归

原文

独活（蠡实为之使）

独活，味苦甘平，性微温，无毒。升也，阴中之阳也。其用有二：诸风掉眩，颈项难伸；风寒湿痹，两足不用。乃为足少阴之引经。

释义

独活，味苦甘平，性微温，无毒。有升浮之性，属阴中之阳。其功效有二种：可用于各种风邪引起的头晕、眩晕、颈项难以伸展的症状；也可以缓解风寒湿邪导致的关节疼痛、肿胀、下肢活动不便等症。是足少阴经的引经药。

蠡实是独活的使药。

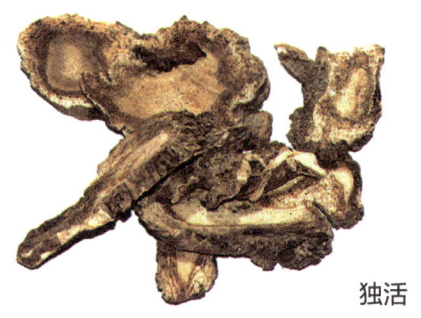
独活

原文

木香（君）

木香，味苦辛，性温，无毒。降也，阴也。其用有二：调诸气不可无；泻肺气不可缺。

释义

木香，味苦辛，性温，无毒。有沉降之性，属阴。其功效有二种：调和各种气机不可缺它；宣泄肺气不可缺它。

木香是君药。

原文

槟榔（君）

槟榔，味苦辛，性温，无毒。降也，阴也。其用有二：坠诸药，性若铁石；治后重，验如奔马。

释义

槟榔，味苦辛，性温，无毒。有沉降之性，属阴。其功效有二种：坠诸药使其下行，性如铁石；治腹痛急迫、肛门重坠不适，效果像奔马一样迅疾。

槟榔是君药。

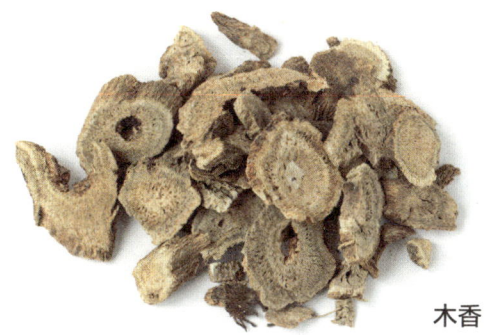

木香

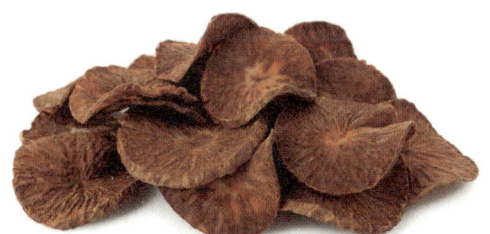

槟榔

原文

吴茱萸（恶丹参、硝石、紫石英，先以汤浸去辛味凡六七次，然后可用）

吴茱萸，味苦辛，性热，有小毒。可升可降，阳也。其用有四：咽嗌寒气噎塞而不通；胸中冷气闭塞而不利；脾胃停冷腹痛而不住；心气刺疼成阵而不止。

释义

吴茱萸，味苦辛，性热，有小毒。既能升阳，也能降火，属阳。其功效有四种：治咽部受寒邪而噎塞不通；胸中因寒邪而闭塞不通、呼吸不利；脾胃受寒邪而腹痛不止；心气阵发性刺痛。

吴茱萸恶丹参、硝石、紫石英，先以汤浸六七次以去其辛辣之味，然后才能用。

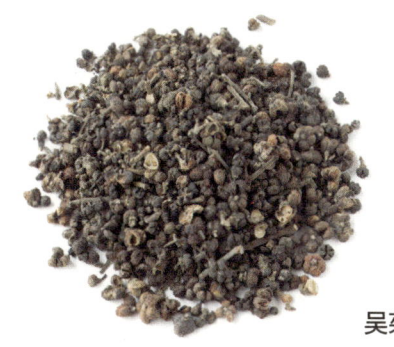

吴茱萸

原文

藿香叶

藿香叶，味甘，性温，无毒，可升可降，阳也。其用有二：开胃口，能进饮食；止霍乱，仍除呕逆。

释义

藿香叶，味甘，性温，无毒，既能升阳，也能降火，属阳。其功效有二种：能增强食欲，促进饮食；能够制止霍乱，解除呕吐打嗝。

原文

川芎

川芎，味辛，性温，无毒。升也，阳也。其用有二：上行头角，助元阳之气而止痛；下行血海，养新生之血以调经。

释义

川芎，味辛，性温，无毒。有升浮之性，属阳。其功效有二种：使元阳之气上行至头、颈，止头痛、颈肩酸痛、神经痛等；促进血液循环，调节女性月经周期和月经量。

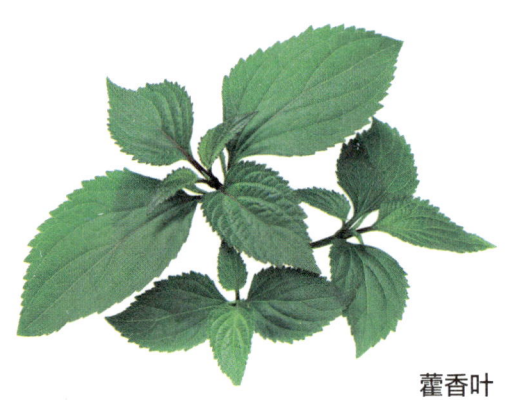

藿香叶

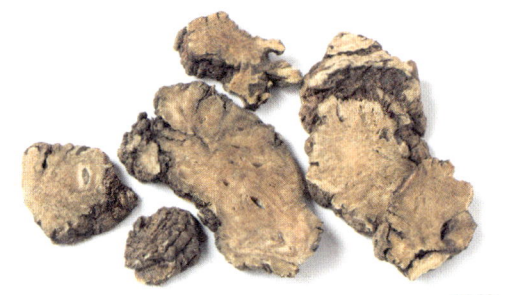

川芎

原文

黄连（臣，恶菊花、芫花、玄参，畏款冬，胜乌头、巴豆毒）

黄连，味苦，性寒，无毒。沉也，阴也。其用有四：泻心火，消心下痞满之状；主肠澼，除肠中混杂之物；治目疾暴发宜用；疗疮疡首尾俱同。

释义

黄连，味苦，性寒，无毒。有沉降之性，属阴。其功效有四种：清心火，消除心下痞满的症状；主治痢疾和肠炎，清除肠道中的热邪和湿毒；治疗急性眼部疾病；治疗疮疡，急性发作和恢复期都能用。

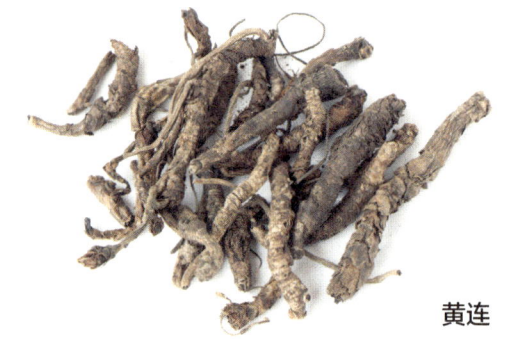

黄连

原文

黄芩（臣，恶葱实，畏丹砂、牡丹、藜芦）

黄芩，味苦平，性寒，无毒。可升可降，阴也。其用有四：中枯而飘者，泻肺火，消痰利气；细实而坚者，泻大肠火，养阴退阳；中枯而飘者，除风湿留热于肌表；细实而坚者，滋化源退热于膀胱。

释义

黄芩，味苦平，性寒，无毒。既能升阳，也能降火，属阴。其功效有四种：中空而外表枯萎的药，可以泻肺火，消痰利气；内实而坚硬的药，可以泻大肠之火，养阴退阳；中空而外表枯萎的药，还可以治疗风湿，清除肌表的风热邪气；内实而坚硬的药，可以滋补肾阴、清除膀胱邪热。

黄芩是臣药，恶葱实，畏丹砂、牡丹、藜芦。

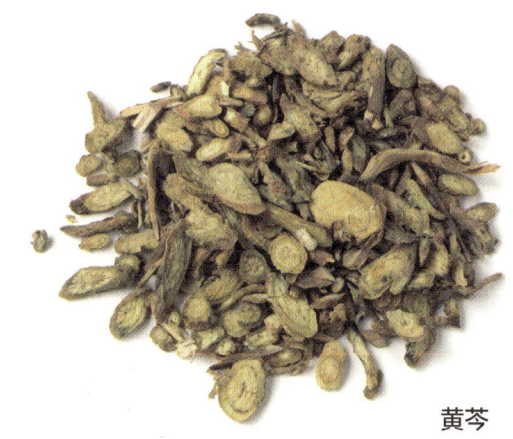

黄芩

原文

大黄（使，黄芩为之使，无所畏之）

大黄，味苦，性寒，无毒。其性沉而不浮，其用走而不守。夺土郁而通壅滞，定祸乱而致太平，因名之曰将军。

释义

大黄，味苦，性寒，无毒。性质沉重不易漂浮，能通泄而不能固守。可以消散郁结，疏通壅滞，使体内混乱的气机恢复平和。因为这些作用，被称作药中"将军"。

大黄作为使药，搭配黄芩效果更好，没有什么配伍禁忌。

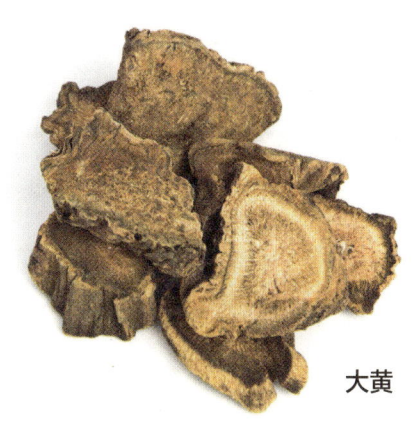

大黄

57

原文

黄柏

黄柏，味苦，性寒，无毒。沉也，阴也。其用有五：泻下焦隐伏之龙火；安上焦虚哕之蛔虫；脐下痛则单制而能除；肾不足必炒用而能补；痿厥除热药中，诚不可缺。

释义

黄柏，味苦，性寒，无毒。有沉降之性，属阴。其功效有五种：可以泻下焦隐伏的龙火；安上焦虚哕的蛔虫；单用可去除脐下痛；炒黄柏可用于肾不足；在痿厥除热药中，它是不可或缺的。

原文

玄明粉

玄明粉，味辛甘酸，性微温，无毒。沉也，阴也。其用有二：去胃中之实热；荡肠中之宿垢，其效不可尽述。大抵用此而代盆硝也。

释义

玄明粉，味辛甘酸，性微温，无毒。有沉降之性，属阴。其功效有二种：清胃中实热；荡涤肠中宿垢。效果好得描述不尽，大概可代替盆硝。

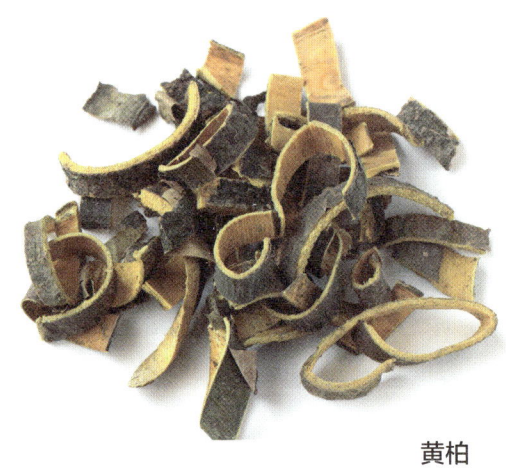

黄柏

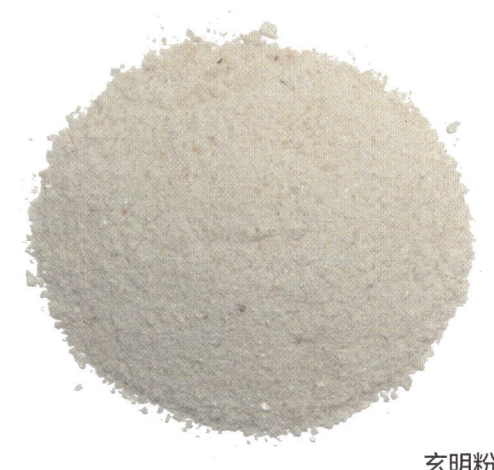

玄明粉

原文

白术（君，苍者米泔水浸，白者陈壁土炒，服二术忌食桃、李、雀、蛤）

白术，味甘，性温，无毒。可升可降，阳也。其用有四：利水道有除湿之功；强脾胃有进食之效；佐黄芩有安胎之能；君枳实有消痞之妙。

释义

白术，味甘，性温，无毒。既能升阳，也能降火，属阳。其功效有四种：利水道，去除湿气；强健脾胃，增加食欲；搭配黄芩可以起到安胎的作用；以枳实作为君药，具有消除痞满的功效。

白术是君药，使用时，若是苍术，就用米泔水浸泡；若是白术，就用陈年的墙土炒。服用苍术、白术时，忌食桃、李、雀、蛤等食物。

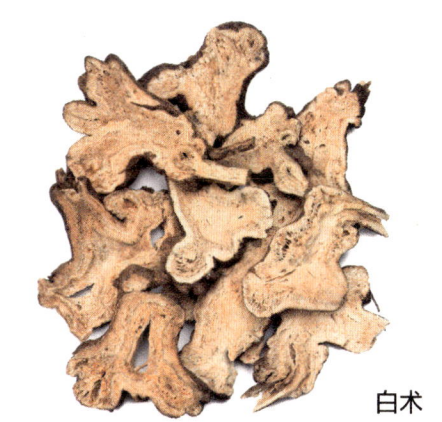
白术

原文

人参（君，茯苓为之使，反藜芦，恶咸卤，凡使去净芦头）

人参，味甘，性温，无毒。升也，阳也。其用有三：止渴生津液；和中益元气；肺寒则可服，肺热还伤肺。

释义

人参，味甘，性温，无毒。有升浮之性，属阳。其功效有三种：可以止渴、促进津液的分泌；调和脾胃，增强元气；肺部有寒证可以服用，肺热服用后伤肺。

人参作为君药，需要搭配茯苓使用，反藜芦，恶咸卤。煎服时，要去掉人参的芦头。

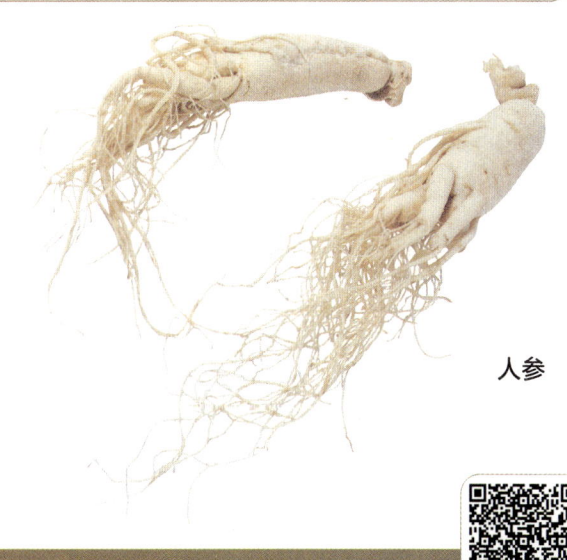
人参

原文

黄芪（恶龟甲、白鲜皮，蜜炒用）

黄芪，味甘，性温，无毒。升也，阳也。其用有四：温分肉而实腠理；益元气而补三焦；内托阴证之疮疡；外固表虚之盗汗。

释义

黄芪,味甘,性温,无毒。有升浮之性,属阳。其功效有四种:温煦全身肌肉,充实腠理;补充元气,补益三焦;调理内部机能紊乱,改善其所致的疮疡;固表止汗,治疗体虚所致的盗汗。

黄芪不能配伍龟甲、白鲜皮。用蜂蜜炒制后使用。

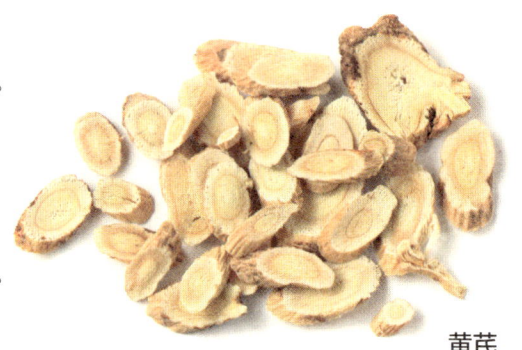

黄芪

原文

甘草(君,恶远志,反大戟、芫花、甘遂、海藻,用宜去节,服此忌猪肉及菘菜)

甘草,味甘平,无毒。生之则寒,炙之则温。生则分身梢而泻火,炙则健脾胃而和中。解百毒而有效,协诸药而无争,以其甘能缓急,故有国老之称。

释义

甘草,味甘平,无毒。生用性寒,炙制性温。生用时,梢部可以泻火,用于心火旺盛、口舌生疮。炙制可以健脾胃、调和药性。还能解除其他药物对身体产生的毒副作用,调和与其他药物之间的关系以使其充分发挥药效,还能缓解药性过猛的情况,有药中"国老"之称。

甘草作为君药,恶远志,反大戟、芫花、甘遂、海藻,用时应该去节,服用后忌猪肉和菘菜。

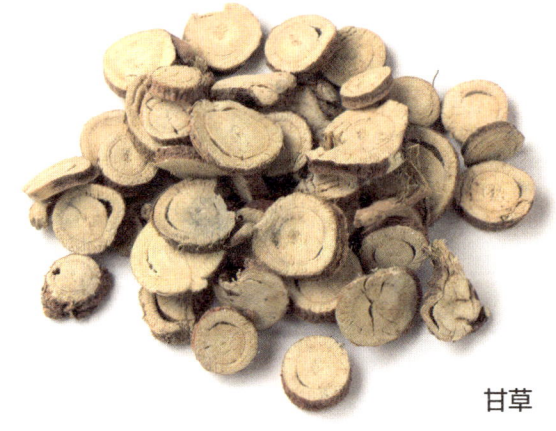

甘草

中医视频课

原文

半夏(使,畏皂荚,恶雄黄、生姜、干姜、秦皮、龟甲,反乌头)

半夏,味辛平。生寒熟温,有毒。降也,阳也。其用有四:除湿化痰涎;大和脾胃气;痰厥及头痛,非此莫能治。

释义

半夏，味辛平。生用性寒，熟用性温，有毒。有沉降之性，属阳。其功效有四种：去除体内湿气、化解痰涎；调和脾胃之气，改善食欲不振、胃脘胀满等脾胃不适症状；因痰浊阻遏而致的痰厥及头痛，非用半夏不能治。

半夏作为使药，畏皂荚，恶雄黄、生姜、干姜、秦皮、龟甲，反乌头。

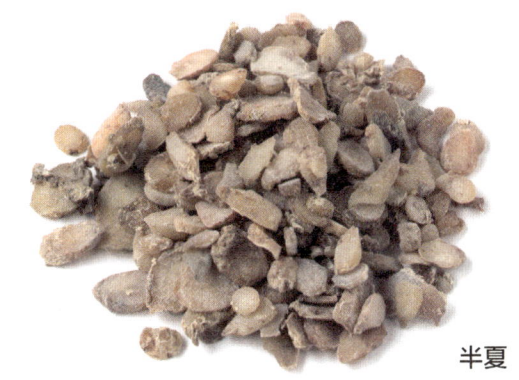

半夏

原文

陈皮

陈皮，味辛苦，性温，无毒。可升可降，阳中之阴也。其用有二：留白补胃和中；去白消痰泄气。

释义

陈皮，味辛苦，性温，无毒。既能升阳，也能降火，属阳中之阴。其功效有二种：保留陈皮白囊部分的，可以补胃和中、调和药性；去掉陈皮白囊部分的，可以消痰泄气，用于咳嗽、痰多、胸腹胀满等气滞痰阻。

原文

青皮

青皮，味苦，性寒，无毒。沉也，阴也。其用有四：破滞气愈低而愈效；削坚积愈下而愈良；引诸药至厥阴之分；下饮食入太阴之仓。

释义

青皮，味苦，性寒，无毒。有沉降之性，属阴。其功效有四种：破除体内阻滞不散的气滞，气越不足的部位药效越好；消除体内瘀滞坚积，特别是对于下焦部位；引药入肝经，促进厥阴经病变的疗效；促进脾胃运化功能。

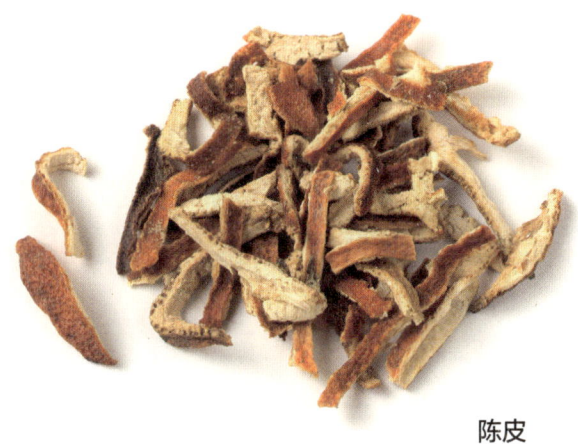

陈皮

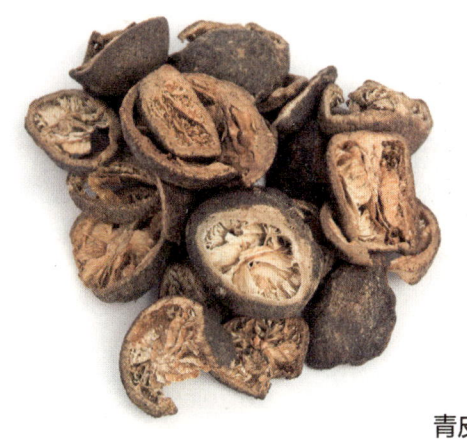

青皮

原文

枳壳（使，去瓤麸炒，令熟用）

枳壳，味酸苦，性微寒，无毒。沉也，阴也。其用有四：消心下痞塞之痰；泄腹中滞塞之气；推胃中隔宿之食；削腹内连年之积。

释义

枳壳，味酸苦，性微寒，无毒。有沉降之性，属阴。其功效有四种：消散心下的痞块和堵塞的痰浊；宣泄腹内的滞塞之气，使气机通畅；帮助消化胃内残留的食物，促进胃肠蠕动；削除腹内多年的积聚和痞块，使得气血运行通畅。

枳壳作为使药，去瓤后麸炒至熟，才能用。

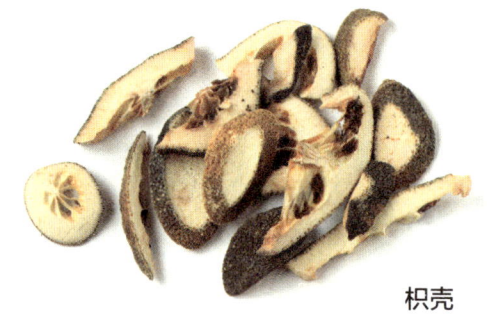

枳壳

原文

枳实（臣，凡用先去囊，陈久者佳）

枳实，味苦酸，性微寒，无毒。沉也，阴也。其用有四：消胸中之虚痞；逐心下之停水；化日久之稠痰；削年深之坚积。

释义

枳实，味苦酸，性微寒，无毒。有沉降之性，属阴。其功效有四种：消除胸胁部位的痞塞、闷胀不适；驱除心下部位的水湿停滞；化解日久难愈的稠痰；消除多年的坚积、痞块等。

枳实作为臣药，凡用先去除里面的囊，陈放时间越长越好。

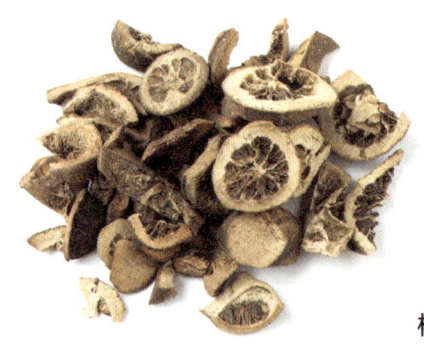

枳实

原文

桔梗（臣，畏白及、龙眼、龙胆）

桔梗，味苦，性微寒，有小毒。升也，阴中之阳也。其用有四：止咽痛，兼除鼻塞；利膈气，仍治肺痈；一为诸药之舟楫；一为肺部之引经。

释义

桔梗，味苦，性微寒，有小毒。有升浮之性，属阴中之阳。其功效有四种：缓解咽痛，消除鼻塞；治膈气不畅、肺痈；一方面作为其他药物的舟楫，引药直达病所；一方面又是肺部疾病的引经药，引药入肺经。

桔梗作为臣药，畏白及、龙眼、龙胆。

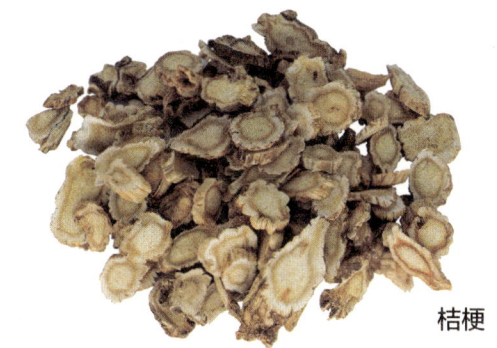

桔梗

原文

知母（君，勿犯铁器，行经上颈酒炒用）

知母，味苦，性寒，无毒。沉也，阴中之阴也。其用有四：泻无根之肾火；疗有汗之骨蒸；止虚劳之阳胜；滋化源之阴生。

释义

知母，味苦，性寒，无毒。有沉降之性，属阴中之阴。其功效有四种：清泻无根的肾火；治虚热导致的出汗和骨蒸；缓解由虚劳导致的阳热过旺；滋养化源，帮助生成阴液。

知母作为君药，炮制时应使用酒作为辅料，而且不能用铁质器皿操作。

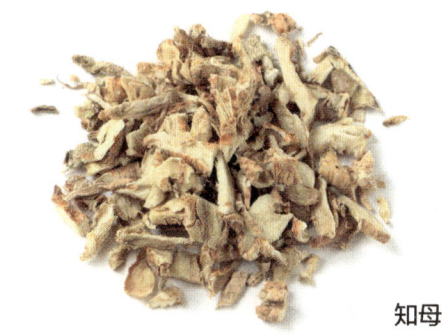

知母

原文

藁本（臣，恶芦茹，畏青葙子）

藁本，味苦辛，性微温，无毒。升也，阴中之阳也。其用有二：大寒气客于巨阳之经；苦头疼流于颠顶之上，非此味不除。

释义

藁本，味苦辛，性微温，无毒。有升浮之性，属阴中之阳。其功效有二种：能够清除太阳经的寒邪；头顶剧烈头疼的痛苦，非藁本不能根除。

藁本作为臣药，恶芦茹，畏青葙子。

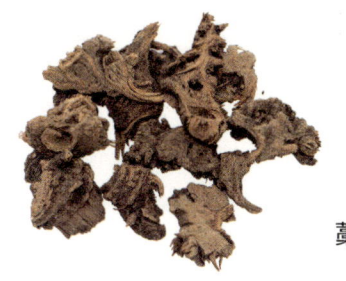

藁本

原文

生地黄

生地黄，味甘苦，性寒，无毒。沉也，阴也。其用有四：凉心火之血热；泻脾土之湿热；止鼻中之衄热；除五心之烦热。

释义

生地黄，味甘苦，性寒，无毒。有沉降之性，属阴。其功效有四种：凉血，平息心火；清除脾胃的湿热；治疗鼻衄及各种出血症状；消除五心烦热。

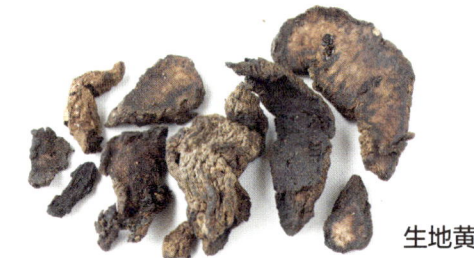

生地黄

原文

熟地黄（君，恶贝母，畏芜荑，忌铁器，犯之令人肾消，亦忌食莱菔，令人发白）

熟地黄，味甘苦，性温，无毒。沉也，阴也。其用有四：活血气，封填骨髓；滋肾水，补益真阴；伤寒后腰骨最痛；新产后脐腹难禁。

释义

熟地黄，味甘苦，性温，无毒。有沉降之性，属阴。其功效有四种：活血化瘀，促进骨骼的生长；滋养肾脏，补益真阴；治伤寒后腰骨疼；治分娩后脐腹疼痛、腹胀、腹泻等。

熟地黄作为君药，恶贝母，畏芜荑，忌铁器，过量食用会令人肾虚、消瘦，同时忌与莱菔子同用，否则使人头发变白。

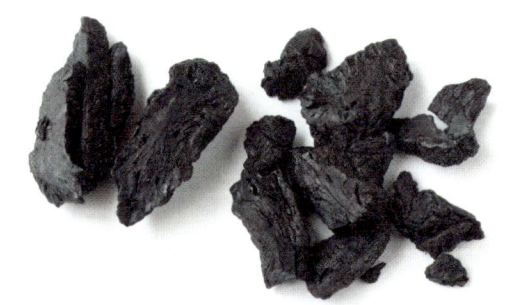

熟地黄

原文

五味子（君，苁蓉为之使，恶葳蕤，胜乌头）

五味子，味酸，性温，无毒。降也，阴也。其用有四：滋肾经不足之水；收肺气耗散之金；除烦热，生津止渴；补虚劳，益气强阴。

释义

五味子，味酸，性温，无毒。有沉降之性，属阴。其功效有四种：滋补肾经不足的水液；收敛肺气中耗散的阴液；清除烦热的热邪，生津止渴；补充虚弱劳损的身体，增强人体机能。五味子为君药，苁蓉为其使药，恶葳蕤，胜乌头。

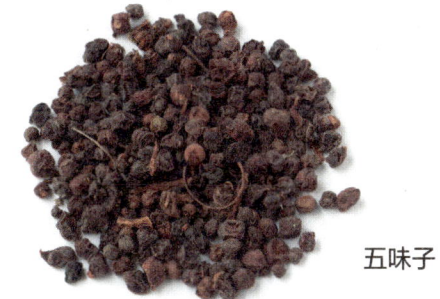

五味子

原文

川乌

川乌，味辛，性热，有毒。浮也，阳中之阳也。其用有二：散诸风之寒邪；破诸积之冷痛。

释义

川乌，味辛，性热，有毒。有升浮之性，属阳中之阳。其功效有二种：发散各种风寒邪气；破除各种因寒冷引起的积滞和冷痛。

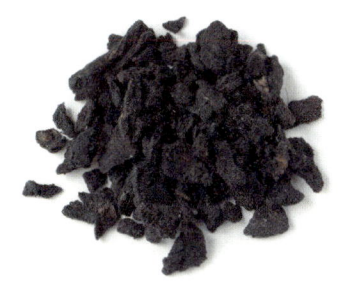

川乌

原文

白芍药（臣，恶石斛，畏硝石、大小蓟，反藜芦）

白芍药，味酸平，性寒，有小毒。可升可降，阴也。其用有四：扶阳气、大除腹痛；收阴气、陡健脾经；堕其胎能逐其血；损其肝能缓其中。

释义

白芍药，味酸平，性寒，有小毒。既能升阳，也能降火，属阴。其功效有四种：可以扶助人体的阳气，缓解腹部疼痛；收敛体内阴气，增强脾胃功能；堕胎时，有助于排出体内瘀血；缓解因为肝损伤导致的疼痛。

白芍药作为臣药，恶石斛，畏硝石、大小蓟，反藜芦。

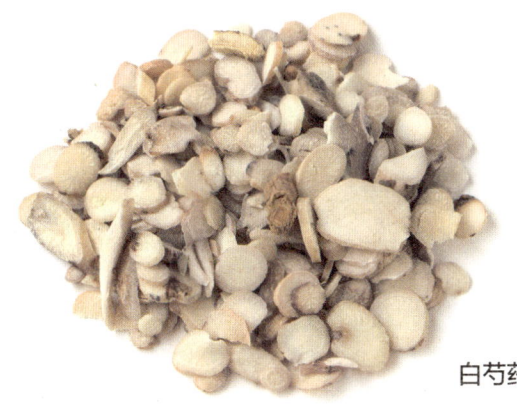

白芍药

原文

白茯苓（臣，恶白蔹、密蒙、地榆、雄黄、秦艽、龟甲，忌醋酸之物。中有筋最损目，宜去之）

白茯苓，味甘淡，性温，无毒。降也，阳中之阴也。其用有六：利窍而除湿；益气而和中；小便多而能止；大便结而能通；心惊悸而能保；津液少而能生；白者入壬癸，赤者入丙丁。

释义

白茯苓，味甘淡，性温，无毒。有沉降之性，属阳中之阴。其功效有六种：利窍，促进体内湿气排出；益气和中；改善尿频、尿急等排尿不适症状；促进大便排出，改善便秘；缓解心悸，养心安神；促进津液再生；白茯苓入壬癸，即膀胱、肾脏，赤茯苓入丙丁，即心脾、小肠。

白茯苓为臣药，恶白蔹、密蒙、地榆、雄黄、秦艽、龟甲，忌醋酸。药材中间的筋伤眼睛，使用时应该去掉。

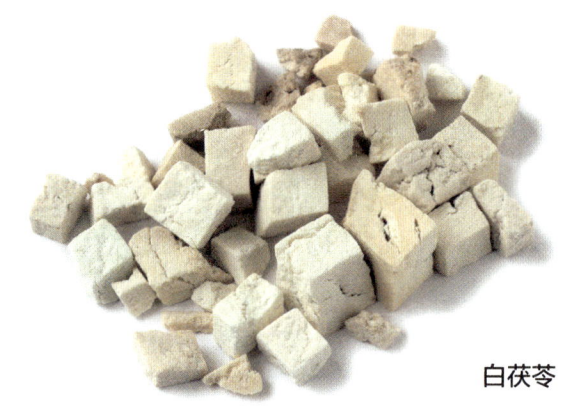

白茯苓

原文

泽泻（君）

泽泻，味甘咸，性寒，无毒。降也，阳中之阴也。其用有四：去胞垢而生新水；退阴汗而止虚烦；主小便淋涩为仙药；疗水病湿肿为灵丹。

释义

泽泻，味甘咸，性寒，无毒。有沉降之性，属阳中之阴。其功效有四种：清除体内胞垢，促进阴液的产生；消除夜间盗汗或自汗，缓解虚烦；治疗小便淋漓涩痛有特效；在治疗水肿、湿重方面有显著的疗效。

泽泻为君药。

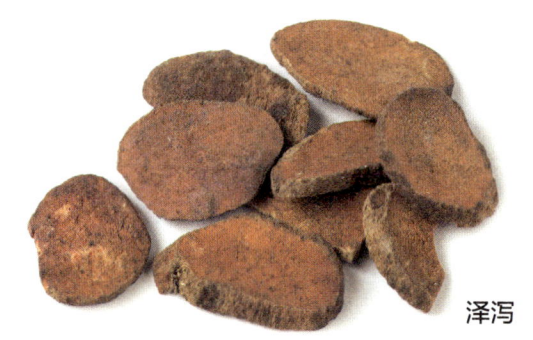

泽泻

原文

薄荷叶（使）

薄荷叶，味辛，性凉，无毒，升也，阳也。其用有二：清利六阳之会首；祛除诸热之风邪。

释义

薄荷叶，味辛，性凉，无毒，有升浮之性，属阳。其功效有二种：通利六阳，疏风散热、清头目、利咽喉；祛除热邪和风邪，治疗多种热性病症。

薄荷叶为使药。

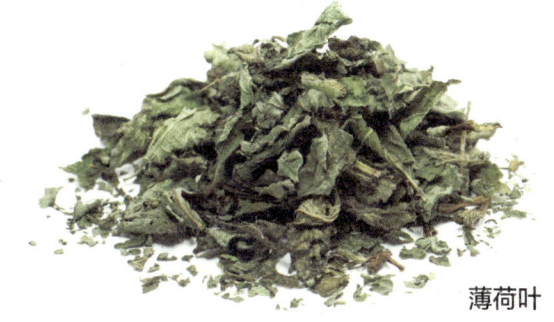

薄荷叶

原文

麻黄（臣，恶辛夷、石韦，凡用先煮三沸，去黄沫，否则令人烦闷）

麻黄，味苦甘，性温，无毒。升也，阴中之阳也。其用有二：其形中空，散寒邪而发表；其节中闭，止盗汗而固虚。

释义

麻黄，味苦甘，性温，无毒。有升浮之性，属阴中之阳。其功效有二种：其外形中空，可以宣散人体内的寒邪至体表散出；其外形有节，能固表止汗，阻止身体内外的虚汗。

麻黄为臣药，恶辛夷、石韦，每次用都要煮沸三次，以去除其中的黄沫，否则直接药用会令患者烦闷。

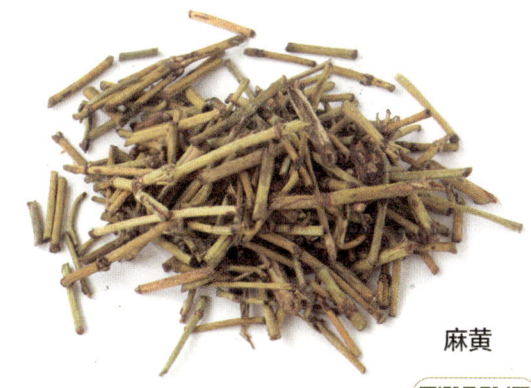

麻黄

原文

厚朴（臣，恶泽泻、寒水石、硝石，入药去粗皮、生姜汁炒用）

厚朴，味苦辛，性温，无毒。可升可降，阳中之阳也。其用有二；苦能下气，去实满而消腹胀；温能益气，除湿满散结调中。

释义

厚朴，味苦辛，性温，无毒。既能升阳，也能降火，属阳中之阳。其功效有二种：苦味能够使气下行，从而消除腹胀；温性能够补益气血，消除湿满，散结调中，促进消化。

厚朴为臣药，恶泽泻、寒水石、硝石，入药须去粗皮，用生姜汁炒制后再用。

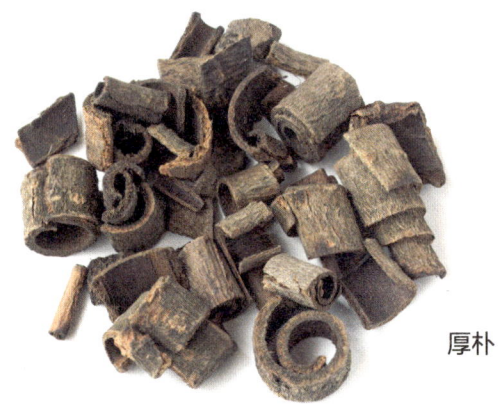

厚朴

原文

杏仁（恶黄芩、黄芪、葛根，凡用去皮尖、麸炒）

杏仁，味苦甘，性温，有毒。可升可降，阴中之阳也。其用有二：利胸中逆气而喘促；润大肠气闭而难通。

释义

杏仁，味苦甘，性温，有毒。既能升阳，也能降火，属阴中之阳。其功效有二种：平息胸中的逆气，缓解气短、呼吸困难；滋润大肠，缓解便秘和肠气不通。

杏仁恶黄芩、黄芪、葛根，每次用都要去皮尖、麸炒炮制。

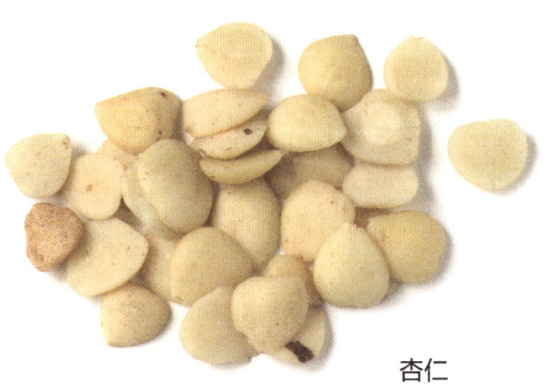

杏仁

原文

巴豆（使，恶甘草，畏大黄、黄连，用之去皮心）

巴豆，味辛，性热，有大毒。浮也，阳中之阳也。其用有二：削坚积，荡脏腑之沉寒；通闭塞，利水谷之道路。斩关夺门之将，不可轻用。

释义

巴豆，味辛，性热，有大毒。有升浮之性，属阳中之阳。其功效有二种：软化并消除体内的硬结和积食，清除脏腑内的寒气；通畅人体闭塞的经络，促进水谷运化。但它药性峻烈，如猛将斩断关隘，不要轻易使用。

巴豆为使药，恶甘草，畏大黄、黄连，用时去皮心。

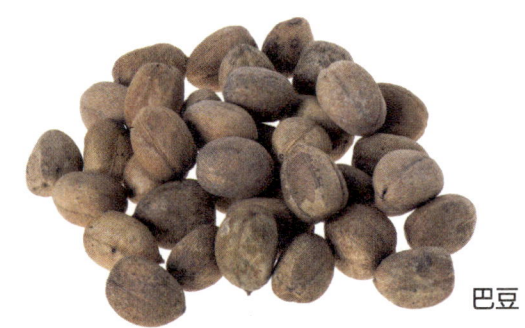

巴豆

原文

黑附子（地胆为之使，恶蜈蚣，畏防风、黑豆、甘草、黄芪、人参、乌韭）

黑附子，味辛，性热，有大毒。浮也，阳中之阳也。其性浮而不沉，其用走而不息。除六腑之沉寒，定三阳之厥逆。

释义

黑附子，味辛，性热，有大毒。有升浮之性属阳中之阳。其药性浮而不沉，走而不停。可清除六腑的寒证，调节人体的阳气运行，治疗阳气厥逆效果很好。

黑附子，地胆为它的使药，恶蜈蚣，畏防风黑豆、甘草、黄芪、人参、乌韭。

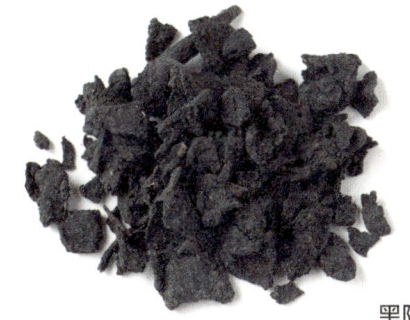

黑附子

原文

苍术

苍术，气味主治与白术同。补中除湿，力不及白；宽中发汗，功过于白。

释义

苍术，气味、主治与白术相同。可以补中除湿，但药效不及白术；可以宽中发汗，药效比白术更强。

原文

秦艽（菖蒲为之使）

秦艽，味苦辛平，性微温，无毒。可升可降，阴中之阳也。其用有二：除四肢风湿若神；疗遍体骨疽如金。

释义

秦艽，味苦辛平，性微温，无毒。既能升阳，也能降火，属阴中之阳。其功效有二种：清除四肢的湿气和风湿，药效如神；治疗各种骨疽，药力如黄金一样珍贵有效。

菖蒲为秦艽的使药。

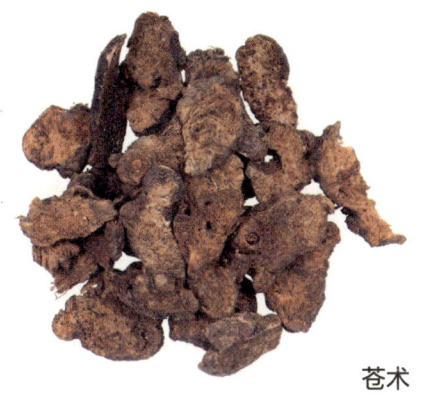

苍术

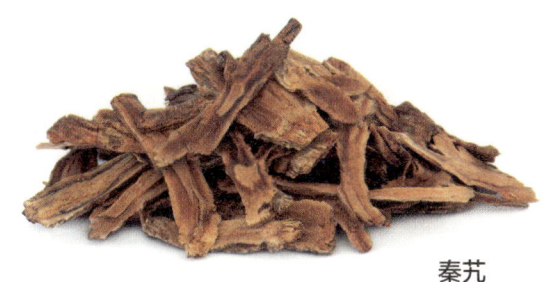

秦艽

原文

白僵蚕

白僵蚕，味咸辛平，性微温，无毒。升也，阴中之阳也。其用有二：去皮肤风动如虫行；主面部黔生如漆点。

释义

白僵蚕，味咸、辛、平，性微温，无毒。有升浮之性，属阴中之阳。其功效有二种：去除皮肤上的风邪，让它如同虫爬一般散去；主治脸部像漆一样颜色的斑点。

原文

白豆蔻

白豆蔻，味辛，性温，无毒。升也，阳也。其用有四：破肺中滞气；退口中臭气；散胸中冷气；补上焦元气。

释义

白豆蔻，味辛，性温，无毒。有升浮之性，属阳。其功效有四种：消除肺部的滞气；退去口中的臭气；散去胸中的冷气；补充上焦的元气。

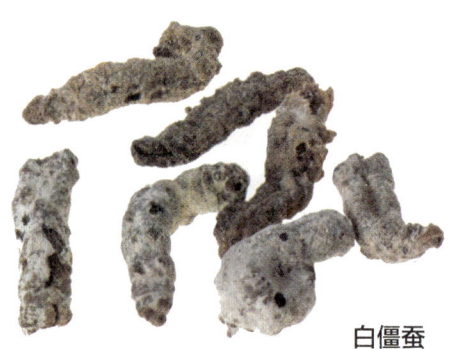

白僵蚕

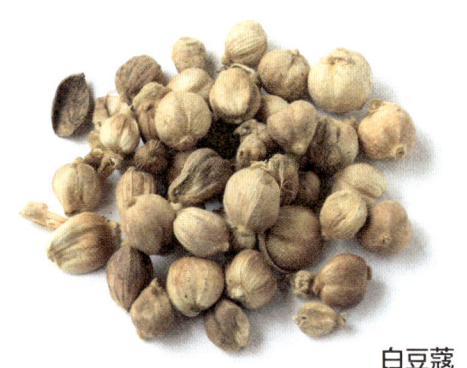

白豆蔻

原文

地榆

地榆，味苦甘酸，性微寒，无毒。沉也，阴也。其用有二：主下部积热之血痢；止下焦不禁之月经。

释义

地榆，味苦、甘、酸，性微寒，无毒。有沉降之性，属阴。其功效有二种：主治下部积热的血痢；止住下焦不固的月经。

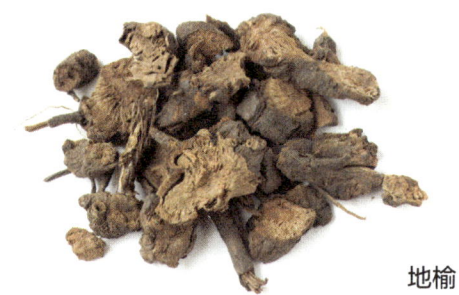

地榆

原文

连翘（使）

连翘，味苦平，性微寒，无毒。升也，阴也。其用有二：泻诸经之客热；散诸肿之疮疡。

释义

连翘，味苦平，性微寒，无毒。有升浮之性，属阴。其功效有二种：清除各经的邪热；消散各种疮疡肿痛。

连翘为使药。

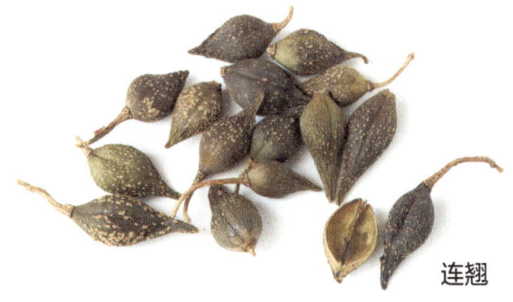

连翘

原文

阿胶（君，畏大黄）

阿胶，味甘平，性微温，无毒。降也，阳也。其用有四：保肺益金之气；止嗽蠲咳之脓；补虚而安妊胎；治痿而强骨力。

释义

阿胶，味甘平，性微温，无毒。有沉降之性，属阳。其功效有四种：保养肺脏，有益于呼吸；止咳嗽，去除痰液；补益身体，安胎；治疗痿症，强筋骨。

阿胶为君药，畏大黄。

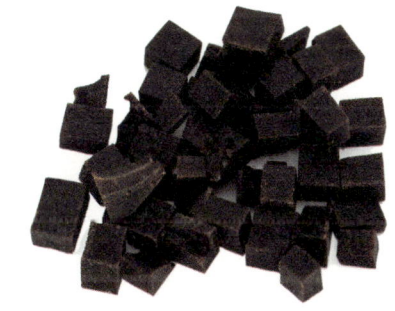

阿胶

原文

桃仁

桃仁，味苦甘平，性寒，无毒。降也，阴也。其用有二：润大肠血闭之便难；破大肠久蓄之血结。

释义

桃仁，味苦甘平，性寒，无毒。有沉降之性，属阴。其功效有二种：润滑大肠，治因血瘀引起的便秘；破除大肠内长时间形成的血结。

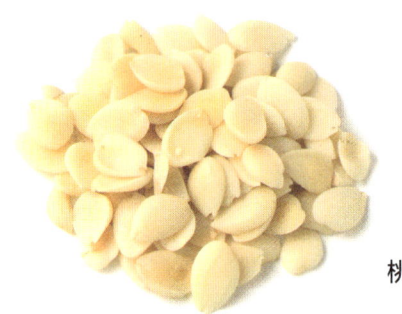

桃仁

原文

生姜（使，恶黄芩、黄连、鼠粪，去皮则热，留皮则冷，制半夏毒）

生姜，味辛，性温，无毒。升也，阳也。其用有四：制半夏有解毒之功；佐大枣有厚肠之益；温经散表邪之风；益气止翻胃之哕。

释义

生姜，味辛，性温，无毒。有升浮之性，属阳。其功效有四种：配伍半夏可以解半夏之毒性；配伍大枣补益肠胃；温经散寒，治疗表邪引起的风寒；补气和胃，治疗胃气不和引起的呃逆、呕吐等。

生姜为使药，恶黄芩、黄连、鼠粪，去皮性热，留皮性冷，能解半夏之毒。

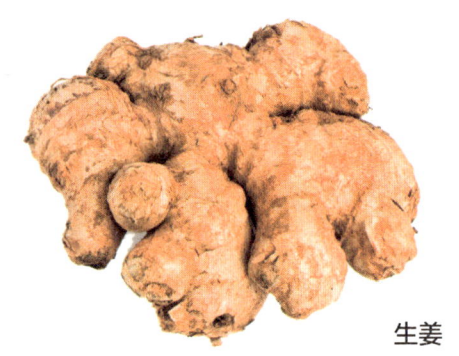

生姜

原文

石膏

石膏，味辛甘，性大寒，无毒。沉也，阴也。其用有二：制火邪，清肺气，仲景有白虎之名；除胃热，夺甘食，易老有大寒之剂。

释义

石膏，味辛甘，性大寒，无毒。有沉降之性，属阴。其功效有二种：清热泻火，清除肺气中的邪气，张仲景因此称它为"白虎"；除胃热，抑制消化甘食（如甜食、肉类等），张元素因此用它制成了大寒之剂来治胃热。

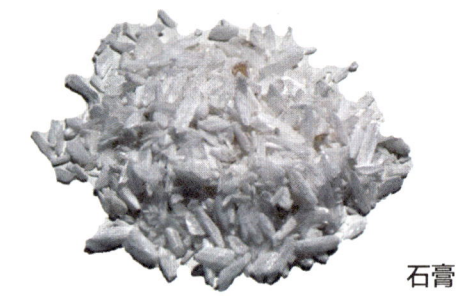

石膏

原文

桂（君，忌生葱，凡用刮去外皮）

桂，味辛，性热，有毒。浮也，阳中之阳也。气之薄者，桂枝也；气之厚者，肉桂也。气薄则发泄，桂枝上行而发表；气厚则发热，肉桂下行而补肾。此天地亲上亲下之道也。

释义

桂，味辛，性热，有毒。有升浮之性，属阳中之阳。气虚弱、不足的，用桂枝，气充足、过多的，用肉桂。气不足就容易受寒邪侵袭而感冒，用桂枝可以发散体寒气，缓解感冒；气充足就容易疲劳，用肉桂温阳补肾，缓解肾虚。桂枝和肉桂的功用，体现了中药的升降沉浮之性。

桂为君药，忌生葱，每次用都先刮去外皮。

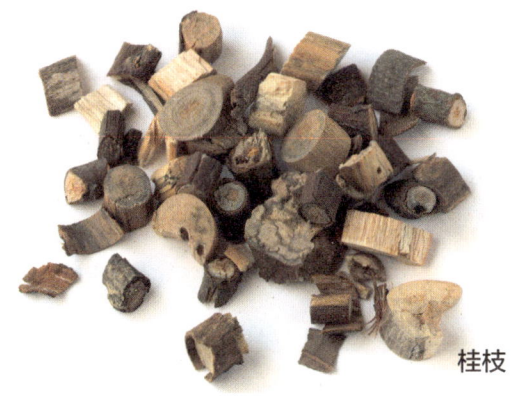

桂枝

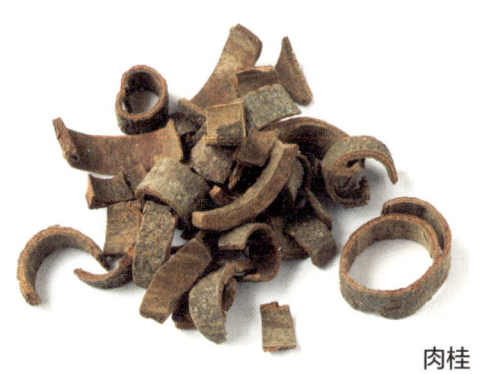

肉桂

原文

细辛（臣，恶狼毒、山茱萸、黄芪，畏硝石、滑石，反藜芦）

细辛，味辛，性温，无毒。升也，阳也。其用有二：止少阴合病之首痛；散三阳数变之风邪。

释义

细辛，味辛，性温，无毒。有升浮之性，属阳。其功效有二种：缓解少阴病所引发的头痛；消除三阳病引发的风邪。

细辛为臣药，恶狼毒、山茱萸、黄芪，畏硝石、滑石，反藜芦。

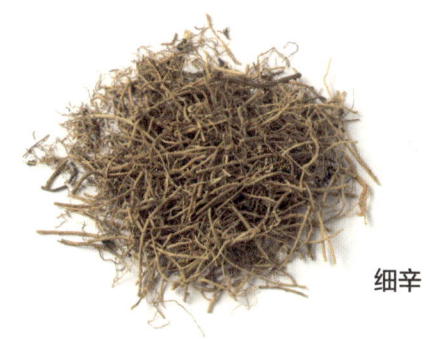

细辛

原文

栀子

栀子，味苦，性大寒，无毒。沉也，阴也。其用有二：疗心中懊恼颠倒而不得眠；治脐下血滞小便而不得利。易老有云：轻飘而象肺，色赤而象火，又能泻肺中之火。

释义

栀子，味苦，性大寒，无毒。有沉降之性，属阴。其功效有二种：治疗心烦意乱、情绪不定、失眠；治疗脐下部位的血瘀阻滞、小便不利。张元素说：栀子性质轻飘，与肺的特性相似，颜色是红色，与火的属性相似，因此能清泻肺中之火，可治肺热所致的咳嗽、胸痛、口干等。

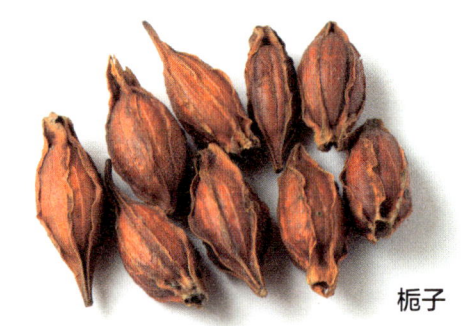

栀子

原文

葛根（臣，制野葛、巴豆、白药）

葛根，味甘平，性寒，无毒。可升可降，阳中之阴也。其用有四：发伤寒之表邪；止胃虚之消渴；解中酒之奇毒；治往来之温疟。

释义

葛根，味甘平，性寒，无毒。既能升阳，也能降火，属阳中之阴。其功效有四种：发散伤寒的表邪；缓解胃虚引起的口渴；解酒毒；治疗疟疾引起的往来寒热。

葛根为臣药，可制野葛、巴豆、白药之峻烈。

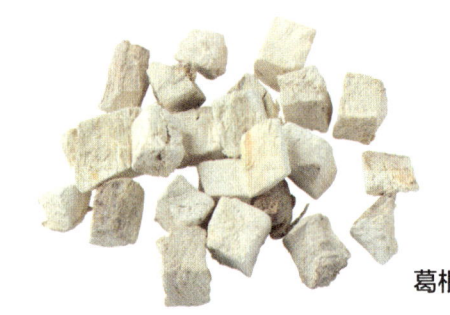

葛根

原文

栝蒌根（枸杞为之使，恶干姜，畏牛膝，反乌头）

栝蒌根，味苦，性寒，无毒。沉也，阴也。其用有二：止渴退烦热；补虚通月经。

释义

栝蒌根,味苦,性寒,无毒。有沉降之性,属阴。其功效有二种:止渴,退体内热邪引起烦躁不安;补虚,调节月经。

枸杞为栝蒌根的使药,栝蒌根恶干姜,畏牛膝,反乌头。

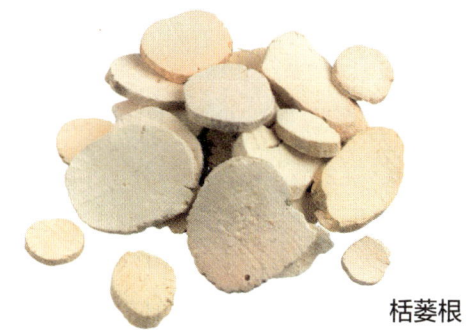

栝蒌根

原文

猪苓

猪苓,味淡甘平,性温,无毒。降也,阳中之阴也。其用有二:除湿肿体用兼备;利小水气味俱长。

释义

猪苓,味淡甘平,性温,无毒。有沉降之性,属阳中之阴。其功效有二种:除湿肿,药性和功效兼备;利尿通淋,并且气味俱佳。

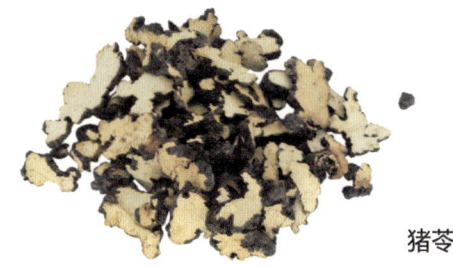

猪苓

原文

干姜(臣,恶黄芩、黄连)

干姜,生则味辛,炮则味苦。可升可降,阳也。其用有二:生则逐寒邪而发表;炮则除胃冷而温中。

释义

干姜,生用味辛,炮制后味苦。既能升阳,也能降火,属阳。其功效有二种:生用驱散体内的寒邪、散寒发表;炮制用可消除胃中的虚寒,温中散寒。

干姜为臣药,恶黄芩、黄连。

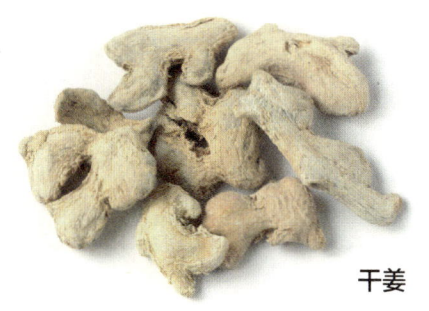

干姜

原文

草龙胆（贯众为之使，恶防葵、地黄）

草龙胆，味苦，性寒，无毒。沉也，阴也。其用有二：退肝经之邪热；除下焦之湿肿。

释义

草龙胆，味苦，性寒，无毒。有沉降之性，属阴。其功效有二种：清泻肝胆实热；消除下焦部位的湿肿。

草龙胆恶防葵、地黄，贯众为它的使药。

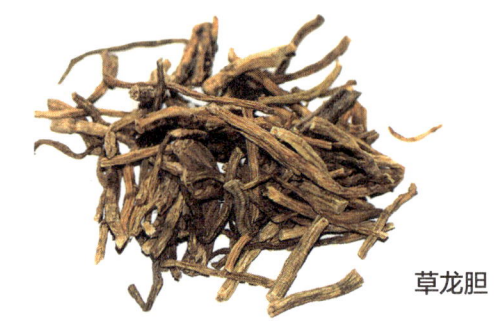

草龙胆

原文

苏木

苏木，味甘咸平，性寒，无毒。可升可降，阴也。其用有二：破疮疡死血，非此无功；除产后败血，用之立验。

释义

苏木，味甘咸平，性寒，无毒。既能升阳，也能降火，属阴。其功效有二种：破除疮疡和瘀滞的死血，非苏木不可；消除产后败血，使用苏木则立刻见效。

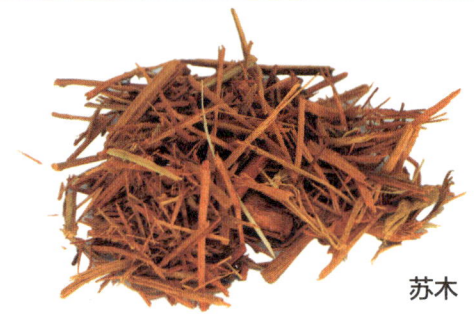

苏木

原文

杜仲（恶蛇蜕、玄参，凡用炒去丝）

杜仲，味辛甘平，性温，无毒。降也，阳也。其用有二：强志壮筋骨；滋肾止腰痛。酥炙去其丝，功能如神应。

释义

杜仲，味辛甘平，性温，无毒。有沉降之性，属阳。其功效有二种：强壮筋骨；滋补肾阴、缓解腰痛。将杜仲酥炙处理时去除其丝，药效更好。

杜仲恶蛇蜕、玄参，每次用都炒制，去除其丝状物。

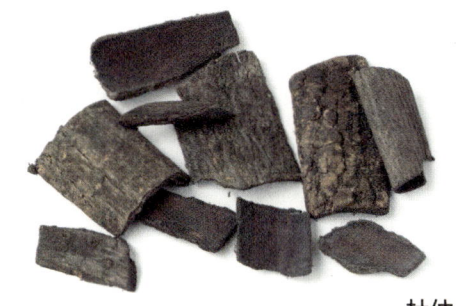

杜仲

原文

天门冬（君，畏曾青，凡用去皮心，忌食鲤鱼）

天门冬，味苦平，性大寒，无毒。降也，阴也。其用有二：保肺气不被热扰；定喘促陡然康宁。

释义

天门冬，味苦平，性大寒，无毒。有沉降之性，属阴。其功效有二种：保护肺气，避免被热邪侵扰；平喘促，使人的呼吸变得平稳、顺畅。

天门冬为君药，畏曾青，每次用都去皮心，使用期间忌吃鲤鱼。

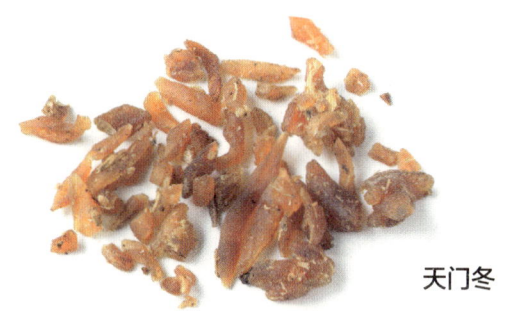

天门冬

原文

麦门冬（君，恶款冬花、苦瓠，畏苦参，凡用抽去心，不令人烦）

麦门冬，味甘平，性寒，无毒。降也，阳中之阴也。其用有四：退肺中隐伏之火；生肺中不足之金；止烦躁，阴得其养；补虚劳，热不能侵。

释义

麦门冬，味甘平，性寒，无毒。有沉降之性，属阳中之阴。其功效有四种：清除肺中隐藏的火邪；补益肺中不足之金，补益肺肾；消除烦躁情绪，滋养阴液；补虚劳，防止热邪侵袭。

麦门冬为君药，恶款冬花、苦瓠，畏苦参，每次用抽去心，避免使患者心中烦乱。

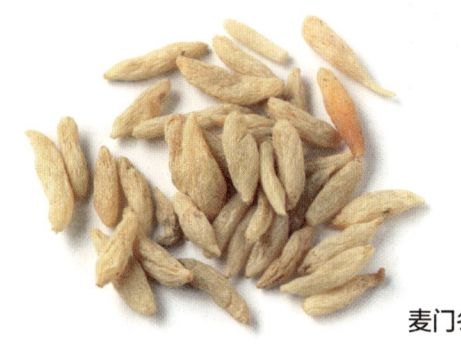

麦门冬

原文

木通

木通,味甘平,性寒,无毒。降也,阳中之阴也。其用有二:泻小肠火积而不散;利小便热闭而不通。泻小肠火,无他药可比;利小便闭,与琥珀同功。

释义

木通,味甘平,性寒,无毒。有沉降之性,属阳中之阴。其功效有二种:清除小肠火邪,但不会散失小肠内的正常营养物质;治疗小便热闭不通。在清除小肠火邪方面,没有其他药物可以与之相比;在通利小便方面,功效与琥珀相同。

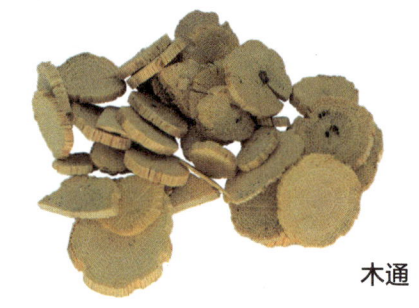

木通

原文

地骨皮(去骨,用根皮)

地骨皮,味苦平,性寒,无毒。升也,阴也。其用有二:疗在表无定之风邪;主传尸有汗之骨蒸。

释义

地骨皮,味苦平,性寒,无毒。有升浮之性,属阴。其功效有二种:治疗在表不定位置的风邪;主治慢性传染病有汗的骨蒸。

地骨皮是枸杞的根皮,用时去其骨、用根皮。

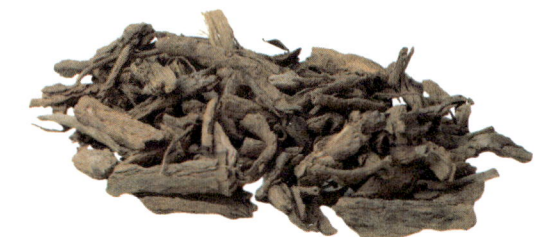

地骨皮

原文

桑白皮

桑白皮,味甘,性寒,无毒。可升可降,阳中之阴也。其用有二:益元气不足而补虚劳;泻肺气有余而止咳嗽。

释义

桑白皮,味甘,性寒,无毒。既能升阳,也能降火,属阳中之阴。其功效有二种:补充体内元气不足,缓解虚劳;平泄肺气,缓解咳嗽。

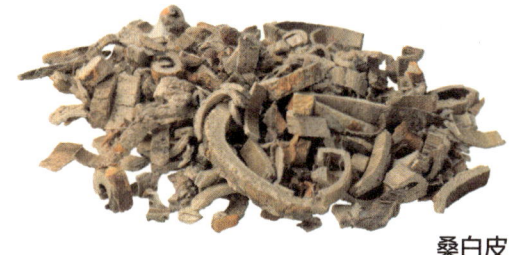

桑白皮

原文

甘菊花(野菊花,味苦者,名苦薏,大伤胃,不宜用。又白菊花,亦入药)

甘菊花,味苦甘平,性微寒,无毒。可升可降,阴中之阳也。其用有二:散八风上注之头眩;止两目欲脱之泪出。

释义

甘菊花,味苦甘平,性微寒,无毒。既能升阳,也能降火,属阴中之阳。其功效有二种:治疗由于八风邪气上注而引起的头晕目眩;止住两眼欲脱而流出的眼泪(眼部炎症)。

味苦的野菊花名苦薏,很伤胃,不宜用。还有一种白菊花,也可入药。

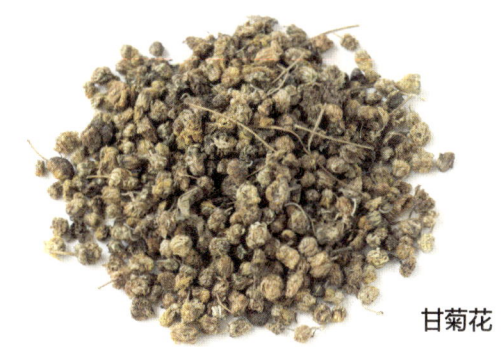

甘菊花

原文

红花

红花,味辛,性温,无毒。阳也,其用有四:逐腹中恶血,而补血虚之血;除产后败血,而止血晕之晕。

释义

红花,味辛,性温,无毒。属阳。其功效有四种:活血化瘀,促进腹部瘀血的消散;补充血虚引起的血虚;清除产后瘀血,缓解产后出血引起的眩晕。

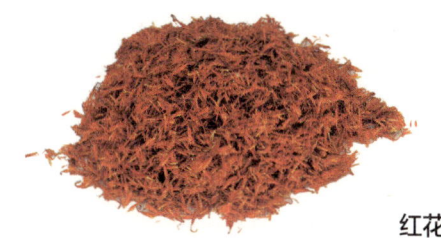

红花

原文

赤石脂

赤石脂，味甘酸，性温，无毒。降也，阳中之阴也。其用有二：固肠胃有收敛之能；下胎衣无推荡之峻。

释义

赤石脂，味甘酸，性温，无毒。有沉降之性，属阳中之阴。其功效有二种：巩固肠胃功能，收敛固涩；分娩时，促进胎儿的娩出和胎衣的排出，但又不会太猛烈。

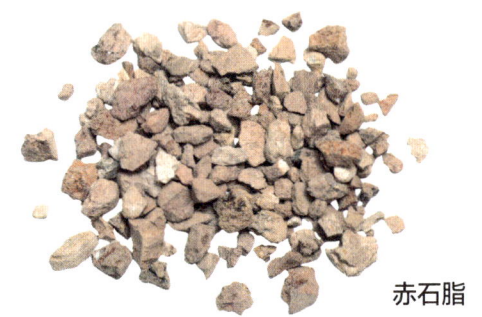

赤石脂

原文

通草（臣）

通草，味甘平，性微寒，无毒。降也，阳中之阴也。其用有二：阴窍涩而不利；水肿闭而不行。涩闭两俱立验，因有通草之名。

释义

通草，味甘平，性微寒，无毒。有沉降之性，属阳中之阴。其功效有二种：治疗阴道分泌液涩而不利；治疗水肿病引起的水液代谢不利、闭塞不通。对于涩和闭两种症状都有显著的治疗效果，因此被命名为"通草"。

通草为臣药。

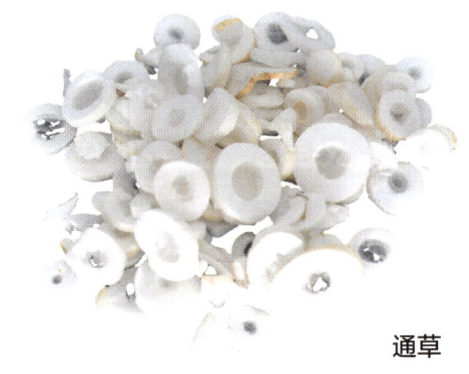

通草

原文

乌梅

乌梅，味酸平，性温，无毒，可升可降，阴也。其用有二：收肺气除烦止渴；主泄痢调胃和中。

释义

乌梅，味酸平，性温，无毒，既能升阳，也能降火，属阴。其功效有二种：收敛肺气，除烦，止渴；主治腹泻和痢疾，调节脾胃功能。

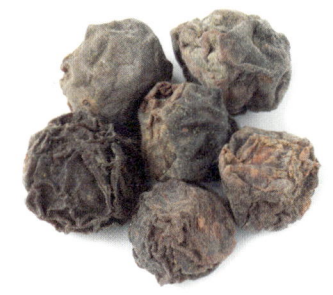

乌梅

原文

川椒

川椒，味辛，性大热，有毒。浮也，阳中之阳也。其用有二：用之于上，退两目之翳膜；用之于下，除六腑之沉寒。

释义

川椒，味辛，性大热，有毒。有升浮之性，属阳中之阳。其功效有二种：治疗上部的疾病，可以消除双眼的翳膜；治疗下部的疾病，可以除去六腑的沉寒。

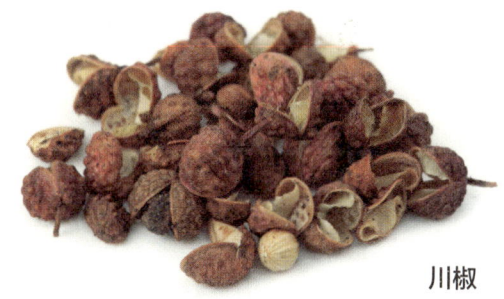

川椒

原文

葳蕤

葳蕤，味甘平，性温，无毒。降也，阳中之阴也。其用有四：风淫四肢不用；泪出两目皆烂；男子湿注腰痛；女子面黑䵟点，皆能疗治。

释义

葳蕤，味甘平，性温，无毒。有沉降之性，属阳中之阴。其功效有四种：风邪侵入四肢，导致四肢痹痛、麻木、无力等无法正常使用；眼泪流出、双眼腐烂；男子腰部因湿气停留而作痛；女子肤色黝黑且有䵟症斑点等，都能治疗。

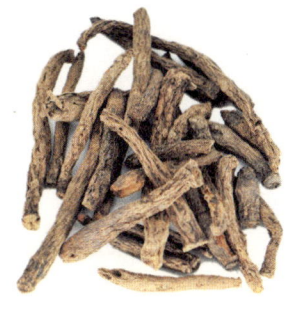

葳蕤

原文

秦皮（大戟为之使，恶吴茱萸）

秦皮，味苦，性寒，无毒。沉也，阴也。其用有四：风寒邪合湿成痹；青白色幻翳遮睛；女子崩中带下；小儿风热惊痫。

释义

秦皮，味苦，性寒，无毒。有沉降之性，属阴。其功效有四种：治疗由风邪、寒邪、湿邪形成的痹症；治疗青白色的幻翳遮蔽眼睛；治疗女子崩中及带下病；治疗小儿风热惊痫。

大戟为秦皮的使药，恶吴茱萸。

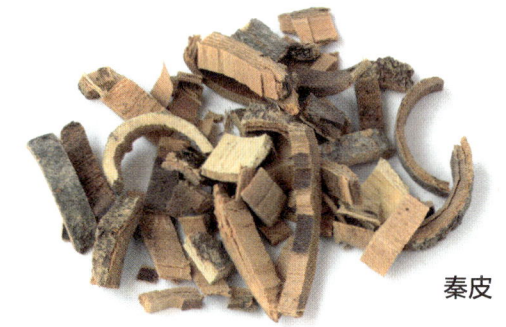

秦皮

原文

白头翁

白头翁，味苦，性温，无毒。可升可降，阴中之阳也。其用有四：消男子阴疝偏肿；治小儿头秃膻腥；鼻衄非此不效；痢疾全赖收功。

释义

白头翁，味苦，性温，无毒。既可以升阳，也可以降火，属阴中之阳。其功效有四种：消退男性阴囊部位出现偏肿；治小儿头部秃发、有膻腥味；鼻衄非此药不可；痢疾全靠它来止痢。

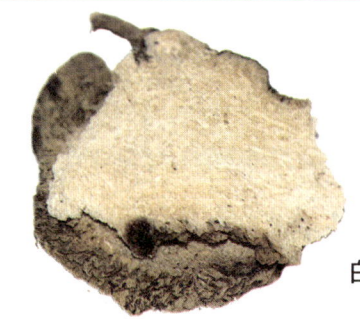

白头翁

原文

牡蛎

牡蛎，味咸平，性寒，无毒。可升可降，阴也。其用有四：男子梦寐遗精；女子赤白崩中；荣卫往来虚热；便滑大小肠同。

释义

牡蛎，味咸平，性寒，无毒。既可以升阳，也可以降火，属阴。其功效有四种：治疗男子梦遗；治疗女子赤白崩中；治疗因为荣卫虚弱引起的虚热；改善肠道环境，缓解大小肠滑泄。

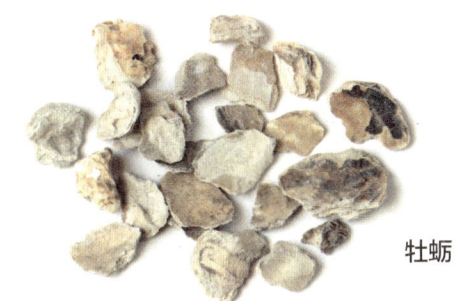

牡蛎

原文

干漆（臣，畏鸡子，又忌油脂，见蟹黄则化水，凡入药捣碎炒用）

干漆，味辛平，性温，有毒。降也，阳中之阴也。其用有二：削年深坚结之沉积；破日久秘结之瘀血。

释义

干漆，味辛平，性温，有毒。有沉降之性，属阳中之阴。其功效有二种：消除年深日久形成的坚结，软化和消散硬结；破除长期淤积的血液瘀滞，促进血液循环。

干漆为臣药，畏鸡子，忌油脂，见蟹黄就化为水，每次入药捣碎炒用。

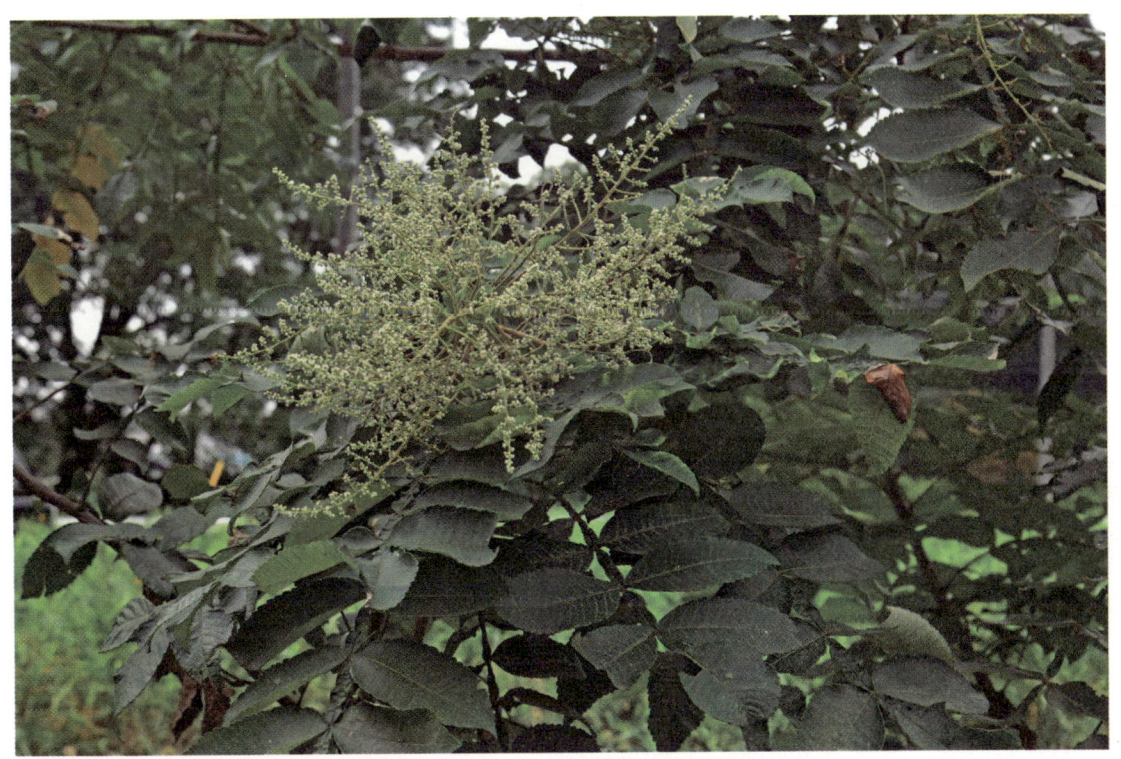

干漆为割开漆树流出的树脂干涸后凝成的团块，经煅制后方可入药。

原文

南星

南星，味辛苦，性温，有毒。可升可降，阴中之阳也。其用有二：坠中风不省之痰毒；主破伤如尸之身强。

释义

南星，味辛苦，性温，有毒。既可以升阳，也可以降火，属阴中之阳。其功效有二种：治疗因中风而昏迷不醒、痰涎壅盛等症，有助于清醒化痰；治疗破伤风角弓反张、身体强直等症，能够祛风解痉、舒缓肌肉。

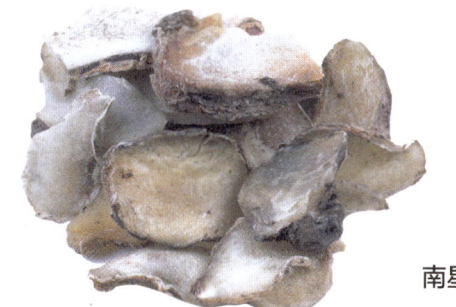

南星

原文

商陆（使，忌犬肉）

商陆，味酸辛平，性寒，有毒。降也，阳中之阴也。其味酸辛，其形类人。其用疗水，其效如神。

释义

商陆，味酸辛平，性寒，有毒。有沉降之性，属阳中之阴。其味道酸辛，其外形像人。功用在于治疗水肿，药效如神。

商陆为使药，忌狗肉。

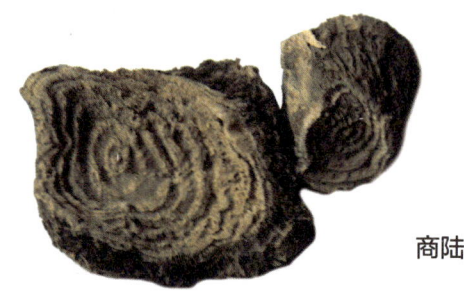

商陆

原文

葶苈

葶苈，味苦，性寒，无毒。沉也，阴中之阴也。其用有四：除周身之浮肿；逐膀胱之留热；定肺气之喘促；疗积饮之痰厥。

释义

葶苈,味苦,性寒,无毒。有沉降之性,属阴中之阴。其功效有四种:消除全身的浮肿;清除膀胱内的湿热;平定气喘;治疗痰饮停滞,缓解痰厥症状。

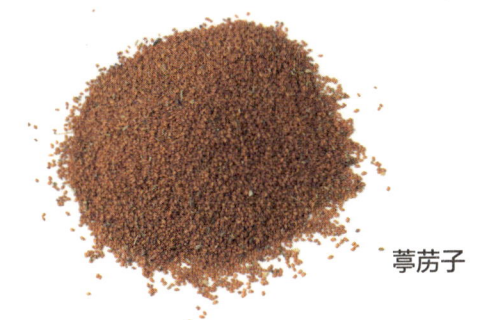

葶苈子

原文

海藻(臣,反甘草)

海藻,味苦咸,性寒,无毒。沉也,阴中之阴也。其用有二:利水道,通闭结之便;泄水气,消遍身之肿。

释义

海藻,味苦咸,性寒,无毒。有沉降之性,属阴中之阴。其功效有二种:通利水道,促进排尿,缓解便秘;泄水气,消除全身水肿。

海藻为臣药,反甘草。

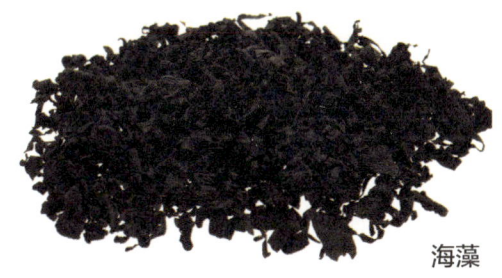

海藻

原文

竹叶(箽竹、淡竹为上,苦竹次之,余不入药)

竹叶,味苦辛平,性寒,无毒。可升可降,阳中之阴也。其用有二:辟除新旧风邪之烦热;能止喘促气胜之上冲。

释义

竹叶,味苦辛平,性寒,无毒。既可以升阳,也可以降火,属阳中之阴。其功效有二种:辟除新旧风邪所引起的烦热;止喘促、气息上逆,缓解胸闷。

竹叶,以箽竹叶、淡竹叶为最好,苦竹叶次之,其余的竹叶不入药。

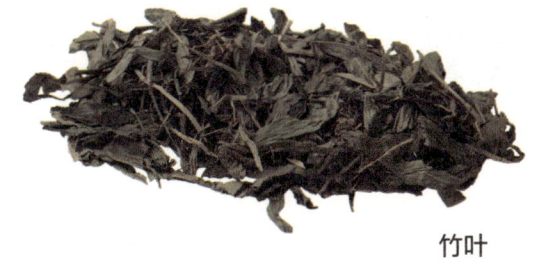

竹叶

原文

葱白（忌与蜜同食）

葱白，味辛，性温，无毒。升也，阳也。其用有二：散伤风阳明头痛之邪；主伤寒阳明下痢之苦。

释义

葱白，味辛，性温，无毒。有升阳之性，属阳。其功效有二种：驱散由伤风引起的阳明头痛的邪气；主治由伤寒引起的阳明下痢的痛苦。

葱白忌与蜜同吃。

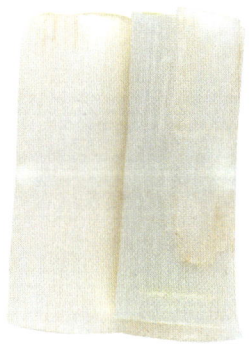

葱白

原文

天麻（其苗名定风草）

天麻，味辛平，性温，无毒。降也，阳也。其用有四：疗大人风热头眩；治小儿风痫惊悸；祛诸风麻痹不仁；主瘫痪语言不遂。

释义

天麻，味辛平，性温，无毒。有沉降之性，属阳。其功效有四种：治疗因风热引起的头痛和眩晕；治疗小儿因风邪引起的惊痫和惊悸；治疗各种因风邪引起的麻痹不仁；治疗中风引起的瘫痪和语言不利。

天麻的苗又称"定风草"。

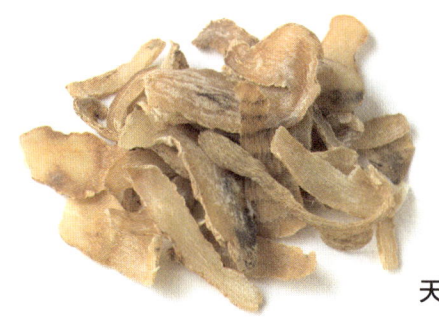

天麻

原文

大枣

大枣，味甘平，性温，无毒。降也，阳也。其用有二：助脉强神；大和脾胃。

释义

大枣，味甘平，性温，无毒。有沉降之性，属阳。其功效有二种：帮助强化脉搏和神智；调和脾胃功能。

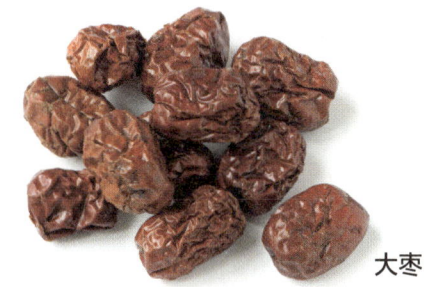
大枣

原文

威灵仙（忌茗）

威灵仙，味苦，性温，无毒。可升可降，阴中之阳也。其用有四：推腹中新旧之滞；消胸中痰涎之痞；散疬痒皮肤之风；利冷疼腰膝之气。

释义

威灵仙，味苦，性温，无毒。既可以升阳，也可以降火，属阴中之阳。其功效有四种：推动腹部，帮助排出体内的新旧瘀滞，改善消化；消除胸膈中的痰涎；缓解皮肤瘙痒、风湿疼痛等风邪侵袭；缓解腰膝疼痛、关节冷痛等。

用威灵仙时，忌饮茶。

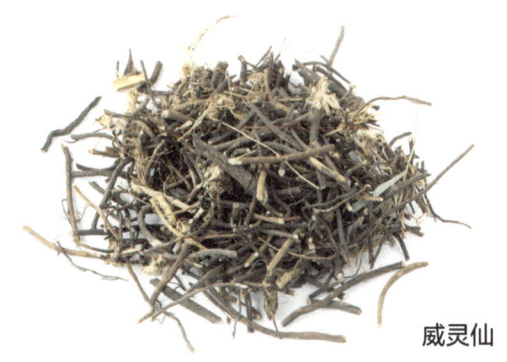
威灵仙

原文

鼠粘子

鼠粘子，味辛平，性微寒，无毒。降也，阳也。其用有四：主风湿瘾疹盈肌；退寒热咽喉不利；散诸种疮疡之毒；利腰膝凝滞之气。

释义

鼠粘子，味辛平，性微寒，无毒。有沉降之性，属阳。其功效有四种：主治风湿瘾疹导致的全身瘙痒；缓解寒热往来所致咽喉不适；消除各种疮疡和脓肿，清热解毒；缓解腰膝部位的疼痛和气血郁结。

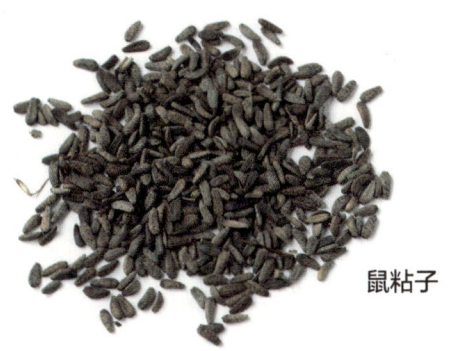
鼠粘子

原文

草豆蔻（面包煨熟用）

草豆蔻，味辛，性温，无毒。浮也，阳也。其用有二：去脾胃积滞之寒邪；止心腹新旧之疼痛。

释义

草豆蔻，味辛，性温，无毒。有升阳之性，属阳。其功效有二种：能去除脾胃因湿邪、饮食不化所致的寒邪积滞；缓解和治疗心腹部新旧疼痛。

草豆蔻，用面粉煨熟，再用于临床。

原文

元胡索

元胡索，味苦辛，性温，无毒。可升可降，阴中之阳也。其用有二：活精血，能疗产后之疾；调月水，亦主胎前之症。

释义

元胡索，味苦辛，性温，无毒。既可升阳，有能降火，属阴中之阳。其功效有二种：活化精血，治疗产后疾病，促进产后恢复；调节月经，也能治疗胎前的一些症状，如胎动不安、妊娠水肿等。

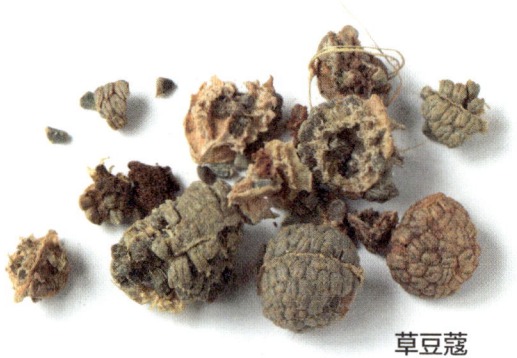
草豆蔻

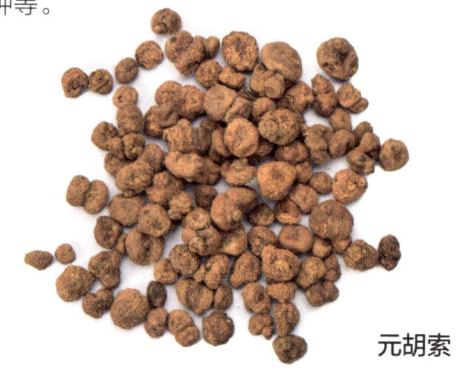
元胡索

原文

以上凡药九十品，品各赋以短章。既明以升降浮沉，复主以君臣佐使，或一味而内外兼攻，名系阴阳表里；或一物而生熟互异，更分暑湿风寒。辞简意周，几无余义。诚发前篇之所未尽也。其可不熟读而详记之乎。

释义

以上共有九十种药物，每一种药物都写有短篇论述。既用升降浮沉说明了药性，又用君臣佐使说明了配伍，有的用一味药而兼治内外症候，有的用同一种药物因生熟的不同而分别治疗不同的病症，有的又分寒证和热证。言辞精简，而含义深远，没有其他多余的表述。真正地补充前篇所不足的内容。这些不能不详细阅读并且记住啊。

2 用药须知

用药法象 ①

原文

天有阴阳，风寒暑湿燥火。三阴三阳上奉之，温凉寒热四气是也。温热者，天之阳也；寒凉者，天之阴也。此乃天之阴阳也。地有阴阳，金木水火土，生长化收藏下应之。辛甘淡酸苦咸五味是也。辛甘淡者，地之阳也；酸苦咸者，地之阴也。此乃地之阴阳也。阴中有阳，阳中有阴。平旦至日中，天之阳，阳中之阳也。日中至黄昏，天之阳，阳中之阴也。合夜至鸡鸣，天之阴，阴中之阴也。鸡鸣至平旦，天之阴，阴中之阳也。故人亦应之，人身之阴阳，外为阳，内为阴；背为阳，腹为阴；脏为阴，腑为阳；心、肝、脾、肺、肾五脏为阴，胆、胃、大肠、小肠、膀胱、三焦六腑为阳。所以知阳中之阴、阴中之阳者，何也？如冬病在阴，夏病在阳，春病在阳，秋病在阴。知其所在，则施针药也。背为阳，阳中之阳，心也；背为阳，阳中之阴，肺也；腹为阴，阴中之阴，肾也；腹为阴，阴中之阳，肝也；腹为阴，阴中之至阴，脾也。此系阴阳表里内外雌雄相输应也。

注解

① **用药法象**：这段话主要讲述了阴阳学说在中医学的应用，帮助人们更好地理解阴阳和人体、疾病的关系。

释义

天有阴阳，分风、寒、暑、湿、燥、火。人体的三阴三阳（太阳、少阳、阳明为三阳，太阴、少阴、厥阴为三阴）与这六气相应，所表现的就是温、凉、寒、热四种气，其中温热为天之阳，寒凉为天之阴。这是天的阴阳。地也有阴阳，即金、木、水、火、土，生长化收藏现象是相互呼应的。辛、甘、淡、酸、苦、咸五味也分阴阳，辛甘淡是地之阳，酸苦咸是地之阴。这说明大地也有阴阳。阴中有阳，阳中有阴。天亮到中午，是天之阳，阳中之阳，中午到黄昏，是天之阳，阳中之阴。夜半到鸡鸣，是天之阴，阴中之阴，鸡鸣到天亮，是天之阴，阴中之阳。因此人也应当顺应天气的这种特点。身体的阴阳，人体外为阳，内为阴；背为阳，腹为阴；脏为阴，腑为阳；心、肝、脾、肺、肾五脏为阴，胆、胃、大肠、小肠、膀胱、三焦六腑为阳。这说明人体也有阴阳之分，且各个脏器也有阴阳之分。为什么呢？比如冬病在阴，夏病在阳，春病在阳，秋病在阴。知道各个部位与季节的阴阳对应关系，就可以施针、用药了。背为阳，阳中之阳是心；背为阳，阳中之阴是肺；腹为阴，阴中之阴是肾；腹为阴，阴中之阳是肝；腹为阴，阴中之至阴是脾。这就是阴阳表里内外的对应关系。

阴阳学说

分类	阴	阳
生理	脏腑为阴	体表为阳，如皮毛、肌肉筋骨
脏腑	五脏主藏精气，为阴	六腑司传导为阳
人体	背为阴； 内侧为阴； 下焦为阴	腹为阳； 外侧为阳； 上焦为阳
物质与功能	血为阴，用为阴	气为阳，体为阳
病理	里证为阴， 寒证为阴， 物质损失为阴虚，如贫血、遗精、消瘦等	表证为阳， 热证为阳， 功能衰退为阳虚，如少气懒言、怕冷、疲倦等
诊断	脉诊中，沉脉、迟脉、无力之脉为阴	脉诊中，浮脉、数脉、有力之脉为阳
治疗	阴盛则寒，为阳病，重寒则热	阳盛则热，为阴病，重热则寒
药性	味为阴； 味酸苦为阴，辛甘为阳	气为阳； 气寒凉为阴，温热为阳

中医视频课

四时用药法 ❶

原文

不问所病或温或凉或热或寒。如春时有疾，于所用药内加清凉之药。夏月有疾，加大寒之药。秋月有疾，加温气之药。冬月有疾，加大热之药。是不绝生化之源也。《内经》曰"必先岁气，无伐天和，是为至治"；又曰"无违时，无伐化"。又曰"无伐生生之气，此皆常道用药之法"。若反其常道而变生异症，则当从权施治。

注解

❶ **四时用药法**：这段话主要讲述了季节、疾病性质、药物的对应关系和常规治疗法则，强调顺应天时，面对特殊情况要灵活变通。

释义

无论患有何种疾病、疾病的性质是热还是寒，温还是凉，若春天患病，就在所用药材中加入清凉药物。夏天患病，就在所用药材中加大寒药物。秋天患病，就在所用药材中加入温气药物。冬天患病，就在所用药材中加大热药物。这才不断绝天地生化万物之源。《黄帝内经》上说：必须先了解气的性质，才能掌握医术的精妙之处。这就是至高无上的治法。又说：不要违背四时五行之气，不要损害万物生长之气。还说：不要损害万物生长的生机，这些都是经常治病的法则。如果违背了法则，就会产生很多怪病，此时应该随机应变，不拘泥于常规的治疗法则。

用药丸散 ❶

中医视频课

原文

仲景云：锉如麻豆大，与咀同意。夫㕮咀者，古之制也。古无铁刃，以口咬细，令如麻豆，为粗药煎之。使药水清饮于腹中，则易升易散也，此所谓㕮咀也。今人以刀器锉如麻豆大，此㕮咀之易成也。若一概为细末，不分清浊矣。经云：清阳发腠理，浊阴走五脏，果何谓也。又曰：清阳实四肢，浊阴归六腑，是也。咀之法，取汁清易循行经络故也。若治至高之病加酒煎，去湿加生姜煎，补元气以大枣煎，发散风寒以葱白煎，去膈上病以蜜煎。

散者，细末也，不循经络，只去膈上病及脏腑之病。气味厚者，白汤调服。气味薄者，煎以和渣服。去下部之疾，其丸极大而光且圆，治中焦者次之，治上焦者则极小。稠糊面丸者，取其迟化直至下焦。或酒或醋丸者，取其收散之意也。用半夏、南星，或去湿者，以生姜汁煮糊为丸，制其毒也。稀糊丸者，取其易化也。水浸一宿，蒸饼为丸，及滴水为丸者，皆取易化也。炼蜜为丸者，取其迟化而气循经络也。用蜡为丸者，取其难化而旋旋收功也。大抵汤者荡也，去久病者用之。散者散也，去急病者用之。丸者缓也，不能速去其病，用药徐缓而治之也。

注解

❶ **用药丸散：** 这段话讲述的是中药的常见剂型、作用、使用场合。

释义

张仲景说：锉药当如同麻豆一般大小，与㕮咀相似。咀是古代的一种制药方法。古代没有铁刃，便使用口咬、嚼，以使其变细、像麻豆般大小，然后再用来煎制，煎出来的药水清澈，服后易于散布。现在的人用刀器锉药成麻豆大小，如此一来，制作咀就变得容易了。若一律研成细末，就不再分清浊了。医经说：清阳上升入腠理，浊阴下降入五脏，果然如此。又说：清阳充实四肢，浊阴归入六腑。咀制药的方法，目的是为了取汁清，而汁清则易于循行经络。至于煎制药剂，治疗高难度疾病加酒煎，去湿加生姜煎，补元气加大枣煎，发散风寒加葱白煎，去膈加蜜煎。

散剂是一种细末，不循经络，只去膈上及脏腑疾病。气味浓厚的，用白开水调服；气味淡的，与其他药渣一起煎。治疗下部疾病，丸药要大而光亮圆滑；治疗中焦的次之，治疗上焦的极小。用稠糊面制丸药，是因为它能使药效缓慢到达下焦。用酒或醋制成的丸药，是为了收敛散药的药性。用半夏、南星制成的丸药，或者去湿的丸药，用生姜汁煮糊制作丸药，是为了压制它们的毒性。用稀糊制作丸药，是为了使药易于溶化。将药物用水浸泡一宿，或用蒸饼制作丸药，或滴水成丸，都是为了使药易于溶解。用炼蜜制作丸药，是因为它能使药效缓慢到达经络。用蜡制作丸药，是为了使药难以溶化而慢慢发挥药效。一般来说，汤剂具有荡涤的作用，适用于治疗久病。散剂具有发散的作用，适用于治疗急症。丸剂具有缓和的作用，不能迅速祛除疾病，需要用药缓慢治疗。

中医视频课

药本五味歌 ❶

原文

酸为木化气本温，能收能涩利肝经；
苦为火化气终热，能燥能坚心脏平；
甘始土生气化湿，能开缓渗从脾行；
辛自金生气带燥，能散润濡通肺窍；
咸从水化气生寒，下走软坚足肾道；
淡味方为五行本，运用须知造化要。

> **注解**
>
> ❶ **药本五味歌：** 这首歌诀阐述了药物的酸、苦、甘、辛、咸、淡等特性及其在脏腑经络中的作用。

> **释义**
>
> 酸味药五行属木，性温，能收敛、固涩，有利于肝经；
>
> 苦味药五行属火，能燥湿能泻火，对心脏有平衡作用；
>
> 甘味药五行属土，能除湿，促进湿邪从脾脏排出；
>
> 辛味药五行属金，能散去体内湿邪，使肺窍保持通畅；
>
> 咸味药五行属水，能下行走入软坚的部位，可抵达足少阴肾经；
>
> 淡味药五行之本，可以调和阴阳平衡，运用时要顺应自然，精准施治。

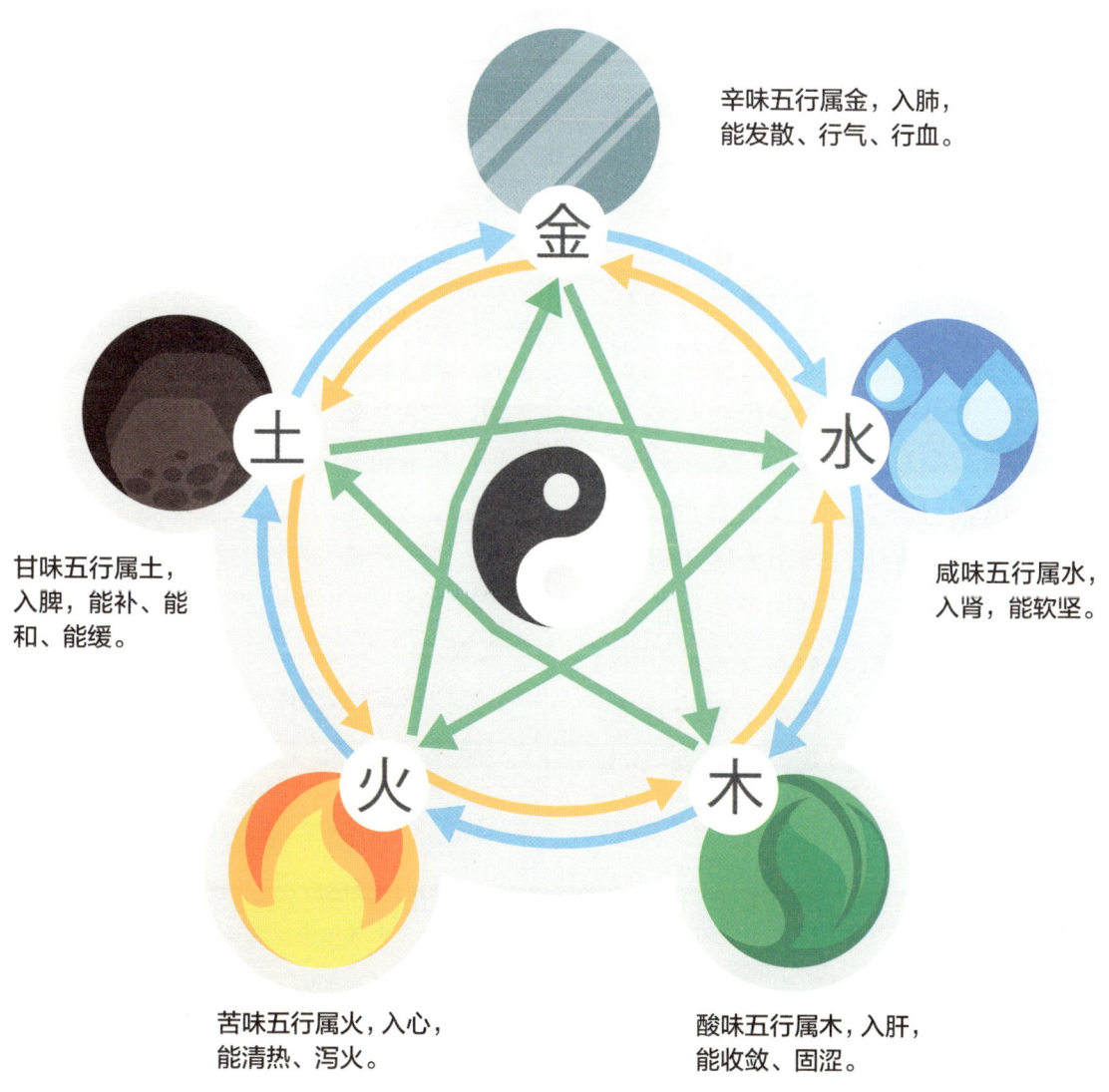

炮制药歌 ❶

原文

芫花本利水，非醋不能通。
绿豆本解毒，带壳不见功。
草果消膨效，连壳反胀胸。
黑丑生利水，远志苗毒逢。
蒲黄生通血，熟补血运通。
地榆医血药，连梢不住红。
陈皮专理气，留白补胃中。
附子救阴证，生用走皮风。
草乌解风痹，生用使人蒙。
人言烧煅用，诸石火恒红。
入醋堪研末，制度必须工。
川芎炒去油，生用痹痛攻。
炮炙当依法，方能专化工。
知母桑白天麦门，首乌生熟地黄分；
偏宜竹片铜刀切，铁器临之便不驯。
乌药门冬巴戟天，莲心远志五般全；
并宜剔去心方妙，否则令人烦躁添。
厚朴猪苓与茯苓，桑皮更有外皮生；
四般最忌连皮用，去净方能不耗神。
益智麻仁柏子仁，更加草果四般论；
并宜去壳方为效，不去令人心痞增。
何物还须汤泡之，苍术半夏与陈皮；
更宜酒洗亦三味，苁蓉地黄及当归。

注解

❶ **炮制药歌**：这一首中药炮制歌诀，阐述了多种中药材的炮制方法，包括用醋制、酒制、去心、除壳等，若不按照此法炮制，或有毒副作用，或不能发挥最大药效。

释义

芫花具有利水作用，但需要用醋制后才能发挥作用。

绿豆具有解毒作用，但需要去掉壳后才能发挥作用。

草果具有消除腹胀作用，但带壳使用反而导致胸胀。

黑丑具有利水作用，而远志苗则可减轻药物的副作用。

生蒲黄具有通血的作用，而炒熟后则可补血。

地榆可用于治疗血症，但需要去掉梢部，否则会引起出血不止等副作用。

陈皮具有理气作用，但要保留白色部分以补充胃气。

附子可用于治疗阴证，但需要炮制后使用，生用会引发皮肤风疹等副作用。

草乌具有解风痹作用，但需要炮制后使用，生用会使人神志不清、昏迷。

某些药物需要烧煅后使用，如矿物类药物需在火上烧至红色。

某些药物需要醋制后研末使用，醋的制作必须严谨，遵循一定的制作流程才能得到好醋。

川芎需炒去油后使用，生用会导致痹痛症状加重。

炮制药物时需要按照正确的方法，方能达到药效最佳、安全性又高的目标。

知母、桑白皮、天门冬、麦门冬、何首乌、生地黄、熟地黄等，要分清楚。

使用竹片或铜刀切药材更合适，若用铁器切割会影响药效。

乌药、天门冬、巴戟天、莲心、远志，这五种药材都需要除去心后才能使用，否则会引起烦躁等副作用。

厚朴、猪苓、茯苓、桑皮，这四种中药材的外皮不能使用，去净皮才会不耗损人的心神。益智、麻仁、柏子仁、草果，这四种中药材需要去壳，去壳后才能发挥最大的药效，不去壳用会引起心痞等副作用。

苍术、半夏、陈皮这三味药材，需要用汤浸泡后再用。

苁蓉、地黄、当归这三味药材，需要用酒洗过后才能用。

妊娠服药禁歌 ❶

中医视频课

原文

> 蚖斑水蛭及虻虫，乌头附子配天雄；
> 野葛水银并巴豆，牛膝薏苡与蜈蚣；
> 三棱芫花代赭麝，大戟蝉蜕黄雌雄；
> 牙硝芒硝牡丹桂，槐花牵牛皂角同；
> 半夏南星与通草，瞿麦干姜桃仁通；
> 硇砂干漆蟹爪甲，地胆茅根都失中。

注解

❶ **妊娠服药禁歌**：这是一首孕妇禁用药材歌诀，总结了多种具有毒副作用的中药材，以及某些具有损害胎儿甚至导致堕胎作用的药材，禁止孕妇使用。

释义

妊娠禁忌药有：蚖斑、水蛭、虻虫，乌头、附子、天雄、野葛、水银、巴豆，牛膝、薏苡、蜈蚣、三棱、芫花、代赭石、麝香、大戟、蝉蜕、雌黄、雄黄、牙硝、芒硝、牡丹、桂、槐花、牵牛子、皂角、半夏、天南星、通草，瞿麦、干姜、桃仁、木通、硇砂、干漆、蟹爪甲，地胆、白茅根。

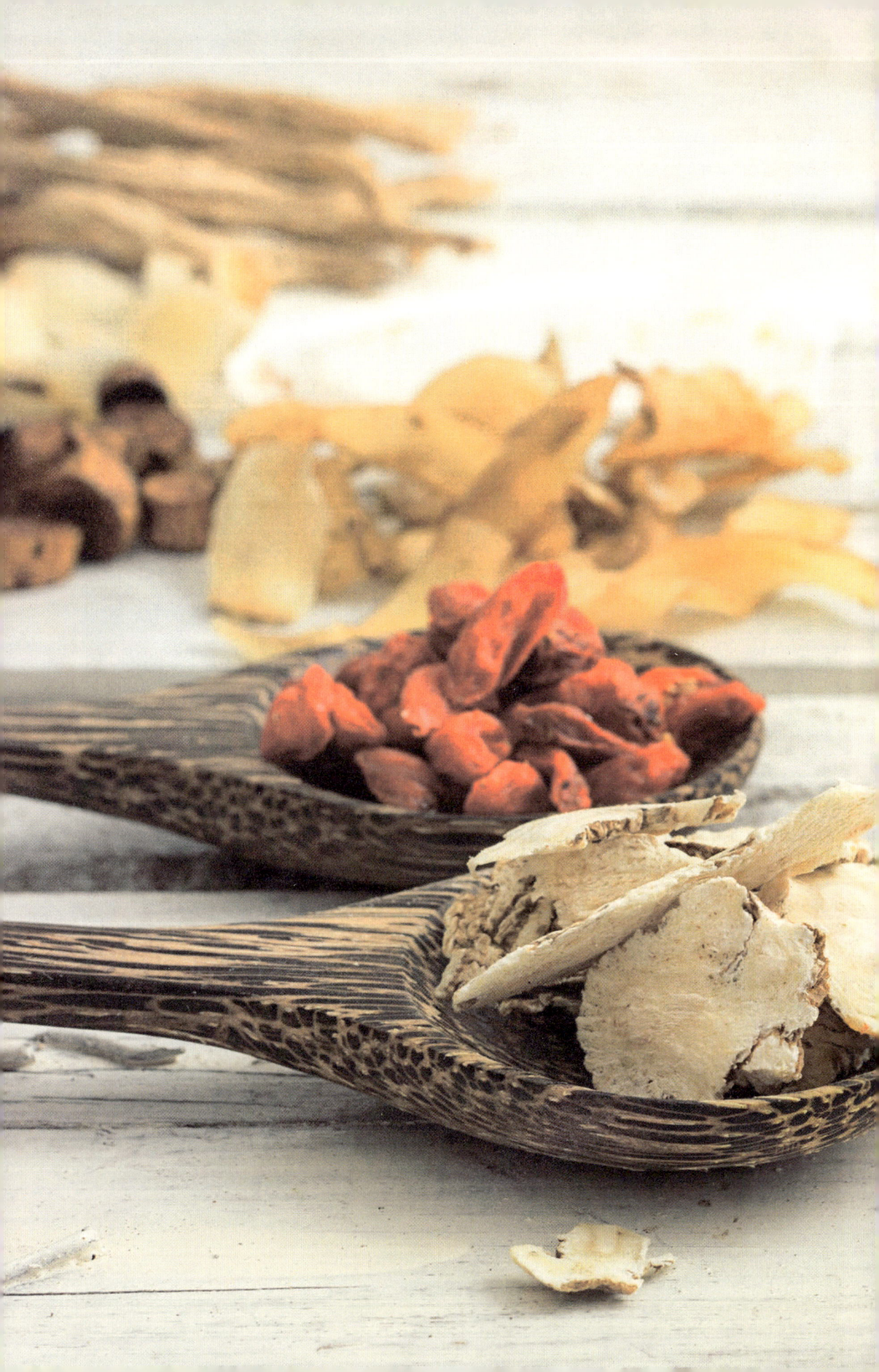

卷三
本草钩玄

本卷重点介绍了玉石部、草部、木部、人部、禽兽部、虫鱼部、果品部、米谷部、蔬菜部等各类中药的药性、用法。

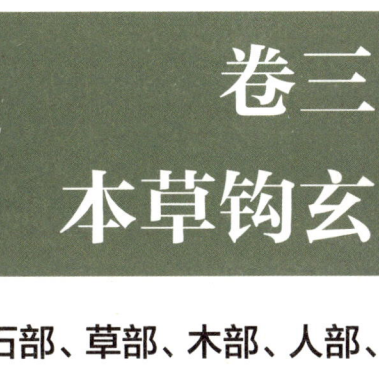

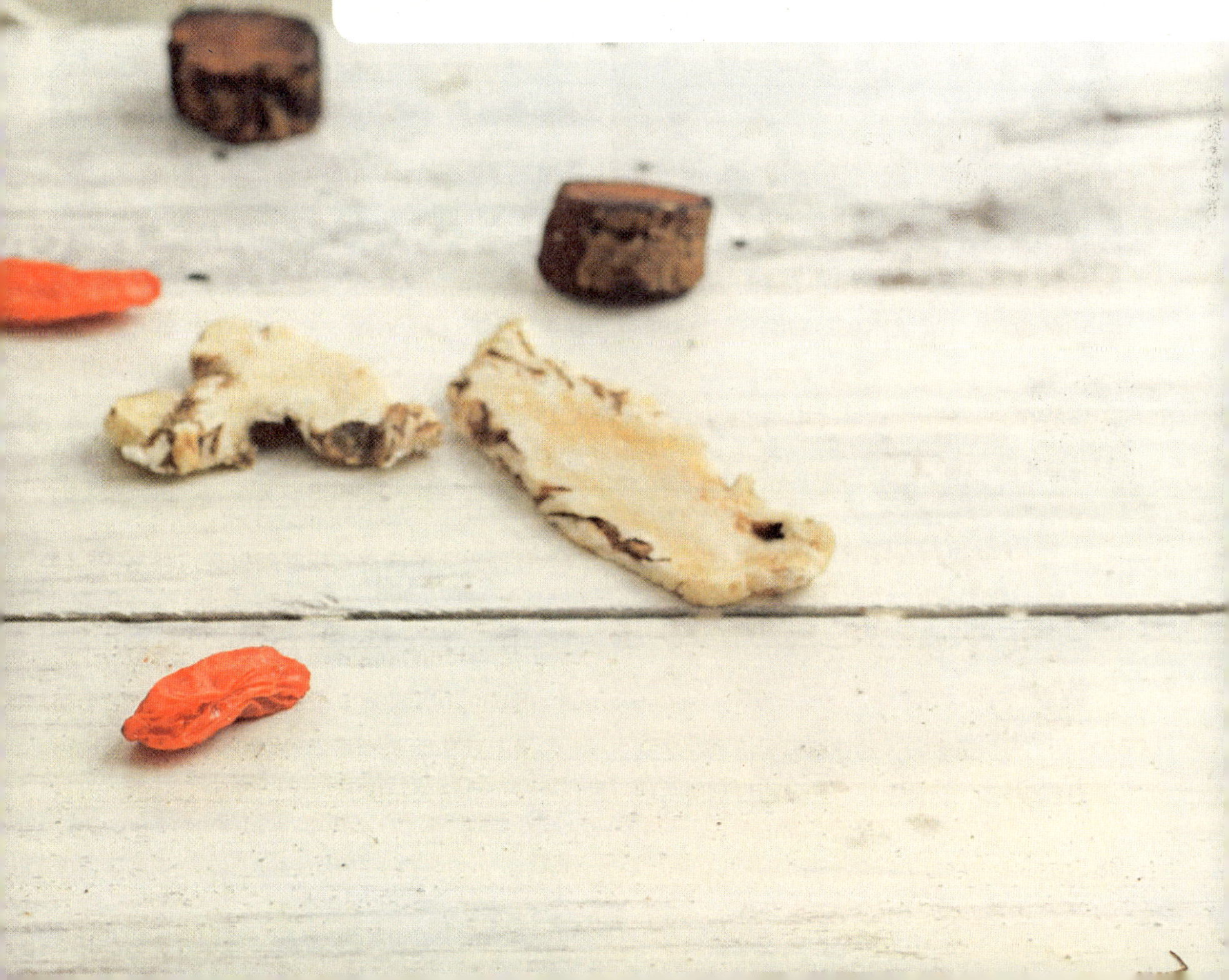

1 玉石部

原文

药能治病，医乃传方，当明药品贵贱良毒之异，须尝气味酸咸苦辣辛甘。

窃以金银珠玉之贵，白垩石灰之贱，药性之良则丹砂钟乳，气毒则信石硼砂。至于五味，酸入肝，咸入肾，苦入心，辛入肺，甘入脾，辣则有温凉寒热之异。

释义

药物可以用来治疗疾病，而医生是传播其治法的人，应该清楚药物的贵贱、良毒之差异，掌握药物的气味、酸咸苦辣辛甘等味道。

私以为，金银珠玉被视为贵重，白垩、石灰被视为低贱，丹砂和钟乳的药性好，信石和硼砂则有毒。五味对应五脏，酸味入肝，咸味入肾，苦味入心，辛味入肺，甘味入脾。而辣味则有温、凉、寒、热等不同的性质。

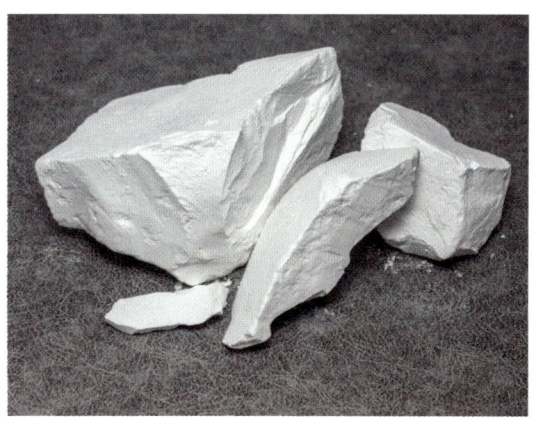

白垩

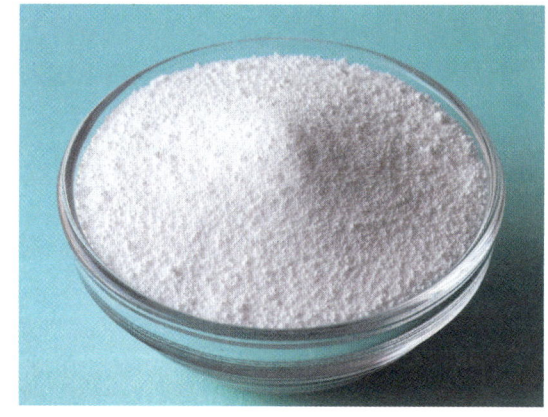

硼砂

原文

功力有急缓，性本有温凉。

且如朴硝之性急，若煎作芒硝，性乃缓矣。

释义

药力有快慢之分，药性也有温热寒凉之别。

比如朴硝，药效迅速，如果将其制成芒硝，其药性就会变得温和。

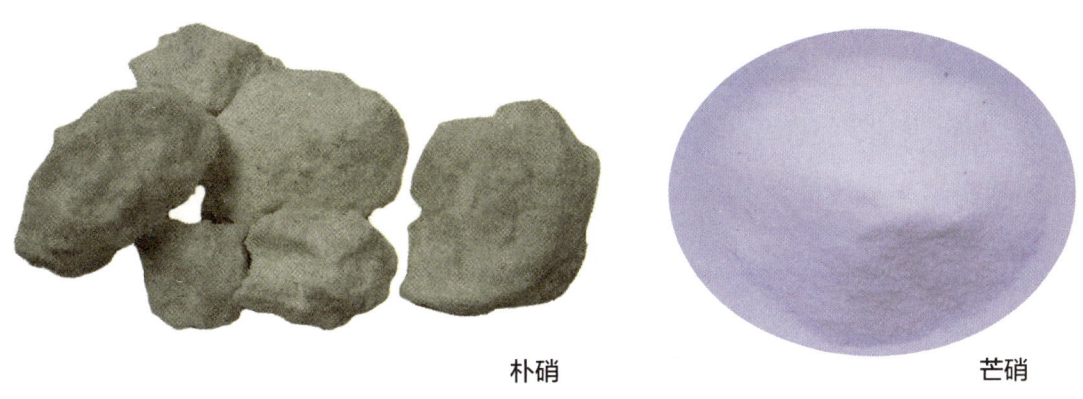

朴硝　　　　　　　　　芒硝

原文

本草❶之作，肇始炎皇。

肇，即始也；炎皇，神农氏也。本草之为书，由神农尝百草，一日而遇七十毒，始兴医药相救之本草。

注解

❶ **本草**：指中药，因中药里草药最多，所以古籍中常将中药称作"本草"。

释义

中药著作，始于炎帝。

"肇"是起始的意思；"炎皇"指的就是神农氏。中药开始有书籍专著，从神农氏尝百草开始，鉴于他一天遇到了七十种毒药，从此开始创立中药相关的著作。

原文

未言草木之品汇，且提玉石之纪纲。

仿《本草》《图经》，以玉石部为先，而草木之品次之。

释义

但《神农本草经》没有提及草木类药材的品种类别，也没有提到玉石类药材的纲要。所以我仿照《本草》《图经》的体例，以玉石类药物为先，将草木类药物排在其次。

原文

金屑、玉屑，辰砂、石床，能驱邪而逼鬼祟，可定魄而制癫狂，止渴除烦，安镇灵台❶，明耳目补精益气，依经炼服寿延长。

金屑，味辛平，有毒，处处有之，梁益宁州最多，出水砂中得屑，谓之生金，若不炼，服之杀人。

玉屑，味甘平，无毒，生蓝田。

丹砂，一名朱砂，味甘微寒，无毒；惟辰州者最胜，故谓之辰砂。

生深山石崖间，穴地数十尺，始见其苗，乃白石耳，谓之朱砂床，即石床也。砂生石床上，亦有淘土石中得之，非生于石者。又按：《本草》石床，自有本条，味甘温，无毒，谓钟乳，水下凝积，生如笋状，渐长久，与上乳相接为柱，出钟乳堂中，谓之石床。人心谓之灵台。

金屑、玉屑、辰砂、石床，四品之性主治相同，皆可依《图经》法炼服食，则延年不老。

注解

❶ 灵台：这里指心灵，而不是经穴名。

释义

金屑、玉屑，辰砂、石床，这四味药材能驱逐邪气，逼退鬼祟，可以安定魂魄，抑制狂乱，止渴除烦，安定灵台，使耳目清明，补充精气，按照《图经》炼服可以延年益寿。

金屑，味辛，性平，有毒，到处都有这种药，梁益宁州出产最多，从水中砂石中得到的屑，称之为生金，若不加提炼就内服，能杀死人。

玉屑，味甘平，无毒，产于蓝田。

丹砂，又名朱砂，味甘，性微寒，无毒，只有辰州出产的最好，所以称之为辰砂。

生于深山石崖间，穴地数十尺才能看见其苗，只是白色石头而已，称作朱砂床，也就是石床。砂产于石床上，也可以从淘洗土中的石头获得，所以并不是真的生于石上。补充说明：《本草》中的石床，有专门的条目记载，其味甘温，无毒，这是钟乳石，由水下凝结堆积而生，形状像竹笋，时间久了与上乳相连形成柱状物，出自钟乳石的堂中，因此称之为石床。人心又被称作灵台。

金屑、玉屑、辰砂、石床，这四种药材的药性主治相同，都可以按照《图经》的方法炼制服用，可以延年益寿。

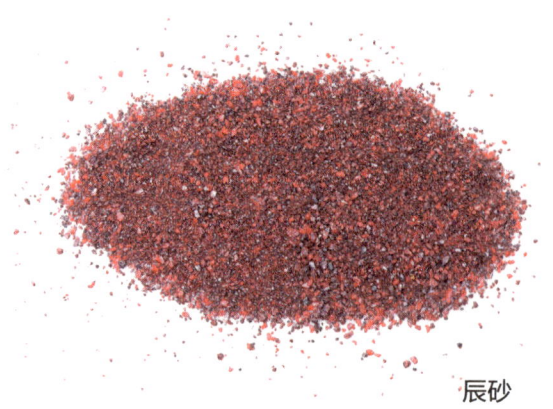

辰砂

原文

生银屑镇惊安五脏；钟乳粉补虚而助阳。

银屑，味辛平，有毒，生银屑当取见成银箔，以水银消之为泥，合硝石及盐研为粉，烧出水银，淘去盐石，为粉极细用之。

石钟乳，味甘温，无毒，道州者最佳，须炼服之，不然，使人病淋，治咳嗽，行乳道，补髓添精，强阳道，益肺家，宜慎用之。

释义

银屑生用镇定惊厥、安定五脏；钟乳粉可以补充身体虚亏，提升身体的阳气。

银屑，味辛，性平，有毒，生银屑应当选取现成的银箔，和水银一起研磨成泥状，加入硝石和盐，研成粉，然后加热、使水银受热后挥发出来，再除去盐石等杂质，选极细的粉末使用。

石钟乳，味甘，性温，无毒，以道州产的为佳，必须炼制服用，否则生用会使人患淋病，可以治疗咳嗽，通乳，补髓添精，增强性功能，养肺，但要慎用。

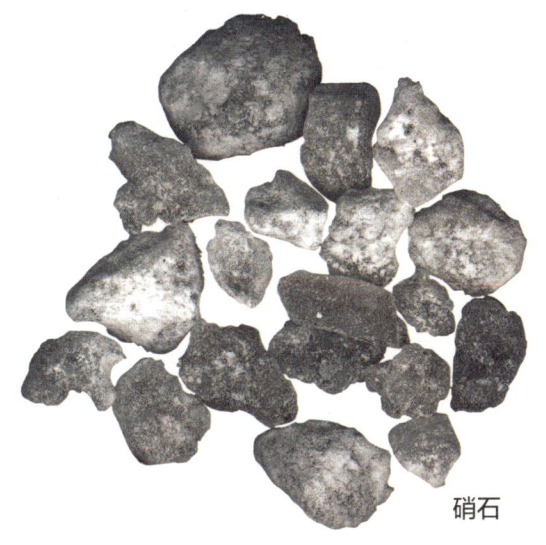

硝石

原文

代赭石能坠胎，而可攻崩漏；伏龙肝治产难，而吐血尤良。

代赭石，用火煅醋淬七遍，研水飞❶，味甘寒，无毒，出代州，其色赤，故名代赭石，养血气，强精辟邪，畏天雄、附子。

伏龙肝，即灶中土也，味辛温，微毒，消痈肿，催生下胎，止血崩。

注解

❶ **水飞**：一种中药炮制方法，用于制取药材极细的粉末。具体操作方法是将不溶于水的药材与水共研成糊状，再加多量水搅拌，粗粒下沉，立即倾出混悬液。下沉的粗粒再研磨、加水，如此反复至研细。最后将不能混悬的杂质弃去，前后几次倾出的混悬液合并、静置，沉淀之后，倾去上面的清水，得到的干燥沉淀物研磨成极细粉末。这种炮制方法可以使药物质地细腻，便于临床运用。

释义

代赭石可以堕胎，治疗子宫出血；伏龙肝可以治疗难产，治疗吐血效果尤其好。

代赭石经过七遍火煅和醋淬的加工后，研末后水飞。制后的药味甘，性寒，无毒。因产自于代州，为赤色，因此得名代赭石。具有养血气、强精辟邪的作用，畏天雄、附子。

伏龙肝即灶中土，味辛，性温，微毒，有消痈肿、催生下胎、止血崩的功效。

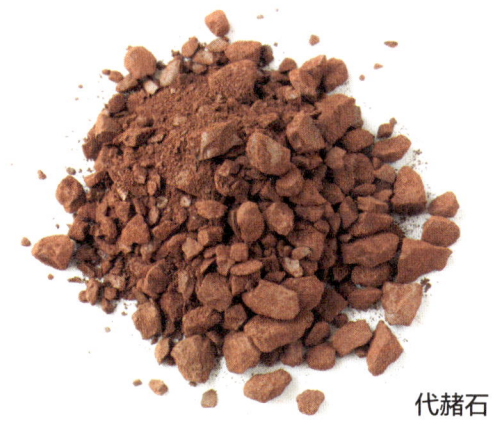
代赭石

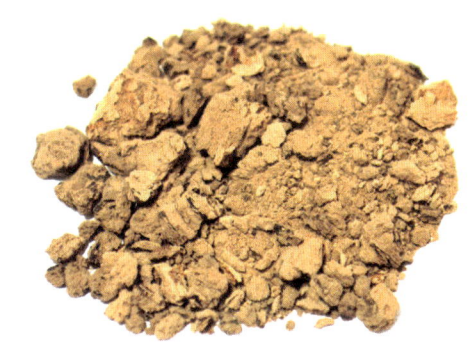
伏龙肝

原文

云母补劳伤兼明目；水银除疥虱与疮疡。

云母石，味甘平，无毒，安五脏，坚肌止痢，《局方》有法煎云母膏，治瘫疽恶毒等疮。

水银，即朱砂液，能消化金银使成泥，味辛寒，有毒，一名汞，畏磁石，难产可用催生。

释义

云母可以补虚劳、益精气、明目；水银能治疗疥疮和皮肤溃疡。

云母石，味甘，性平，无毒，能安五脏、固涩、止痢。《太平惠民和剂局方》中有煎制云母膏的方法，能治疗瘫痪、疽病、恶疮、毒疮等。

水银，就是朱砂液，能够与金银发生反应，将金银化为泥状，味辛寒，有毒，又名汞，畏磁石，可以使用水银来为产妇催生。

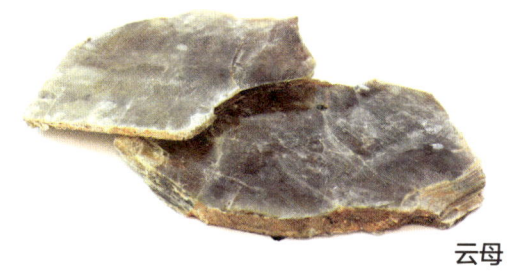
云母

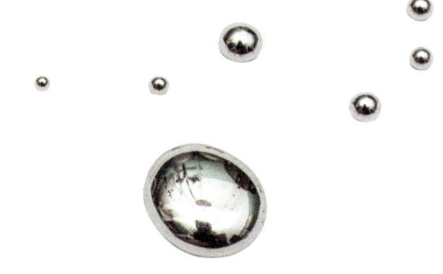
水银

原文

治风喉，理鼻息，功全矾石；止漏下❶，破症结，用禹余粮。

矾石，味酸寒，无毒，出晋州者佳，化痰止痢，攻阴蚀诸疮漏，煅过谓之枯矾，亦可生用。

禹余粮，火煅醋淬七次，捣细水飞，味甘寒平，无毒，出潞州，形如鹅鸭卵，外有壳重叠者是，其中有黄细末如蒲黄者，谓之石中黄。

注解

❶ 漏下：中医妇科病名，指妇女经行淋漓不断，古人以屋漏形象地比喻此症状。

释义

治疗风喉病、调理鼻塞不通，矾石的功效很全；止妇女漏下病，消除症结，禹余粮的作用很强。

矾石，味酸，性寒，无毒，产自晋州的比较好，可以化痰止痢，攻治外阴部的结块、红肿或溃烂成疮。煅制后的称作枯矾，也可生用。

禹余粮，煅制醋淬七次，捣细后水飞，味甘寒，无毒，产于潞州，形如鹅蛋、鸭蛋，有外壳重叠的果实或块状物就是，其中内有黄色的细末像蒲黄一样，被称为"石中黄"。

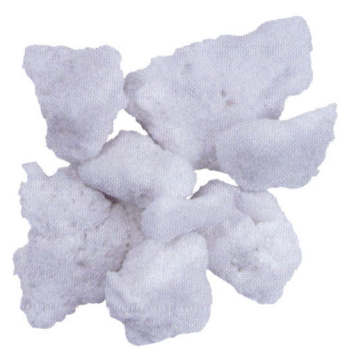

矾石

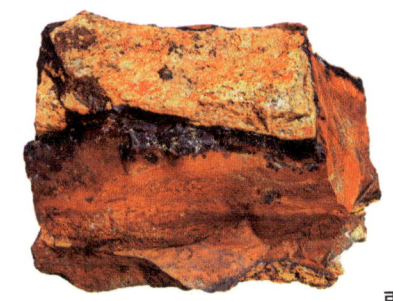

禹余粮

原文

朴硝开积聚，化停痰，煎作芒硝功却缓❶；硝石止烦躁，除热毒，炼之须扫地边霜。

朴硝，味苦辛大寒，无毒，生益州，初采扫得，一煎而成，故曰朴硝；再取朴硝淋汁炼之，有细芒者谓之芒硝，专治伤寒。

硝石，味辛苦寒，无毒，即扫地霜淋汁炼成者。

注解

❶ **煎作芒硝功却缓**：因为芒硝比朴硝的纯度更高、杂质更少，所以泻下作用会柔和一些，而朴硝是粗制品，对人体副作用强，泻下作用更凶猛。

释义

朴硝可消除体内的瘀滞，化解停滞的痰液，促进气血的流通。煎制成芒硝，药效相对缓和；硝石可以安神止烦，清除热毒，炼制时需要扫除地面上的杂质。

朴硝，味苦、辛，性大寒，无毒，产于益州，采收时，先将表面扫干净，再经过一次煎煮后制成。因此被称为"朴硝"。之后再将朴硝淋水，加热煎煮提炼，出现细小的颗粒状晶体，称为"芒硝"，专治伤寒。

硝石，味辛、苦，性寒，无毒，就是产地的地面霜扫取后，加水淋汁后炼制而成的结晶体。

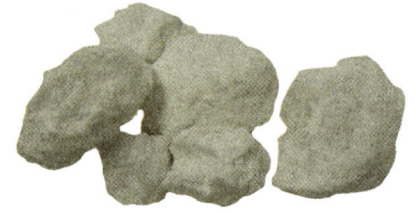
朴硝

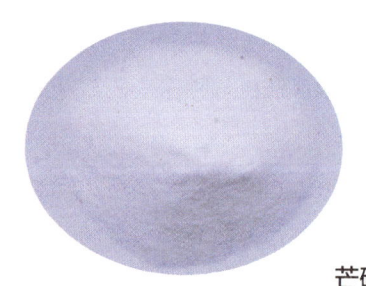
芒硝

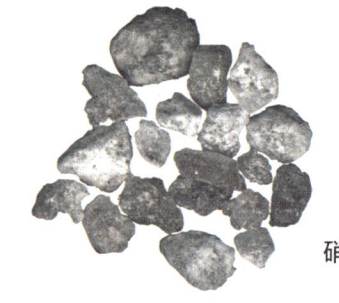
硝石

原文

打破瞳神，得空青❶而依然复旧；胎宫乏孕，紫石英有再弄之璋❷。

空青，味甘酸寒，无毒，生于有铜处，铜精气熏则生，今信州时有之，其腹中空、破之有浆者，绝难得，大者如鸡子，小者如豆子，治眼翳障为最要。又有曾青铜，出处色理亦无异，但其彩累累连珠相缀，其中不空，与空青功效不相上下。

紫石英，味甘辛温，无毒，治女子风寒在子宫，绝孕十年无子，服之。又，白石英，治风湿痹，安魂魄，强阴道，黄赤黑色皆不入药。

注解

❶ **空青**：一种罕见的矿物，因生成条件比较特殊，十分稀少，很难见到。

❷ **再弄之璋**：即生男孩。古人把生下男孩后，把璋这种玉器给他玩，希望儿子将来有玉一样的品德，后人因此称生男孩为"弄璋"。

释义

瞳孔受到了损伤,可以用空青使视力恢复正常;女子不孕症,用紫石英可助生儿子。

空青,味甘、酸,性寒,无毒,产于有铜矿的地方,铜精气熏蒸就会产生空青,现在的信州偶尔出现。其内部中空,找到有浆液的空青很难得。大的空青如鸡蛋,小的如豆子,是治眼翳障的要药。还有曾青铜,其外形、颜色与空青没什么区别,但其颜色和纹理就像一串串连续的珠子一样相互连接,而且中间不空,与空青药效不相上下。

紫石英,味甘、辛,性温,无毒,能治女子子宫风寒、绝孕十年不能再孕。还有一种白石英,可治风湿痹痛,安定魂魄,增强阴道功能,黄色、赤色、黑色的石英都不能入药。

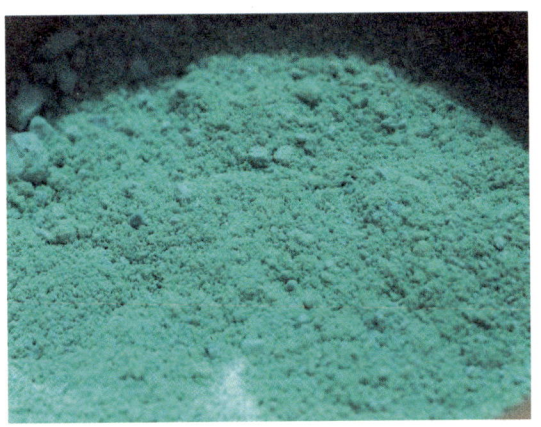

空青

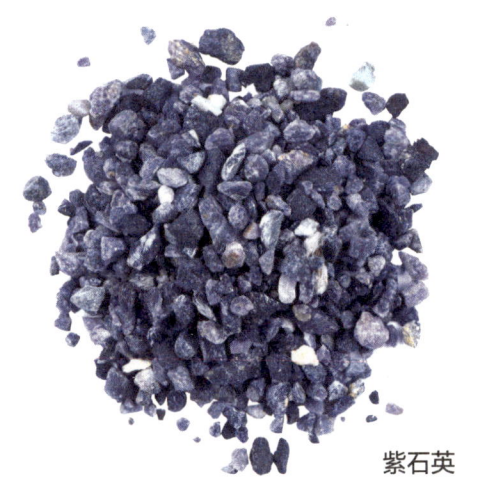

紫石英

原文

热渴急求寒水石;壮阳须索石硫黄。

寒水石,一名凝水石,味甘寒,无毒,出汾州及邯郸,即盐之精也,治火烧丹毒,能解巴豆毒,畏地榆。

硫黄,味酸性温大热,有毒,出广州,治疥虫䘌疮,坚筋,疗老风秘。

释义

积热烦渴,急需寒水石;壮阳补肾,须用石硫黄。

寒水石,另一个名字叫凝水石,味甘,性寒,无毒,产于汾州及邯郸,是矿石中的精华,可以治火烧丹毒,能解巴豆的毒,畏地榆。

硫黄,味酸,性温、大热,有毒,产自广州,可治疥疮,强筋骨,治疗老年人便秘或中风。

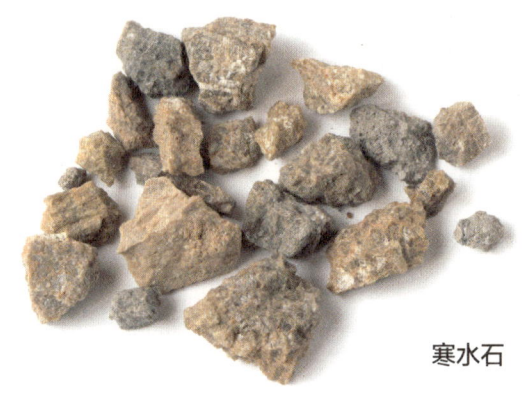

寒水石

原文

肾脏即衰，煅磁石而强阳道；膀胱不利，炒食盐以熨脐旁。

磁石，味辛咸寒，无毒，有铁处则生，恶牡丹，畏黄石脂，能吸铁，补益劳伤，兼治耳聋。

食盐，味咸温，无毒，解州者胜，治霍乱痰癖❶，可用吐之。

注解

❶ **治霍乱痰癖**：食盐并不能直接用于治病，这里指的应该是盐疗法。

释义

肾脏衰弱，可用煅磁石补肾壮阳；膀胱不通利，用炒食盐熨烫肚脐周围。

磁石，味辛、咸，性寒，无毒，有铁矿的地方即生磁石。恶牡丹，畏黄石脂，能吸附铁，可补益劳伤，治疗耳聋。

食盐，味咸，性温，无毒，解州地区产的比较好。可治霍乱和痰癖，可用作催吐。

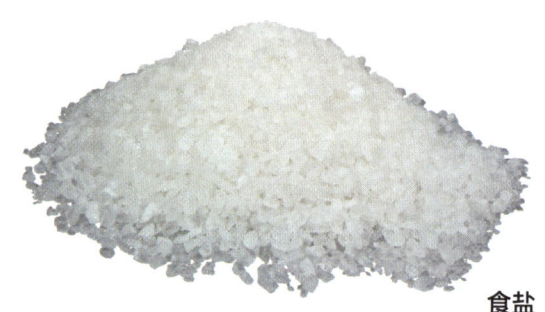

食盐

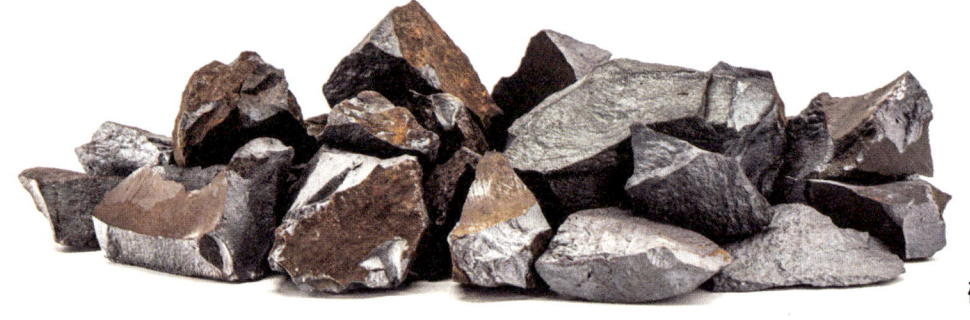

磁石

原文

水银飞炼成轻粉，杀诸疥癣，善治儿疳；石灰风化方为胜，不堪服食，可疗金疮。

轻粉，即水银粉，味辛冷，无毒，畏磁石，忌一切血❶。

风化石灰，五月五日采百草捣汁，调煅过石灰末作团阴干，专治金疮刀斧伤处，不堪入药。

注解

❶ **忌一切血：** 水银是一种具有强烈神经毒性的重金属，接触血液会破坏血红蛋白，引起慢性中毒、神经系统损害，严重者可致死。

释义

水银，用水飞的方法炼制成轻粉，可治疗各种疥癣，擅长治小儿疳积。石灰以风化的为佳，不能内服，可外用治疗刀枪创伤。

轻粉，即水银粉，味辛，性冷，无毒，畏磁石，忌与一切血接触。

风化的石灰，五月五日采草药捣汁，调入煅制过的石灰末混合搅拌，制作成团，放阴凉处晾干，外用专治刀斧创伤，但不能内服。

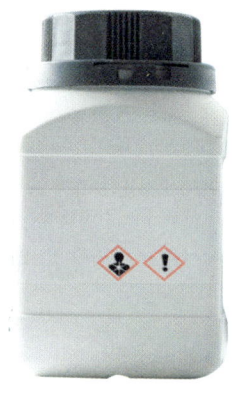

轻粉

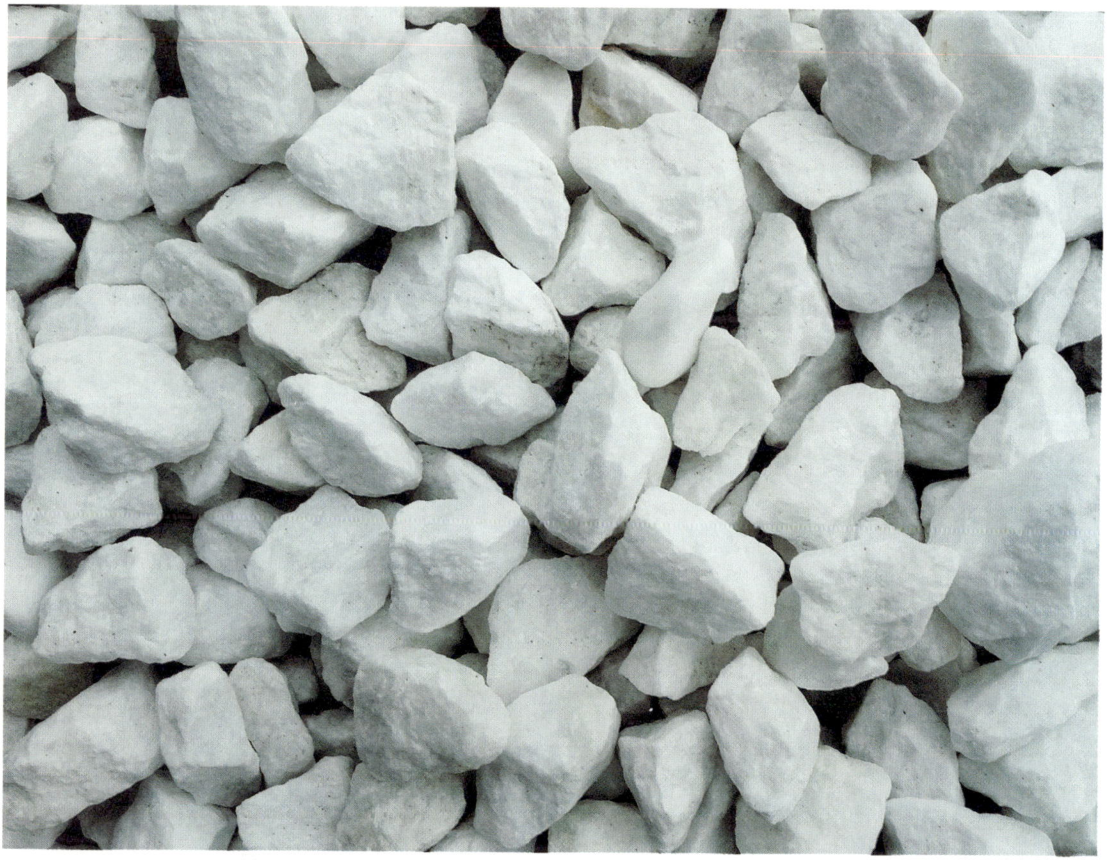

石灰

原文

石膏发汗解肌，去风寒热；滑石除烦止渴，快利小肠。

石膏，味甘辛大寒，无毒，与方解石相类，须用细理白泽者为真，治头痛，解肌发汗❶，黄色者，服之使人淋。

滑石，味甘寒，无毒，用白色软嫩者佳，能益精除热，疗女人产难。

注解

❶ **解肌发汗**：通过各种治法解除风寒外邪侵袭机体导致的腠理闭塞，使药物的作用到达肌表，从而使聚集在体内的外邪化为汗排泄出来。

释义

石膏有解肌发汗的功效，能去除风寒和热邪；滑石具有除烦止渴的作用，能够利尿通淋，缓解小便不畅。

石膏，味甘、辛，性大寒，无毒，与方解石相似，用时选取有细纹理、有白色光泽的，方能发挥药效，可治头痛，解肌发汗。黄色石膏，内服可使人尿频、尿急。

滑石，味甘，性寒，无毒，用时选取白色、软嫩的优质品，能滋阴益精、清除内热，治疗女人难产。

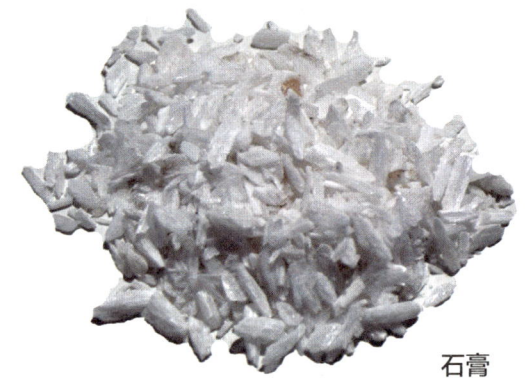

石膏

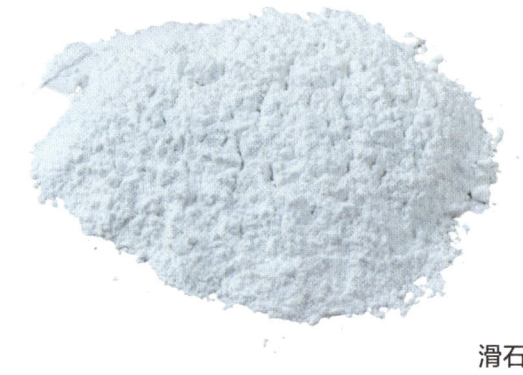

滑石

原文

杀三虫，破症结，胡粉一名为粉锡；敛金疮，治眼暗，铜青、铜绿竟无双。

胡粉，一名粉锡，一名定粉，俗名光粉，即今化铅所作妇人容面者，味辛寒，无毒。

铜青、铜绿，以醋沃铜上即生，乃铜之精华也，微有毒，不可入汤药。

释义

杀死人体寄生虫、破除瘀血结块，可用胡粉，又称粉锡；具有收敛、止血作用，治疗金疮出血、眼睛昏花，铜青、铜绿的功效无其他药能比。

胡粉，别名粉锡、定粉，俗名光粉，就是今天用化铅制成的女性化妆品，味辛，性寒，无毒。

铜青、铜绿，用醋浇到铜上就能得到，是铜的精华，有微毒，不能入汤药内服。

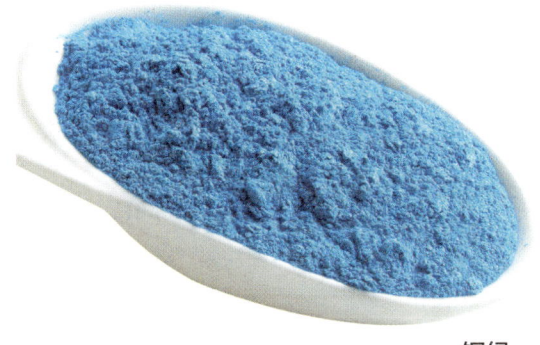

铜绿

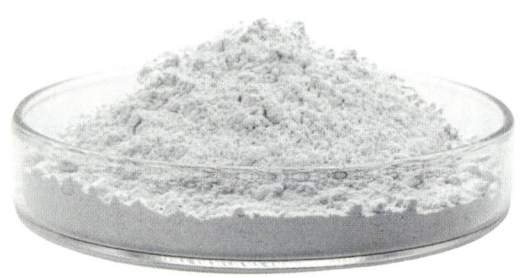

胡粉

原文

吐痰抵痔密陀僧，兼抹黚斑随手没；生肌止痛无名异，折伤可理并金伤。

密陀僧，即煅银炉底也，味酸辛，有毒。无名异，味甘平，无毒，金伤谓刀斧伤也。

释义

治吐痰，消痔疮，要用密陀僧，顺手涂抹还能消除色斑；生肌止痛用无名异，还能治疗骨折伤、金属创伤。

密陀僧，是提炼银时沉积的炉底，味酸、辛，有毒。

无名异，味甘，性平，无毒，金伤即刀斧等金属所伤。

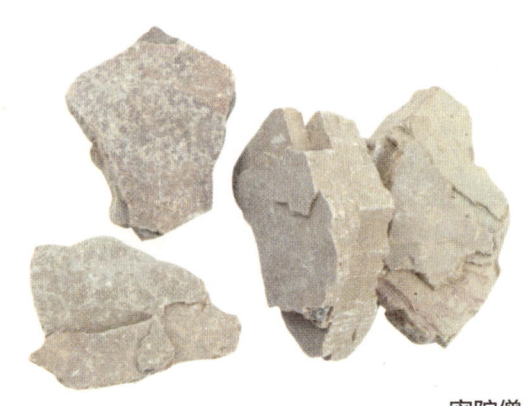

密陀僧

原文

硼砂攻喉痹，止嗽消痰直有理；胆矾除热毒，诸痫痰气尽消详。

硼砂，一名蓬砂，味苦辛暖，无毒，出南番者色重褐，其味和，其效速，出西戎者其色白，其味杂，其功缓，不堪入药，作金银焊药用之。

胆矾，《图经》作石胆，味酸辛寒，有毒，信州有之，生于铜坑中，采得煎炼而成，消热毒，疗诸风瘫痪，可吐风痰。

释义

硼砂治疗喉痹，还能止咳、平喘、消痰；胆矾可以除热毒，治疗各种痰多、咳嗽、气喘等症。

硼砂，别名蓬砂，味苦辛暖，无毒，产于南番的为重褐色，味道平和，药效快，产于西戎者为白色，味道杂，效果缓慢，不适合作为药材使用，可作为金银焊接的熔剂使用。

胆矾，《图经》写作石胆，味酸、辛，性寒，有毒，信州有这种药材，生长在铜坑中，采掘后经过煎炼提纯而成，能消热毒，治疗诸风瘫痪，可催吐风痰。

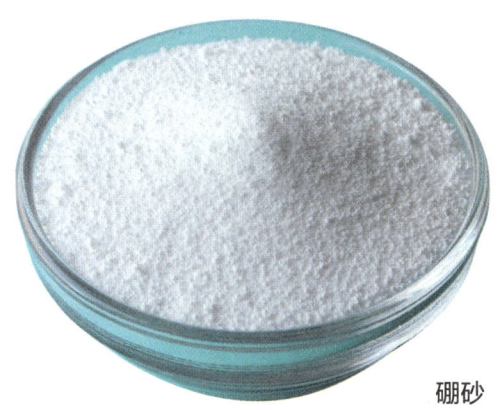

硼砂

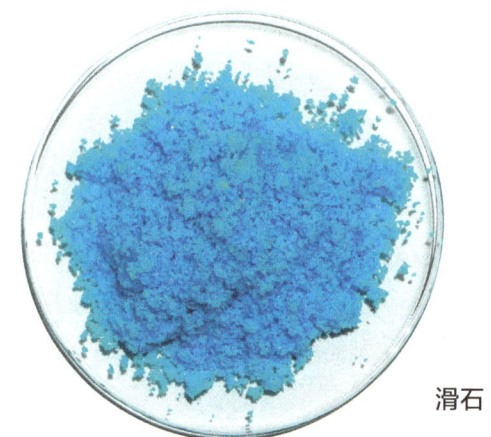

滑石

原文

伏火灵砂，辟鬼邪，安魂魄，明目镇心通血脉；藏泥白垩，除泄利，破症瘕，涩精止漏又为良。

灵砂，一名二气砂，用水银一两，硫黄六铢，研细，二味先同炒作青砂头，后入水火既济炉中抽之，如束针纹者成就也，恶磁石，畏酸水。

白垩，即善土，味苦辛温，无毒，处处有之，采无时。

释义

灵砂能除邪、安魂、明目、镇定心神、通血脉；白垩能除泄利、破症瘕、涩精止漏。

灵砂，别名二气砂，用水银一两，硫黄六铢，研磨成细粉，这两味药材先同炒制成青砂头，然后放入水火既济炉抽制，出现像束针一样的纹路就算制成了。恶磁石，畏酸水。

白垩，就是善土，味苦、辛，性温，无毒，处处都有，可在任何时间采集。

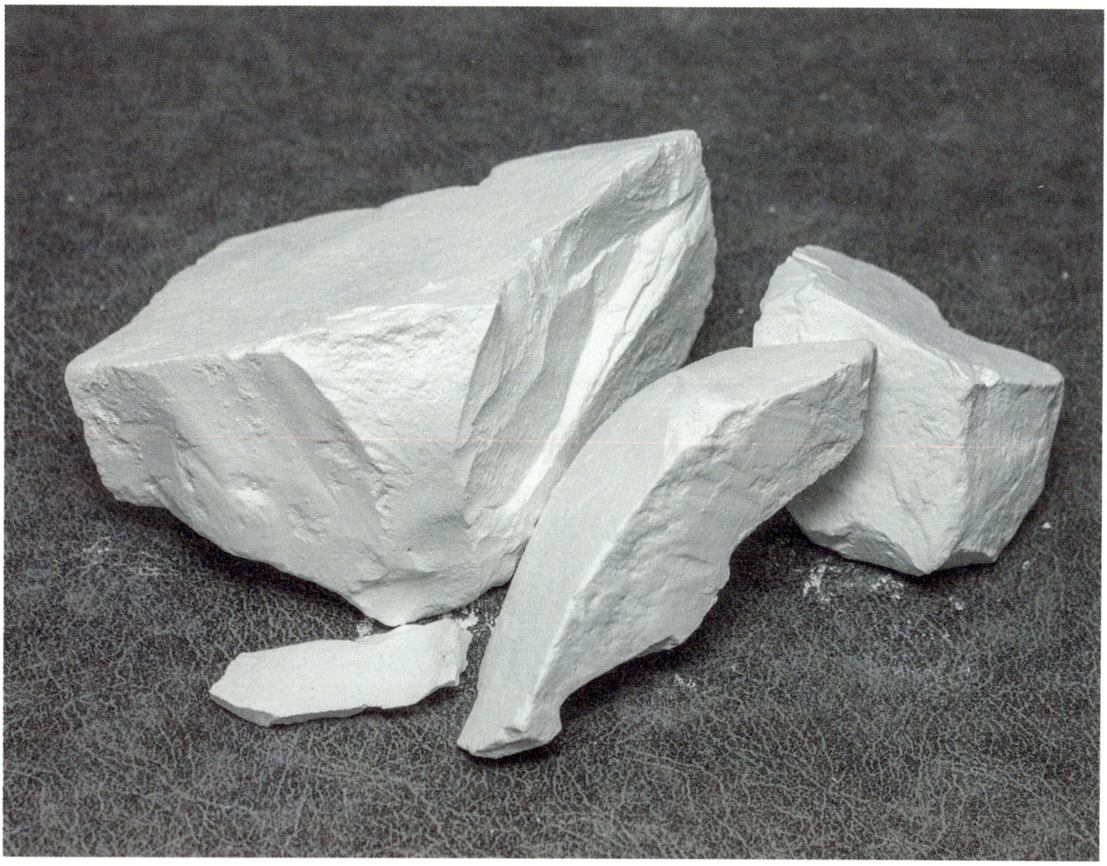

白垩

原文

石燕治淋催难产；黑铅安镇熨蛇创。

石燕，产零陵州，形似蚶，其实石也，性凉，无毒，女人产难，两手各握一枚，胎立出。

黑铅，味甘，无毒，有银坑处皆有。粉锡、胡粉、光粉，皆化铅所作。又，铅白霜，以铅杂水银炼作片，置醋瓮中密封，经久成霜，谓之铅白霜，性极冷。

中医视频课

释义

石燕可以治疗排尿困难、妇女难产；黑铅可以安神镇静、熨平蛇咬伤。

石燕产于零陵州，形状类似蚶，实际是石头。性凉，无毒，妇女难产时，双手各握一枚石燕，可以立即分娩出胎儿。

黑铅，味甘，无毒，有银矿的地方都有。粉锡、胡粉、光粉，都是黑铅制成的。还有一种铅白霜，是黑铅掺杂着水银炼制成的片，放在醋酿中密封，久而久之沉淀后形成霜状物，这就是铅白霜，性质极冷。

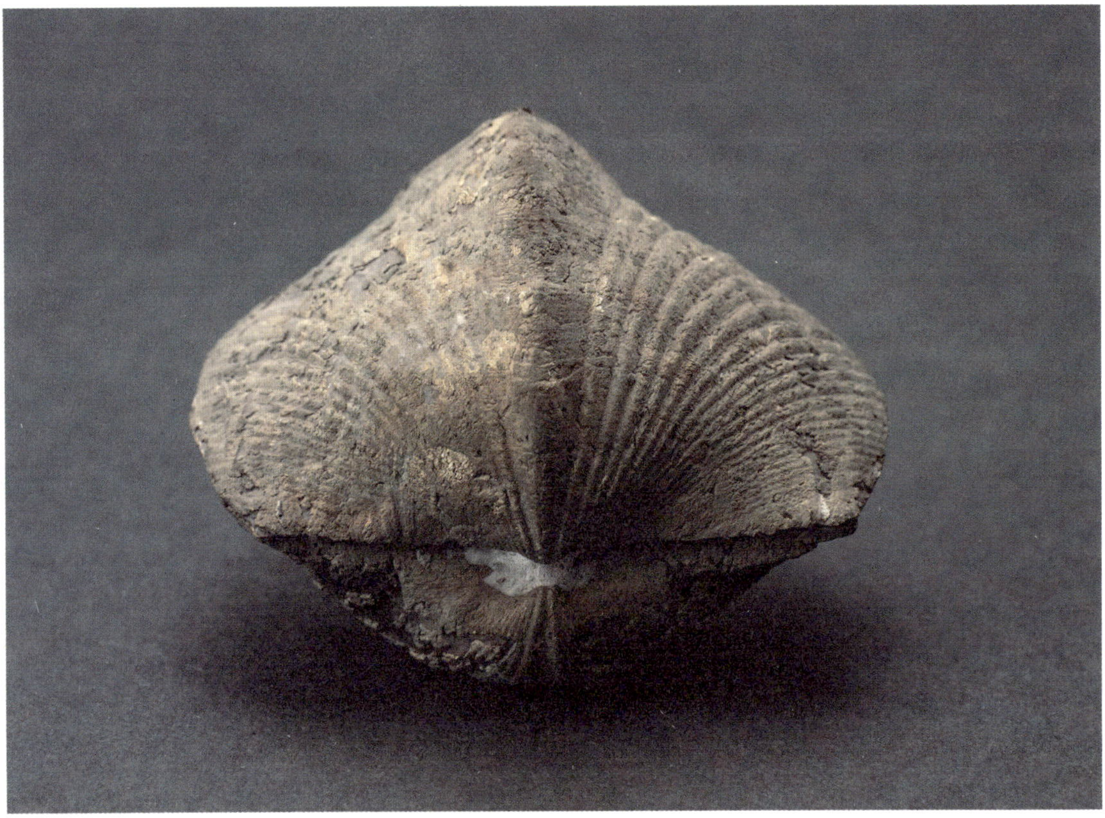

石燕

中医视频课

原文

黄丹乃是熬铅作，生肌止痛；矾石特生非常热，养就丹房。

黄丹，《图经》作铅丹，又名虢丹，用时炒令赤色，研细，味辛微温，无毒，止吐逆，疗癫痫，敷金疮良。

矾石，俗呼镇风石，味辛甘大热，有毒，严寒置水中，水令不冰，性坚硬而拒火，烧之一日夜方解散，攻击积聚痼冷之病最良，须真者，必取鹳巢中团卵而助暖气者方真，乃修真炼丹之药品。

释义

黄丹是熬制铅而得，可以生肌止痛；矾石生长于特别热的环境，被炼丹房用于炼制丹药。

黄丹，《图经》写作铅丹，又名虢丹，用时炒至赤色，研细，味辛，性微温，无毒，可以止吐逆，治疗癫痫，敷在伤口上治疗金疮伤效果很好。

矾石，俗呼镇风石，味辛、甘，性大热，有毒，天冷时将其置于水中，水不会结冰，性坚硬而耐火，烧一天一夜才会解散。治疗积聚和痼冷病效果很好，但注意辨别真品，选取在鹳巢中的、团状且能辅助热气的矾石，才是真品，才适合炼丹。

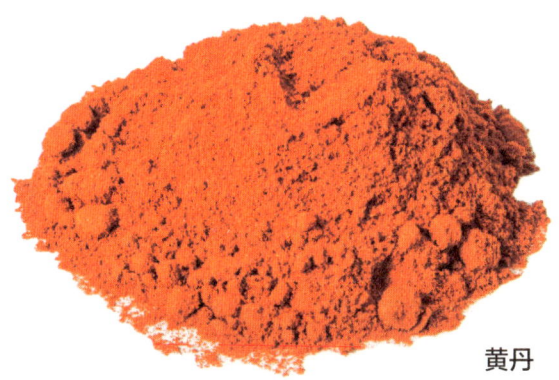

黄丹

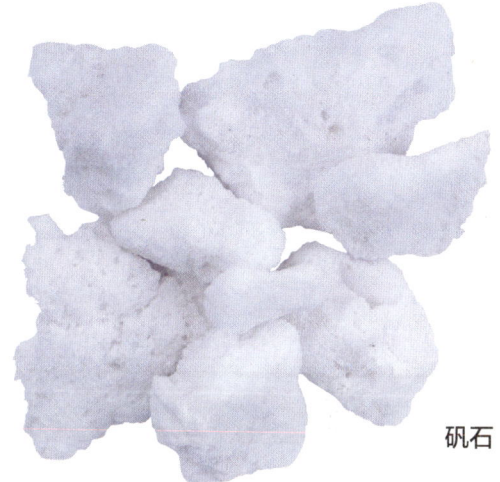

矾石

原文

血晕昏迷，法炼广生花蕊石；折伤排脓，火煅醋淬自然铜。

花蕊石，出陕州阌乡，性至坚硬，保金疮止血，《局方》以硫黄合和花蕊石，如法炼成，专治产后血晕去恶血。

自然铜，味辛平，无毒，出铜处有之，形方而大小不等，似铜实石也，不从矿炼，自然而生，故曰自然铜也。

中医视频课

释义

血晕昏迷，将花蕊石炼制成药的方法可治；骨折伤脓肿以及排除脓液，将自然铜火煅醋淬可治。

花蕊石，产自于陕州阌乡，性质坚硬，可以保护伤口、止血，按照《局方》中的方法，将硫黄和花蕊石合炼成药，专治妇女产后血晕，排除恶露。

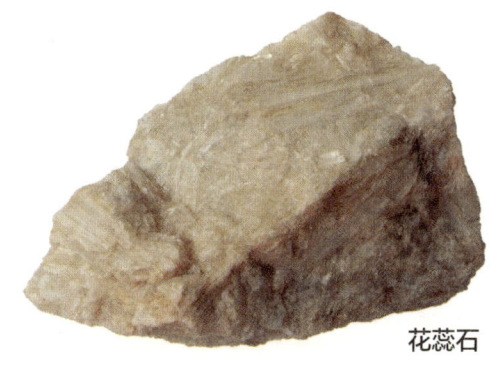

花蕊石

自然铜，味辛，性平，无毒，产铜的地方就有，形状是方形的但大小不等，像铜但实际上是石头，不是从矿石中提炼出来的，而是自然生成的，因此被称为自然铜。

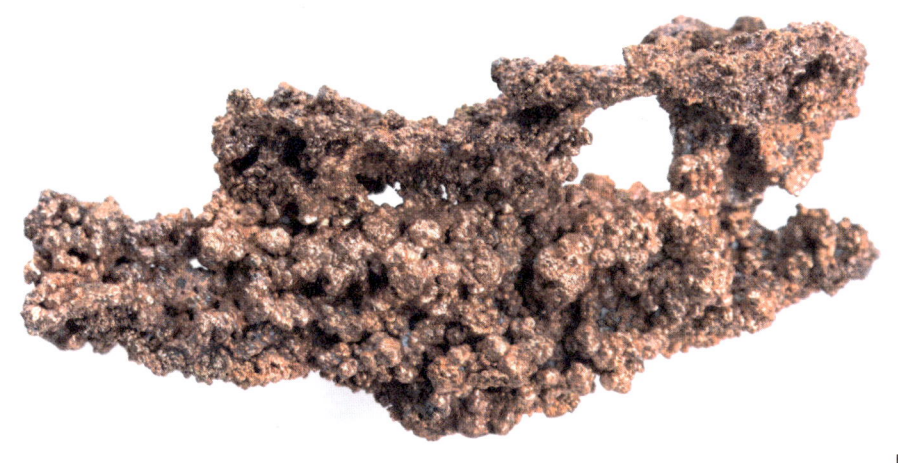

自然铜

原文

砒砂能破症瘕积聚，若还生用烂心肠；信石可吐膈内风痰，倘中其毒促人亡。

砒砂，味咸苦辛温，有毒，能消五金，入口腐人肠胃，生服之化人心为血。

信石，《图经》名砒霜，信州者佳，故名信石，味苦酸，有大毒，主诸疟风痰在胸膈，可作吐药用，不宜多服，能伤人命。

若误中砒砂、砒霜二毒，急宜冷水调绿豆汁饮之可解。

释义

砒砂可以破除因血瘀导致的症瘕积聚，生用不当，可导致心血损伤甚至心脏衰竭；信石治疗膈内风痰，中毒严重者可致死。

砒砂，味咸、苦、辛，性温，有毒，能消五金，内服会腐蚀肠胃，生服则将人心化为血。

信石，《图经》中称作砒霜，信州产的比较好，因此得名信石，其味苦、酸，有大毒，主治各种疟疾以及胸膈部位的痰邪，可作为催吐药用，但不能过量服用，否则能伤人性命。

若误中砒砂、砒霜两种毒，应立即用冷水调绿豆汁喝下去解毒。

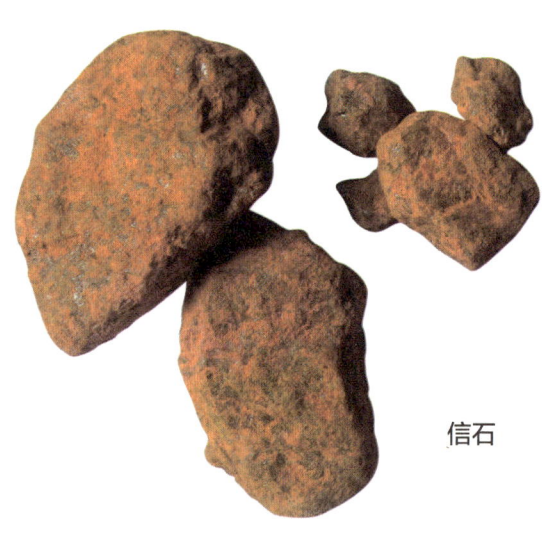

信石

原文

梁上尘消软疖，通喉噎，横生立产；井泉石性寒凉，攻火热，除翳神方。

梁上尘，一名乌龙尾，性微寒，无毒，凡使须去烟火远，高堂佛殿上者，拂下筛而用之。

井泉石，性大寒，无毒，处处有之，以饶阳郡者为胜，得菊花、栀子最良。

释义

梁上尘可以消散疖子、脓肿，缓解喉咙堵塞、噎食等，使横生的产妇立刻分娩；井泉石性寒，可以攻火热、治热证，是治疗眼睛翳障的神方。

梁上尘，又名乌龙尾，性微寒，无毒，每次用须远离烟火，选取在高堂佛殿上的尘土，拂去上面的尘土，用筛子筛过之后再用。

井泉石，性大寒，无毒，到处都有，以饶阳郡的为佳，配以菊花、栀子使用效果最佳。

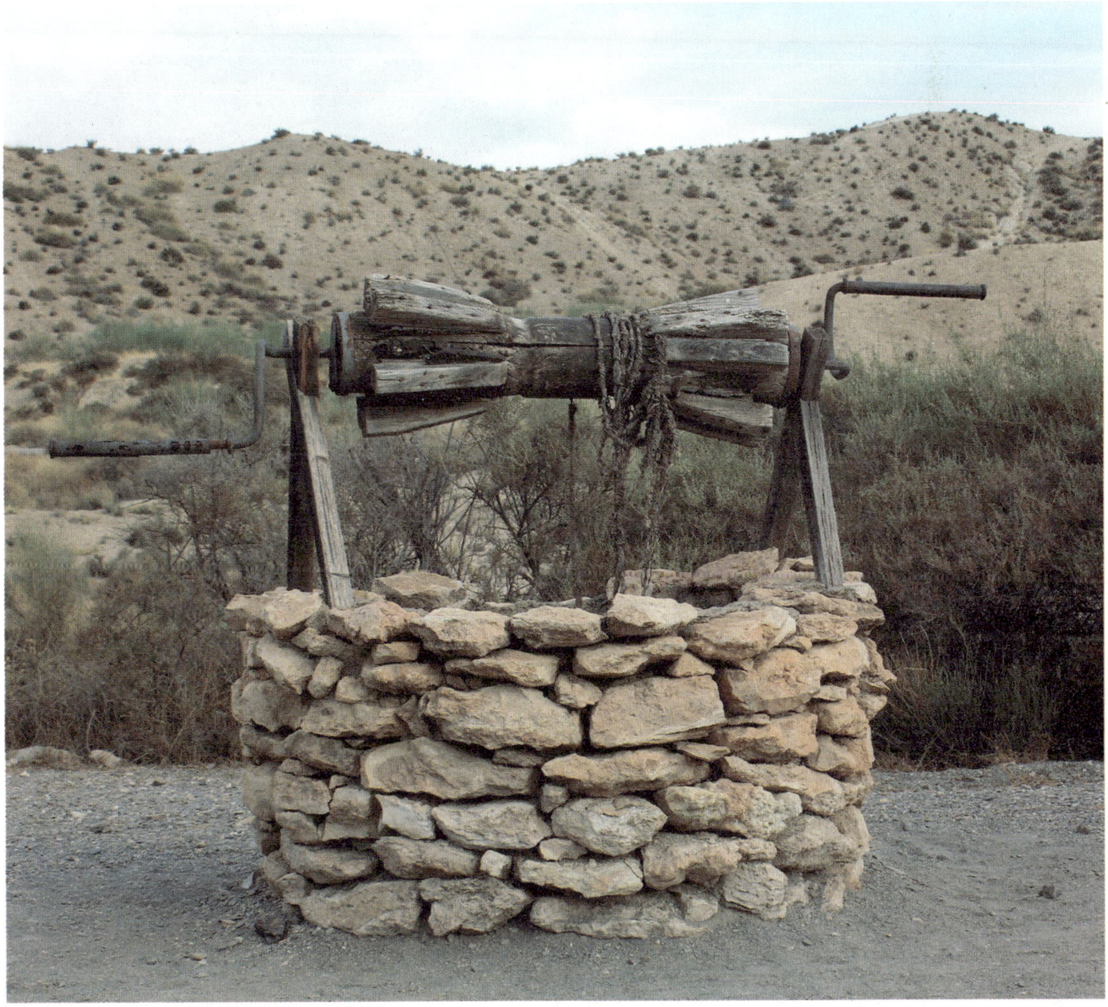

井泉石

原文

除痼冷，止头痛，无遗太阴玄精石；安心志，制癫狂，谁知铁粉和铁浆。

玄精石，出解州解县，今解地积盐仓中方有之，其色青白龟背者良，味咸温，无毒。

铁，味甘，无毒，取铁浸之，经久色青沫出可染皂者为铁浆，治癫狂。铁拍作片段，置醋糟中，积久生衣，刮取为铁粉，能安心志。

释义

清除体内痼冷，缓解头痛，不要遗漏了太阴玄精石；安定心志、制癫狂，谁知道铁粉和铁浆？

玄精石，产于解州解县，现在的解地积盐仓中能找到，以青白色、表面有龟背纹的为佳，味咸，性温，无毒。

铁，味甘，无毒，将铁浸入水中，时间久了可出现青色的泡沫，这就是铁浆，铁浆可以治癫狂。将铁拍成小片段放在醋糟中，时间久了可生成一层铁锈，这就是铁粉，铁粉可以安心志。

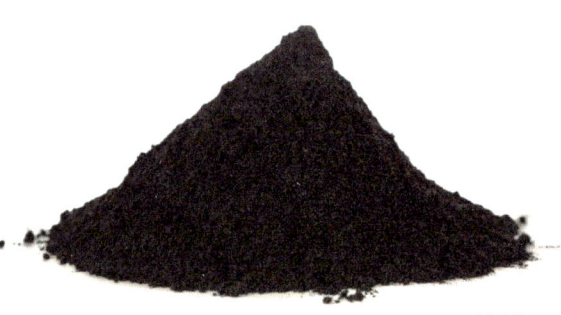

铁粉

原文

雄黄能杀虺蛇毒，妊娠佩带，转生男子，炼之久服自身轻，要生女子，佩带雌黄❶。

雄黄、雌黄同山所生，山阳❷处生雄黄，山阴❸有金处，金精熏则生雌黄，妇人觉有孕，以雄黄二两，绛囊盛带之，可转女为男，以雌黄半两，素囊盛带之，可转男为女。雌黄炼服，久则轻身，可入仙家。

注解

❶ **要生女子，佩带雌黄**：这段话没有任何科学根据。首先，胎儿的性别是由染色体决定的，无法通过佩戴药物来改变。然后升仙之说本就是谬误，不可能因为服用丹药就升仙了，阅读时注意鉴别。

❷ **山阳**：指山的南面，这里阳光充足，被称为"山阳"。

❸ **山阴**：指山的北面，这面见不到阳光，所以称为"山阴"。

释义

雄黄可以解虺蛇的毒，孕妇佩戴雄黄，还能转生男孩，普通人久服雄黄能使身体更轻盈。若想生女孩，可以佩带雌黄。

雄黄、雌黄生于同一座山，山阳处生雄黄，山阴处有金矿的话，金精熏就会生雌黄。妇人怀孕时，将二两雄黄放入绛囊佩戴，可将女胎转为男胎。将半两雌黄放入绛囊佩戴，可将男胎转为女胎。雌黄炼服，久服可轻身，甚至可以升仙。

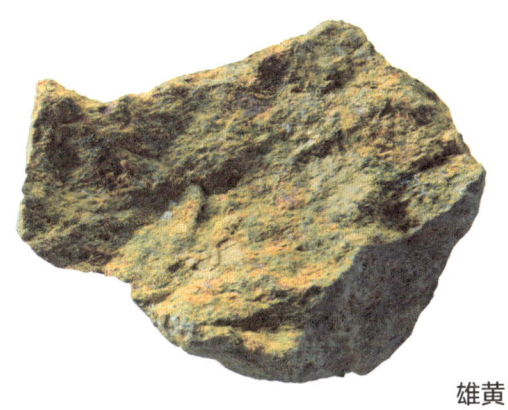
雄黄

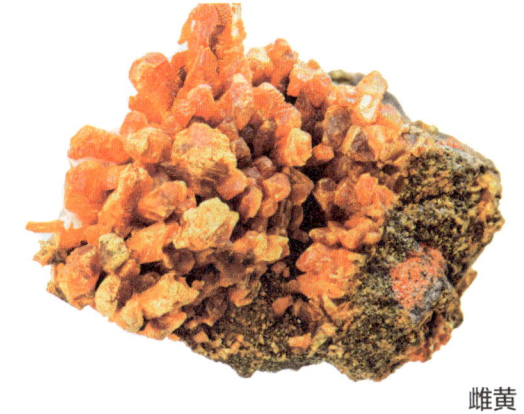
雌黄

原文

备金石之品味，治病得以推详。
总括上文诸药，悉可对证而施治也。

释义

详细了解各种玉石类药物的性质功用，治病时就可以仔细推究用什么药。总结上述各种药物，然后按照对应的症状辨证施治。

中医视频课

2 草部（上）

原文

观夫天生蒸民，地生百草。人生不无札瘥之常，以致病于寿夭；草有治病之功，用别花苗实脑。

蒸，众也。实即子，脑即根，各有所宜也。

释义

观察发现，天生众多百姓，地生各种花草。人难免遇到疾病和死亡的威胁，以至于影响健康长寿；草有治疗疾病的功效，花、幼苗、果实、根的药效各有不同。

蒸，众多的意思。实就是种子，脑就是植物的根，各有各的功用和适应范围。

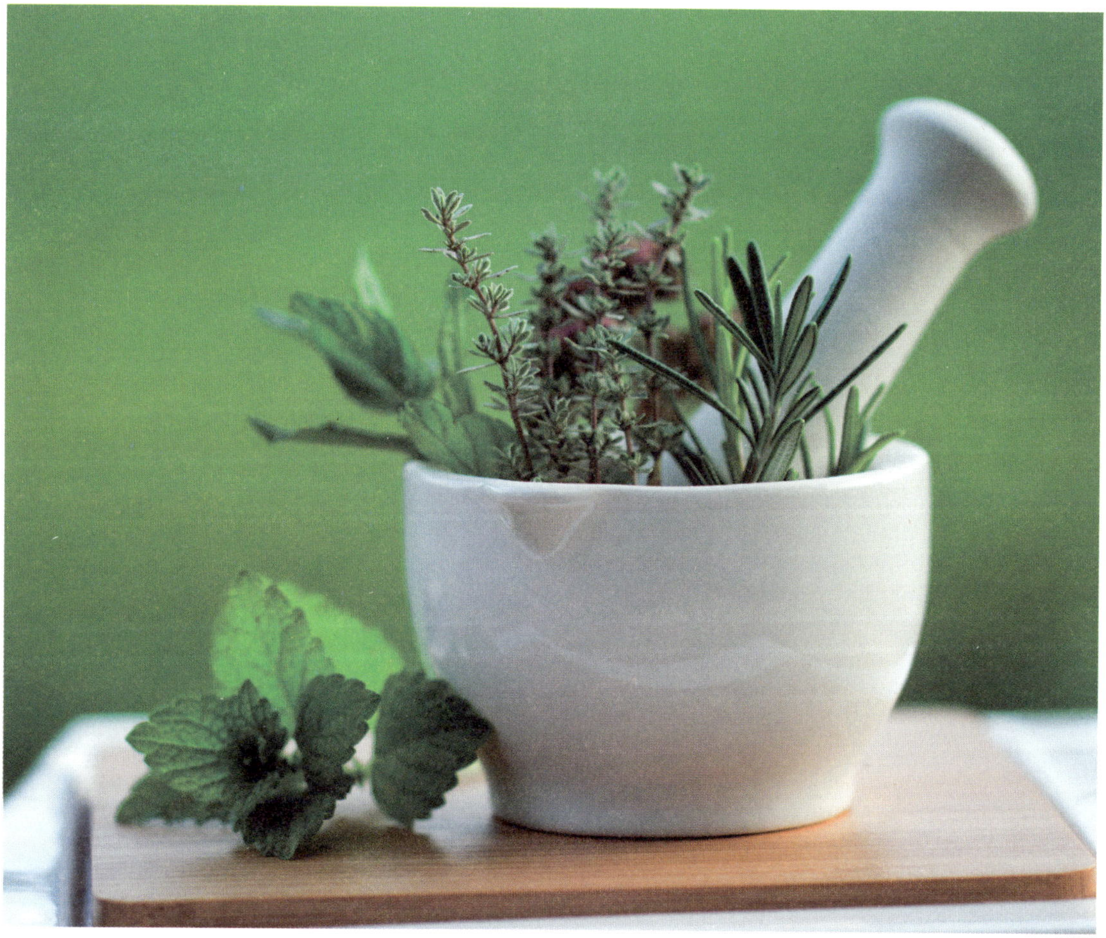

草药

原文

菖蒲开心明耳目，去湿痹风寒；菊花消湿散痹风，主头眩痛扰。

菖蒲，一名昌阳，须用生石碛上一寸九节者良，味辛温，无毒。

菊花，味苦甘平，无毒，主胸中烦热，明目聪耳。

释义

菖蒲能开心窍、明耳目、去湿痹、除风寒；菊花能祛湿、散痹风，主治头眩疼痛。

菖蒲，别名昌阳，以生长在沙石上、长一寸且内有九节的为佳，味辛，性温，无毒。

菊花，味苦、甘，性平，无毒，主治胸中烦热，能使人明目耳聪。

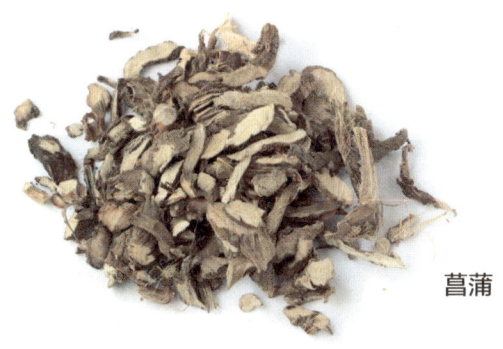

菖蒲

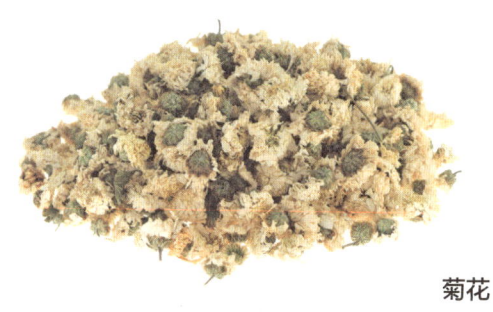

菊花

原文

治渴补虚安五脏，快觅人参；温中解毒性平和，无如国老。

人参，一曰人薓，味甘微寒，无毒，反藜芦。

甘草，味甘平，无毒，主解百毒，为众药之王，故号国老，反大戟、芫花、甘遂、海藻。

释义

治口渴、补虚、安五脏，尽快用人参；温暖脾胃、解毒、性质平和，没有哪种药比得上甘草。

人参，别名人薓，味甘，性微寒，无毒，反藜芦。

甘草，味甘，性平，无毒，能解各种药之毒，是众药之王，因此得名"国老"，反大戟、芫花、甘遂、海藻。

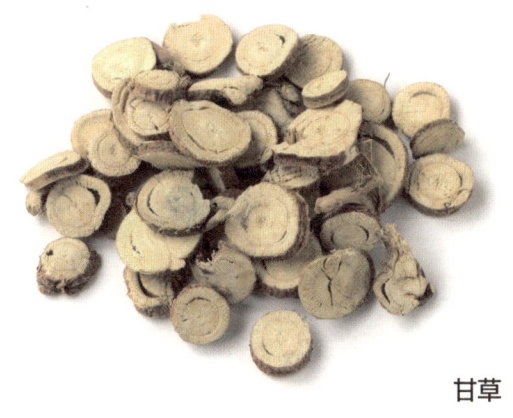

甘草

原文

白术益脾止泻呕,若动气不宜;苍术平胃压山岚,用米泔浸炒。

白术,味甘辛,无毒,主风寒湿痹,益脾胃,补虚劳,消肿,伤寒有动气者不宜服。

苍术,用米泔浸一宿,换泔浸,炒干去皮,味苦甘辛,无毒,治伤寒痹痛,除温疟,可发散。

释义

白术有补益脾胃、止泻止呕的效果,但若动气,就不适宜使用;苍术可以平胃、压制山岚瘴气,使用时要将苍术浸泡在米泔水中,然后炒干去皮。

白术,味甘,性辛,无毒,主治风寒湿痹,补益脾胃,补虚劳,消肿,伤寒有动气的不宜内服。

苍术,用米泔水浸泡一晚上,再换泔水继续浸,泡后炒干去皮。味苦甘辛,无毒,可以治疗伤寒痹痛、除温疟、发散表邪。

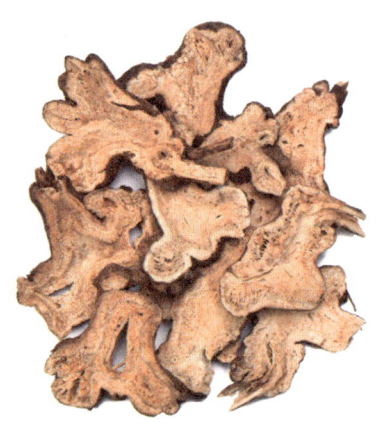

白术

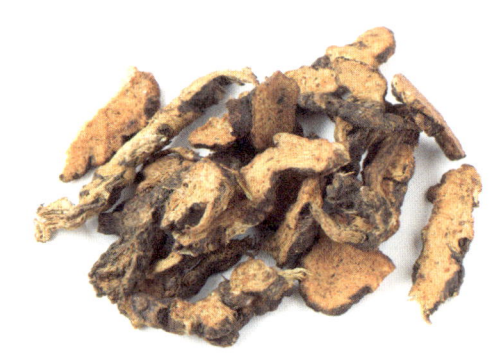

苍术

原文

生地黄能行血,兼止吐衄折伤;熟地黄能补血,更治虚劳焦躁。

生地黄,大寒,亦治产后血攻心及女人经水闭绝。

熟地黄,净洗酒浸,蒸两三次焙干,味甘温,无毒;熟干则温补,生干则平宣;熟者止崩漏,安魂魄,治惊悸,补内伤。

释义

生地黄能行血、促进血液循环,并能止住吐血、衄血及外伤出血;熟地黄能补血,治虚劳和焦躁不安效果更好。

生地黄,性大寒,能治妇女产后血攻心、闭经。

熟地黄，洗净后酒浸，蒸两三次，再焙干处理，药性变得味甘、性温无毒。熟地黄晒干可以温补；生地黄晒干可以平喘、宣肺；熟地黄还可以止妇女崩漏，安定心神，缓解惊恐、心悸等症，对虚劳内伤也有补益作用。

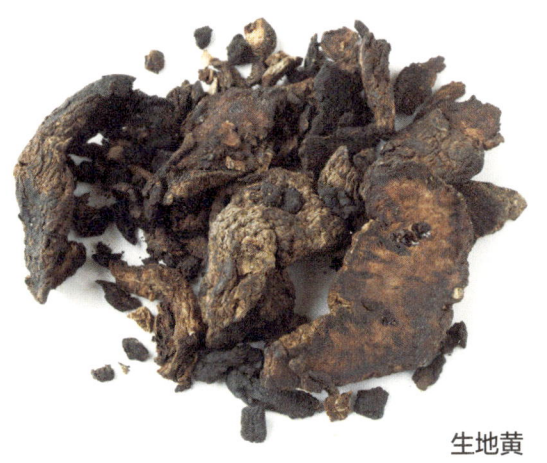

生地黄

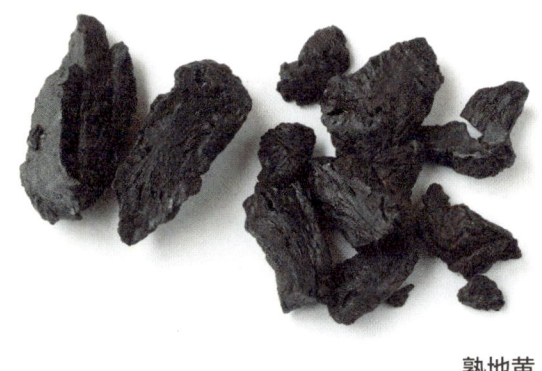

熟地黄

原文

天门冬镇心止吐血衄血，性寒而能补大虚；麦门冬解渴开结益心肠，劳热可除烦可保。

天门冬，味苦甘平大寒，无毒，悦人颜色。

麦门冬，味甘平微寒，无毒。二味并去心，焙干用。

释义

天门冬有镇心安神及止吐血、衄血的作用，性质寒凉，能补大虚；麦门冬有解渴、开结、益心肠的功效，可以消除疲劳、治疗热证、安神除烦。

天门冬，味苦、甘，性平、大寒，无毒，可以改善肌肤状态。

麦门冬，味甘，性平、微寒，无毒。

这两味药用时都需要去心，焙干。

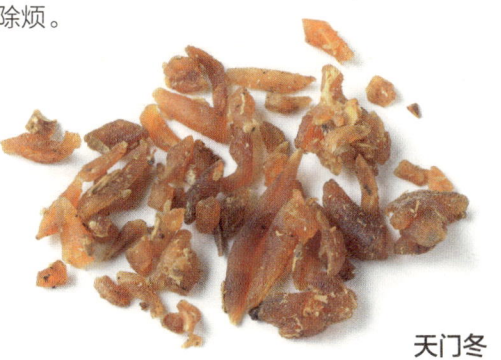

天门冬

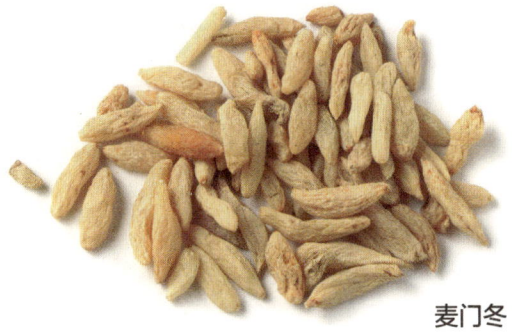

麦门冬

121

原文

地肤子、车前子除热去风明眼目，能使膀胱水谷分；菟丝子、巴戟天添精补髓主延年，解去腰疼诚有效。

地肤子，即落蒂子，味苦寒，无毒。

车前子，味甘咸寒，无毒，能滑胎，止泻痢。

菟丝子，味辛平，无毒，水洗澄去砂土，酒浸一宿，蒸过乘热捣成膏，焙干再入药，方可研末。

巴戟天须连珠者，去心酒浸焙干，味辛甘微温，无毒，除风强筋益力，治梦与鬼交。

释义

地肤子、车前子可以清热、祛风、明目，能增强膀胱功能；菟丝子、巴戟天可以添精补髓，延年益寿，缓解腰疼的效果也很好。

地肤子，即落蒂子，味苦、寒，无毒。

车前子，味甘、咸，性寒，无毒，能促进胎儿顺利娩出，治疗泻痢。

菟丝子，味辛平，无毒，用时先用水清洗掉表面的砂土，再用酒浸泡一夜，蒸后趁热捣成膏状，焙干后再入药，才能研末用于临床。

巴戟天选取连珠状的，去心，用酒浸过后焙干，然后药性才是味辛、甘，性微温，无毒，可以祛除风邪、增强筋骨、增加体力，治疗噩梦。

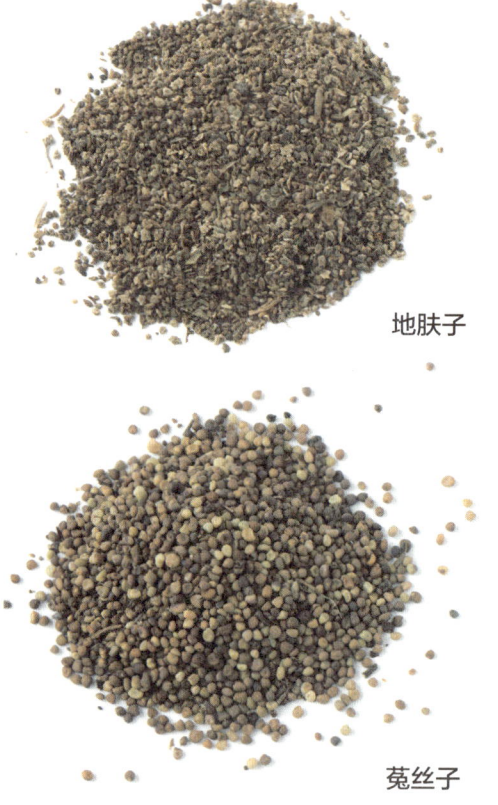

地肤子

车前子

菟丝子

巴戟天

原文

牛膝补虚挛膝痛，月经若闭亦能通；柴胡去热治劳伤，主疗伤寒功力到。

牛膝，为君，味苦酸平，无毒。

柴胡，味苦平，性微寒，无毒，治湿痹拘挛，可用煎汤浴之，下气消痰止嗽，伤寒为要药。

释义

牛膝可以补虚、治膝关节疼痛，妇女闭经也能使之恢复通畅；柴胡可以退热、治劳伤，主治伤寒。

牛膝，为君药，味苦、酸，性平，无毒。

柴胡，味苦、平，性微寒，无毒，治疗湿痹拘挛，可以用柴胡煎汤洗浴以舒缓拘挛，还能下气、消痰、止嗽，是治伤寒的重要药物。

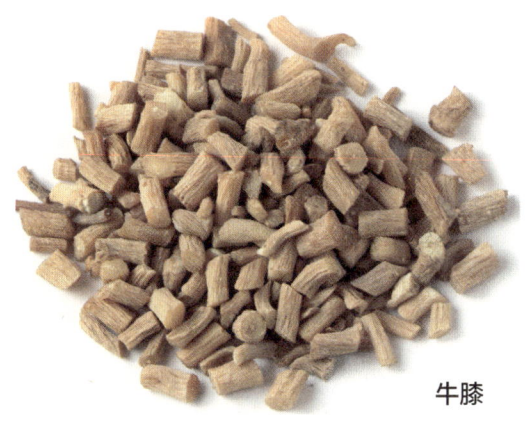
牛膝

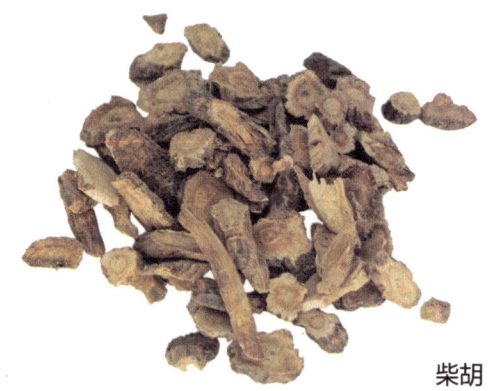
柴胡

原文

草决明泄肝热，明目祛风兼鼻渊；草龙胆益肝虚，惊惕无忧疳虫瘔。

草决明，味咸苦甘平微寒，无毒。

草龙胆，味苦寒，无毒，益肝明目，最治疳。

释义

草决明主要用于泄肝热、明目祛风，还可以治疗鼻渊；草龙胆补益肝虚，可以治疗惊恐不安和疳虫病。

草决明，味咸、苦、甘，性平、微寒，无毒。

草龙胆，味苦，性寒，无毒，有益肝明目作用，治疗疳病效果很好。

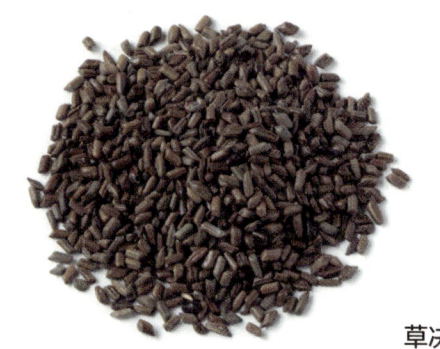
草决明

原文

庵闾子性苦寒,风寒湿痹水皆宽;茵陈蒿性苦冷,时气发黄淋可导。

庵闾,处处有之,味苦微寒,无毒,久服轻身明目。茵陈蒿,味苦平微寒,无毒,治淋难小便闭涩不通。

释义

庵闾子性苦寒,主要用于治疗风寒湿痹;茵陈蒿性苦冷,主要用来治疗时气病引起的黄疸和淋证。

庵闾,到处都有,味苦,性微寒,无毒,久服可轻身、明目。

茵陈蒿,味苦,性平、微寒,无毒,可治淋证和小便闭涩不通。

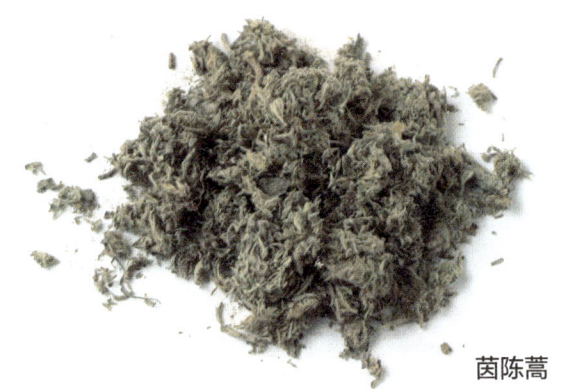

茵陈蒿

原文

远志一名小草,堪收梦里遗精;黄精俗字山姜,久服延年不老。

远志用去骨,以甘草汤浸煮炒干,味苦温,无毒,苗名小草,一似麻黄,但无节,令人生智慧,定心惊。

黄精俗呼为山姜,味甘平,无毒,然与钩吻相似,但一善一恶,要仔细辨认,切勿误用钩吻,则伤人至死。

释义

远志又名小草,可治疗梦遗;黄精俗称山姜,久服可延年益寿。

远志用时要去木质芯,然后用甘草汤浸煮炒干,味苦,性温,无毒。其苗称作小草,外形上与麻黄相似,但没有节,能够益智安神,定心惊。

黄精俗称山姜,味甘,性平,无毒,外形与钩吻相似,但一个是良药,一个是毒药,要仔细辨认,千万不要误用钩吻,否则危及性命。

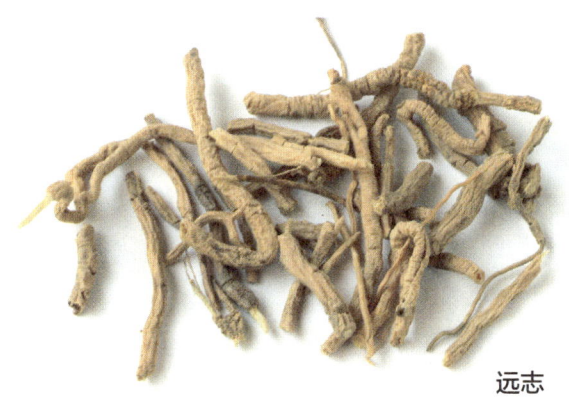

远志

原文

北五味补虚下气，止嗽强筋；南木香止痢健脾，气疼是宝。

五味子，味酸甘咸苦辛，故名五味，性温，无毒，止渴，消酒毒。

木香形如枯骨者佳，不见火，味辛温，无毒，去膀胱冷气，除症瘕，止泻痢。

释义

北五味可以补虚下气，止咳强筋；南木香止痢健脾，治疗气滞疼痛。

五味子，味酸、甘、咸、苦、辛，故名五味，性温，无毒，有止渴、消酒毒的作用。

木香外形如枯骨的比较好，炮制时不需要加热处理，味辛、温，无毒，可温中散寒，去膀胱冷气，消除症瘕，止泻、止痢。

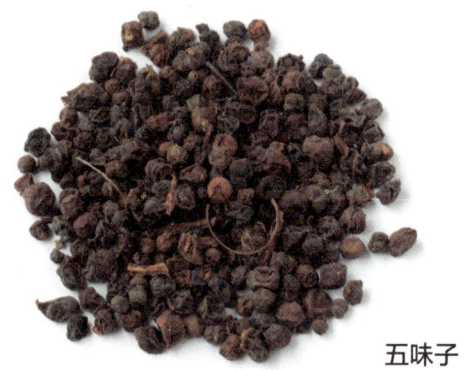

五味子

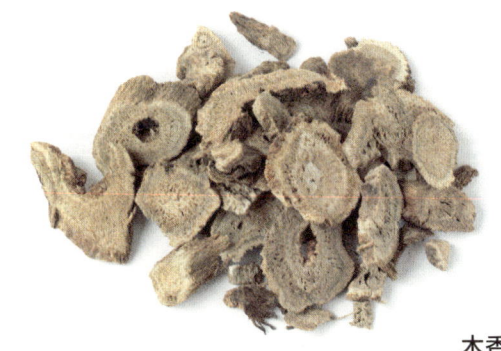

木香

原文

金疮止血，王不留行，是名剪金花；风疹赤丹，本草景天，即是慎火草。

王不留行，味苦平，无毒，可催生产，利月经。

景天，味苦酸平，无毒，主劳烦大热疮，女人漏下，用花良。

释义

金疮伤出血，用王不留行，即剪金花；风疹、赤丹等皮肤病，用景天，即慎火草。

王不留行，味苦，性平，无毒，可催产，通利月经。

景天，味苦、酸，性平，无毒，主治劳烦、高热引起的疮疡。妇人漏下病，用景天的花效果很好。

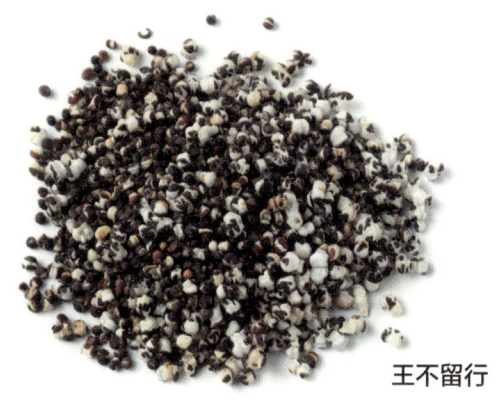

王不留行

125

原文

络石治痈疮，消热毒，苗似龙鳞；川芎医头痛，主筋挛，形如雀脑。

络石，为君，即石鳞，又名龙鳞薜荔，味苦温微寒，无毒，畏贝母、菖蒲。

川芎，一名川劳，明目，疮家止痛，味辛温，无毒，蘼芜即其苗也，白芷为之使。

释义

络石治疗痈疮和热毒，它的苗长得很像龙鳞；川芎治疗头疼、筋挛，它的外形像雀脑。

络石为君药，又名石鳞、龙鳞薜荔，味苦，性温、微寒，无毒，畏贝母、菖蒲。

川芎，又名川劳，可明目、止疮痛，味辛，性温，无毒，蘼芜就是它的苗，白芷为它的使药。

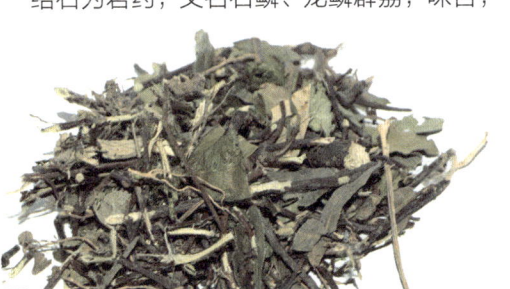
络石

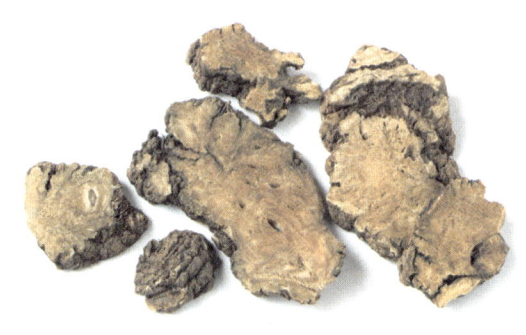
川芎

原文

金钗石斛，解使元阳壮，腰疼膝痛并皆驱；鬼脸升麻，能教百毒消，疹痘斑疮宁可较。

石斛草，味甘平，无毒，入肾壮阳，平胃气。

升麻，味苦平微寒，无毒，能解一切毒，除热祛风，为伤寒时气之要药也。

释义

金钗石斛可以增强人体的元气，使腰膝疼痛得到缓解；鬼脸升麻，可以解毒消斑，对于疹痘斑疮等疾病有很好的疗效。

石斛草，味甘，性平，无毒，可以增强肾脏的功能，调节胃气。

升麻，味苦，性平、微寒，无毒，能解一切毒，清除体内的热邪，是治疗伤寒的重要药物。

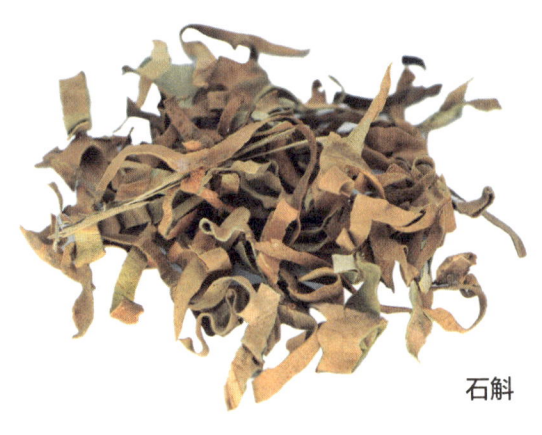
石斛

原文

烟尘续断，安胎产、疗金疮，速不可迟；染绛茜根，理风寒、止吐血，须宜乎早。

续断，味苦辛微寒，无毒，最能接骨，因名续断。

茜根，一作蒨，即今染绛茜草根也，味苦微寒，解中蛊毒。

释义

安胎、催产、治疗金疮，尽快使用续断；治疗风寒、止吐血，尽早使用茜根。

续断，味苦、辛，性微寒，无毒，擅长接骨，因此得名续断。

茜根，也称作蒨，即现在的染绛茜草的根，味苦，性微寒，可解蛊毒。

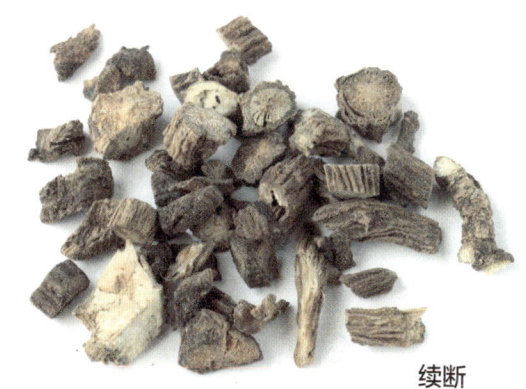

续断

原文

蚍床、蛇床同一种，治风湿痒及阴疮；羌活、独活本来同，头痛筋挛风气挠。

蚍床，即蛇床，味苦辛甘平，无毒。

羌活、独活本同类，但紫色而节密者为羌活，黄色而作块者为独活，味苦甘平微温，无毒。

释义

蚍床、蛇床是同一种药，治疗风湿瘙痒和阴疮；羌活、独活也是同一种中药材，治疗头痛、筋挛和风气侵扰引起的瘙痒。

蚍床，就是蛇床，味苦、辛、甘，性平，无毒。

羌活、独活是同一种药，但紫色而节密的是羌活，黄色而成块的为独活，味苦、甘，性平、微温，无毒。

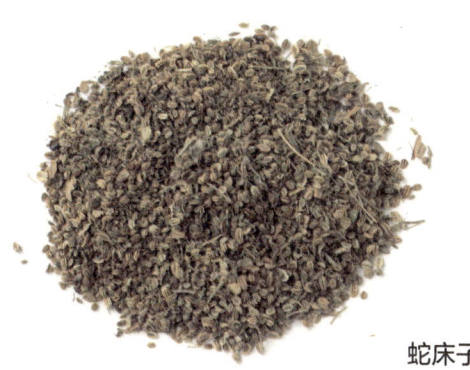

蛇床子

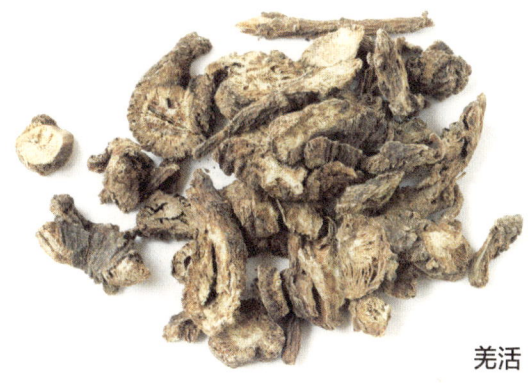

羌活

127

原文

细辛、薯蓣，能温中下气，仍主脑腰疼；薏苡、葳蕤，治痹弱筋挛，并医风湿证。

细辛，味辛温，无毒，主拘挛风痹，明目疗痿，治妇人血闭。

薯蓣，俗名山药，味甘温平，无毒，补心气不足，镇心神。薏苡仁，味甘寒，无毒，主肺气肺痈。

葳蕤，叶似黄精，味甘平，无毒，切勿误用钩吻❶，误用则伤人。

注解

❶ 切勿误用钩吻：钩吻是一种具有毒性的草药，外形与葳蕤相似，在采摘和使用葳蕤时注意辨别。

释义

细辛和薯蓣都能温中下气，还可以缓解头疼、腰疼；薏苡、葳蕤，都治痹弱筋挛，也能治风湿证。

细辛，味辛，性温，无毒，治疗身体拘挛、风痹，还可以明目、治阳痿、治妇人闭经。

薯蓣，俗名山药，味甘、温，性平，无毒，可补心气不足，镇心安神。

薏苡仁，味甘，性寒，无毒，主治肺气肺痈。

葳蕤，叶与黄精相似，味甘、性平，无毒。千万不要误用钩吻，误用则伤人。

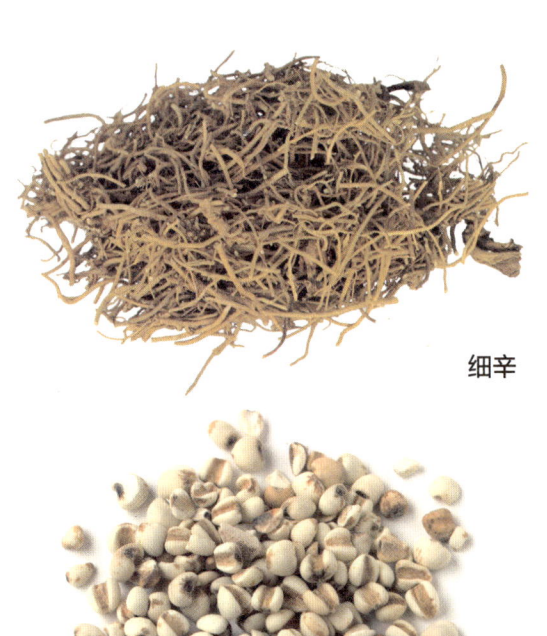

细辛

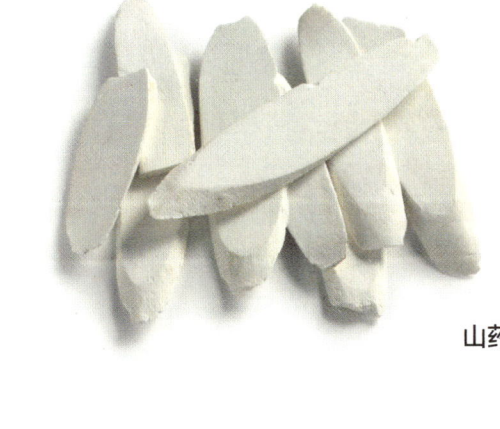

山药

薏苡仁

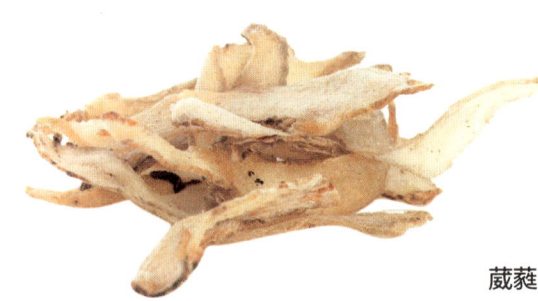

葳蕤

原文

止泻补虚收盗汗，黄芪奏莫大之功；消痈散肿有高能，忍冬是至贱之草。

黄芪，味甘微温，无毒，主虚劳，强筋，治耳聋，止痛排脓。

忍冬草，即鹭鸶藤，又名金银花，其蔓左缠，亦名左缠藤，味甘温，无毒，今处处有之。

释义

止泻、补虚、收敛盗汗，黄芪特别擅长；消除痈肿、散解结块，忍冬这种常见草能治。

黄芪，味甘，性微温，无毒，主治虚劳，能强筋，可治耳聋，并能止痛排脓。

忍冬草，就是鹭鸶藤，又名金银花，它的蔓向左缠，又名左缠藤，味甘，性温，无毒，现在到处都有。

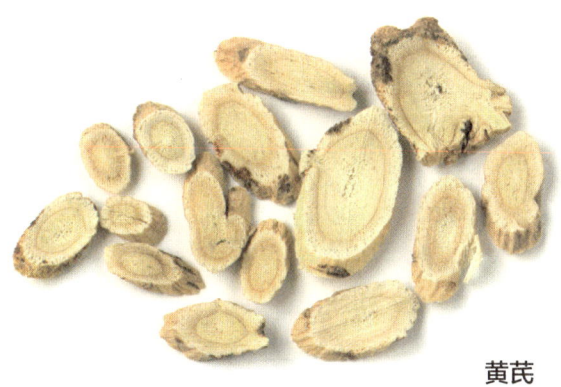

黄芪

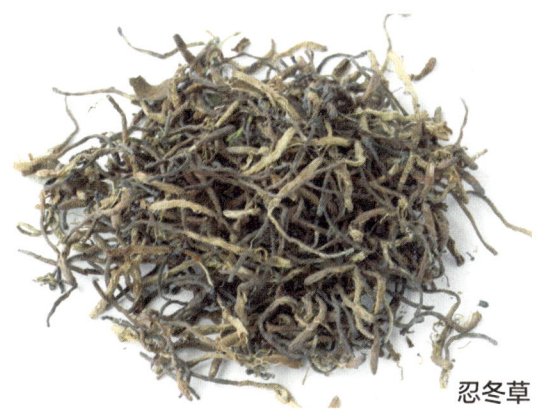

忍冬草

原文

泽泻会除诸般泻，弭渴疏淋；防风主治一切风，仍蠲痛脑。

泽泻，味甘咸寒，无毒，止泄精，逐膀胱水，多服令人眼病。

防风，味甘辛温，无毒，能解附子毒，明目止汗疗崩。

释义

泽泻能治疗各种腹泻，还能消除口渴、疏通淋病；防风主治各种风邪，也能缓解头疼。

泽泻，味甘、咸，性寒，无毒，治疗泄精，驱逐膀胱水而利尿，过量服用会导致眼疾。

防风，味甘、辛，温，无毒，能解附子的毒，具有明目、止汗、治疗女子崩漏的作用。

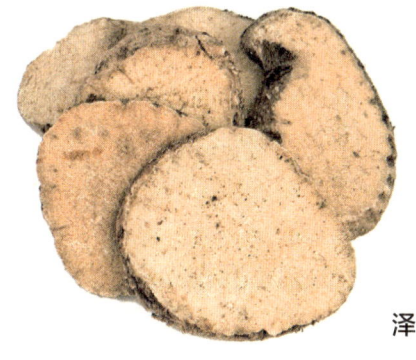

泽泻

原文

蒺藜阴痛煎汤，头痛煎酒；蒲黄行血用生，止血用炒。

蒺藜，味苦辛温微寒，无毒，破血催生，若风疮阴疮，煎汤作浴，头痛煎酒服。
蒲黄，味甘平，无毒，生则味滑，炒熟则味涩。

释义

蒺藜，煎汤服可以用于治疗阴部疼痛，酒煎服可以治疗头痛；蒲黄，生用可行血，炒用可止血。

蒺藜，味苦、辛，性温、微寒，无毒，有破血催生作用，煎汤沐浴可以治疗风疮、阴疮，与酒煎煮内服可以治疗头疼。

蒲黄，味甘，性平，无毒，生用味滑，炒熟味涩。

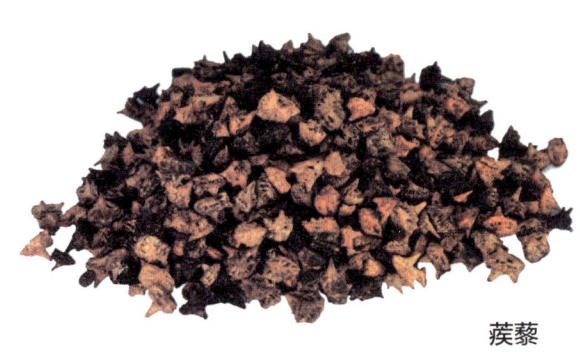

蒺藜

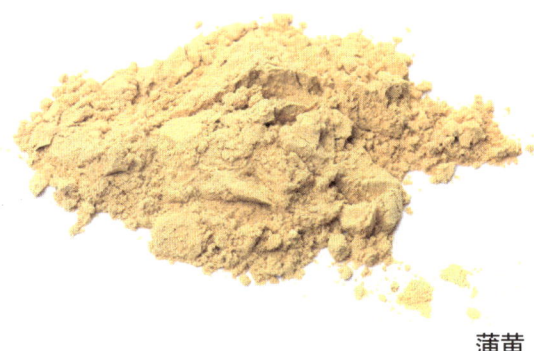

蒲黄

原文

苁蓉扶女子阴绝，兴男子阳绝，补精养肾，生自马精；黄连理大人诸热，却小儿疳热，止痢厚肠，贵称鹰爪❶。

肉苁蓉，味甘酸咸微寒，无毒，言是马精落地所生，生时似肉，作羹补虚最佳。
黄连，味苦寒，无毒，点眼可除热，更治消中、口疮良。

注解

❶ **贵称鹰爪**：黄连的形状像鹰的爪子，因此被认为药用价值很高，非常珍贵。

释义

肉苁蓉生于马的精液，有补精养肾作用，扶助女性的阴气，增强男性的阳气；黄连有止痢厚肠作用，可治成年人的各种热证，消除小儿的疳积发热，药用价值很高，被称为"鹰爪"。

肉苁蓉，味甘、酸、咸，性微寒，无毒，

听说是马的精液落地所生，生时像肉，制作成羹补虚效果很好。

黄连，味苦，性寒，无毒，用来点眼可以消除热证，另外还治消渴、中焦热邪引起的口疮。

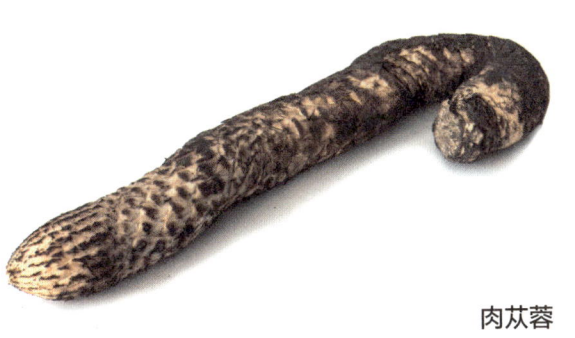

肉苁蓉

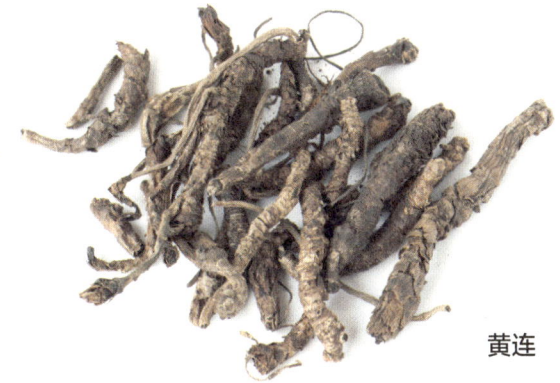

黄连

原文

漏芦行乳汁，消瘰疬肠风；丹参补胎气，利月经为吉。

漏芦，味苦咸寒，无毒，医疮疡，疗眼，理损伤，续筋骨。

丹参（一名赤参），味苦微寒，无毒，除积聚，破癥瘕，益气去烦满。

释义

漏芦具有促进乳汁分泌、消除瘰疬和肠风的功效；丹参具有补益胎气、促进月经顺畅的功效。

漏芦，味苦、咸，性寒，无毒，可以治疗疮疡、眼疾，治疗各种损伤，促进筋骨的愈合。

丹参（还有一个名字叫赤参），味苦，性微寒，无毒，可以消除体内肿块和硬块，补气养血、安神解烦。

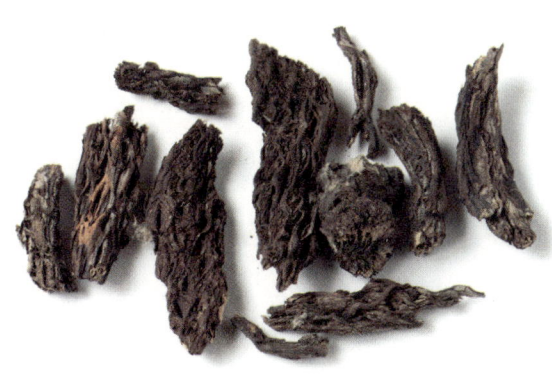

漏芦

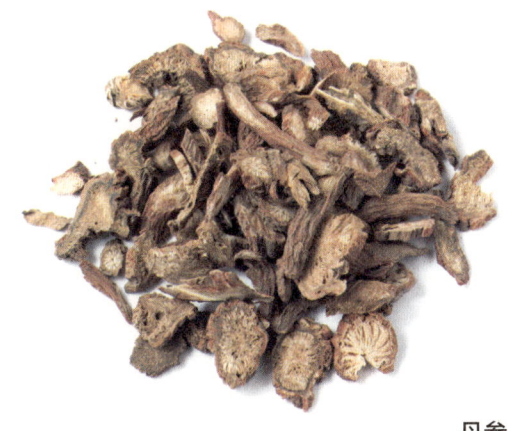

丹参

原文

更分佐使君臣，是曰神圣工巧。

望而知之谓神，闻而知之谓圣，问而知之谓工，切而知之谓巧。望闻问切，是谓医家之四知。

释义

此外，药物的使用，如果进一步分析君臣佐使的搭配情况，那就可称之为高明、神圣、英明、巧妙了。

观察病人的外表形态，以推测病人的病情，这是"神"。听取病人的呼吸和声音，以推测病人的病情，这是"圣"。询问病人或陪护人，以了解病人的病情，这是"工"。摸脉和切脉以了解病人的病情，这是"巧"。这就是通常所说的"望闻问切"，它是医生诊断病情的基本方法。

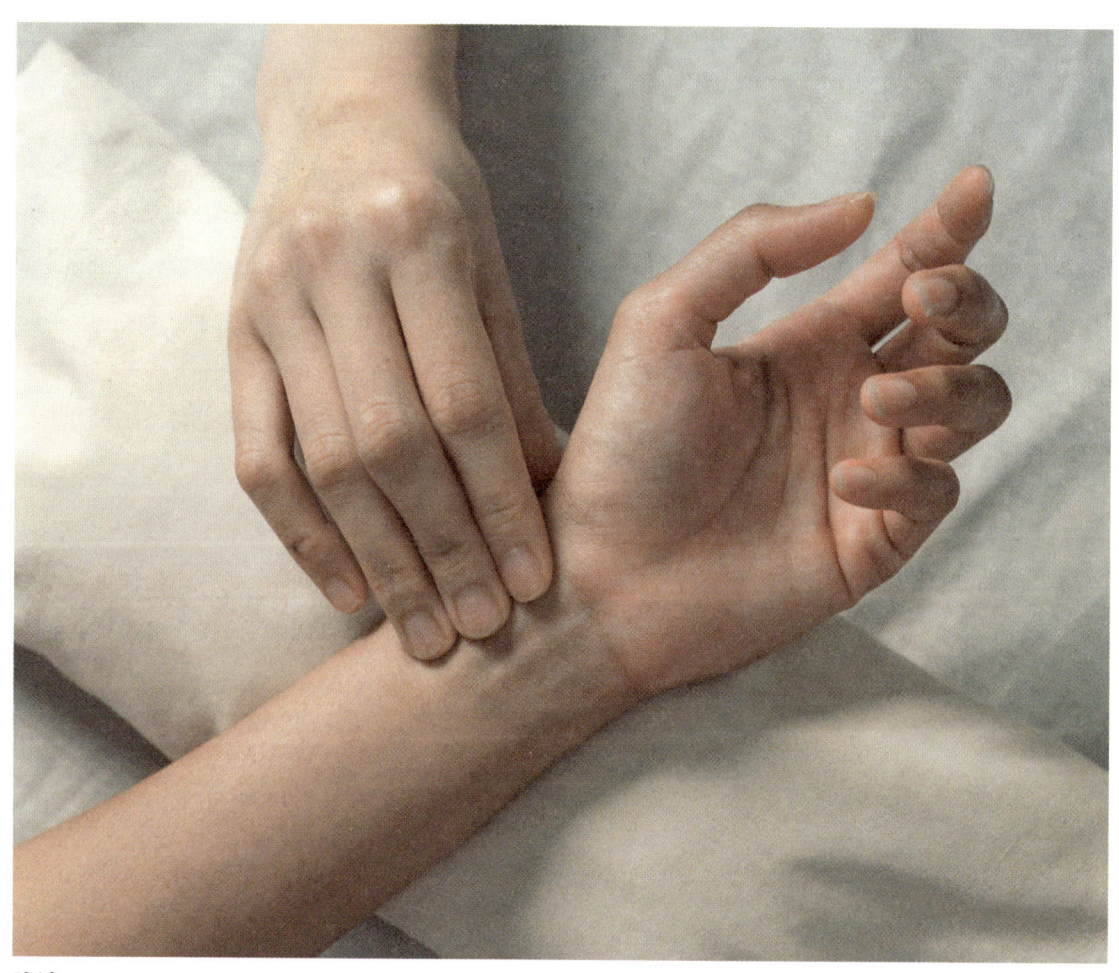

脉诊

3 草部（中）

中医视频课

原文

抑又闻芍药苦平，赤者破血通经，而白者可安胎止痛；辛姜大热，生则呕家圣药，而干者除霍乱肚疼。

芍药，为臣，味苦酸平微寒，有小毒，恶石斛、芒硝，畏硝石，反藜芦。芍有赤白二种，白者补虚止汗，赤者除热明目。

姜，为使，有生用，有干用，干者味辛温，大热无毒，温中止血，逐痹风湿；生者味辛，微温无毒，处处有之；用熟即去皮，用生即留皮；发散伤寒下气，为呕家圣药。

释义

又听说芍药味苦、性平，赤芍药破血通经，白芍药安胎止痛；辛姜大热，生姜是止呕吐的圣药，干姜可以除霍乱引起的肚子疼。

芍药，为臣药，味苦、酸，性平、微寒，有小毒，恶石斛、芒硝，畏硝石，反藜芦。芍有赤、白两种颜色，白芍药补虚止汗，赤芍药除热明目。

姜为使药，可以生用，也可以干用。干姜味辛，性温，大热无毒，可温中止血、逐痹风湿；生姜味辛，性微温，无毒，到处都有；用熟的就要去皮，用生姜就保留皮；可以发散伤寒下气，是止呕吐的良药。

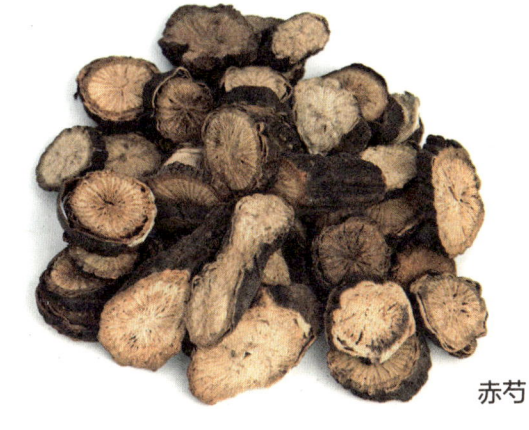

赤芍

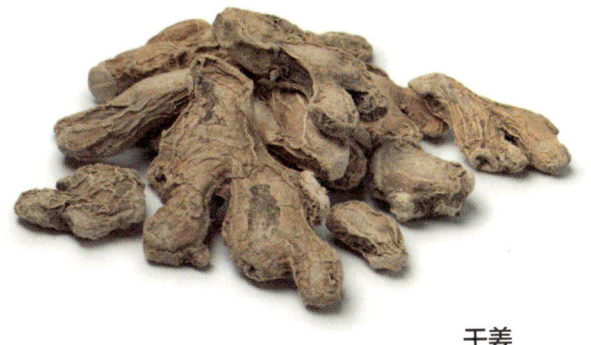

干姜

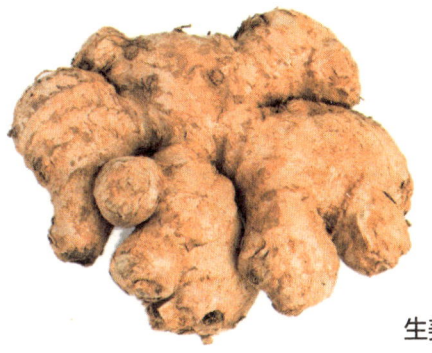

生姜

原文

葛根止渴解酲，发散伤寒消热毒；瞿麦开通关格，宣癃堕子更催生。

葛根，味甘寒，无毒。

瞿麦，只用实壳，不用茎叶，味苦寒，无毒。

释义

葛根可以止渴解酒、发散伤寒、消除热毒；瞿麦可以开通闭塞的尿道，治疗排尿不畅、尿潴留，还能帮产妇催生。

葛根，味甘，性寒，无毒。

瞿麦，只用实壳，不用茎叶，味苦，性寒，无毒。

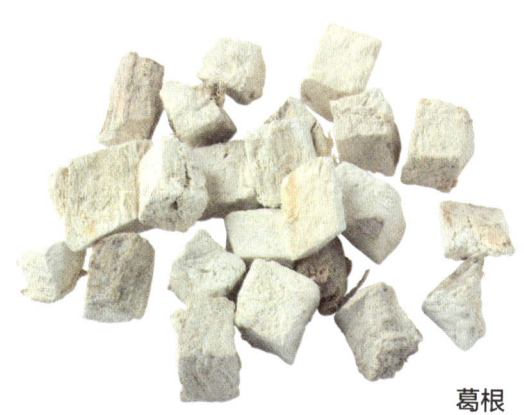

葛根

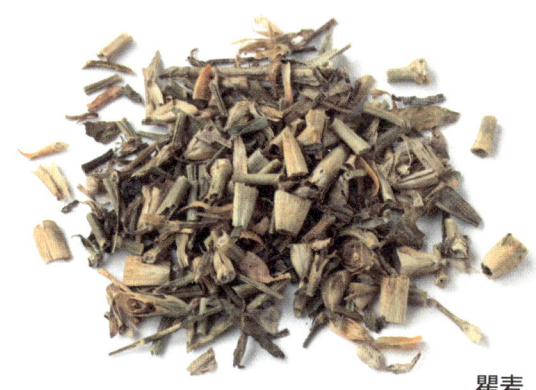

瞿麦

原文

栝蒌曰天瓜，实治乳痈，根可止渴；苍耳即菜耳，子能明目，叶解风缠。

栝蒌根，名天花粉，味苦寒，无毒，实即栝蒌。

苍耳，味甘温，有小毒，今处处有之，主挛痹湿风寒。

释义

栝蒌又称天瓜，果实可以治乳痈，根部可以止渴；苍耳即菜耳，种子能明目，叶能治疗风湿病。

栝蒌根，别名天花粉，味苦，性寒，无毒，果实即栝蒌。

苍耳，味甘、温，有小毒，现在到处都有，主治痉挛性麻痹、湿邪风邪引起的风寒痹症。

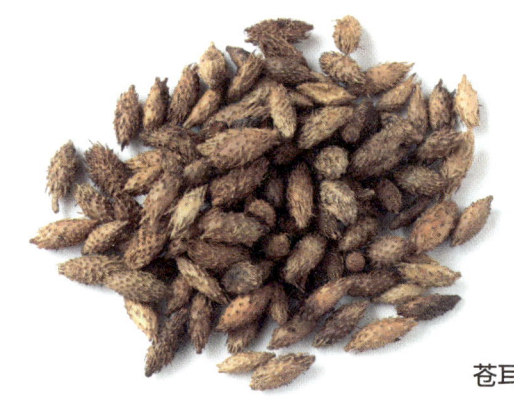

苍耳

原文

玄参攻喉痛，苦参攻肠风，并可消痹破症结；贝母人面疮，知母润心肺，皆能止嗽理伤寒。

玄参，即山麻，味苦咸大寒，无毒，今处处有之，除风热，明眼目。

苦参，味苦寒，无毒，杀疳虫治疮毒。

贝母，味辛苦平微寒，无毒，专治腿膝人面疮，及诸痈毒。

知母，味苦寒，无毒，除热止渴。

释义

玄参用于治疗喉痛，苦参用于治疗肠风，二者都可以消除痹症、破除肿块；贝母用于治疗面疮，知母用于润心肺，贝母和知母都可以用于止咳、治疗伤寒病。

玄参，即山麻，味苦、咸，性大寒，无毒，现在到处都有，可以除风热、明眼目。

苦参，味苦，性寒，无毒，可以杀疳虫、治疮毒。

贝母，味辛、苦，性平、微寒，无毒，专治腿、膝上的人面疮，以及各种痈疽毒疮。

知母，味苦，性寒，无毒，有除热、止渴的作用。

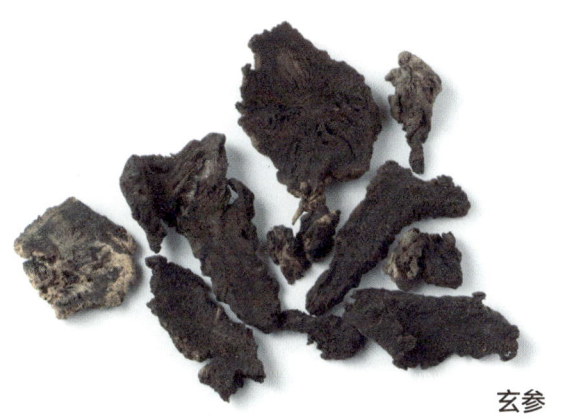

玄参

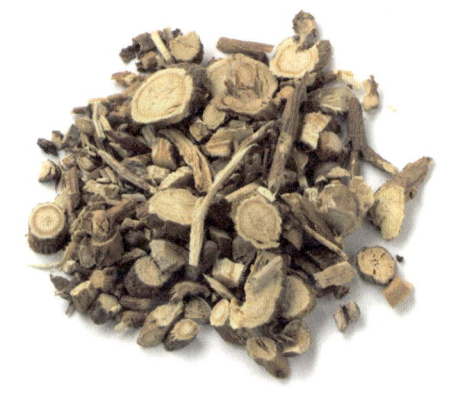

苦参

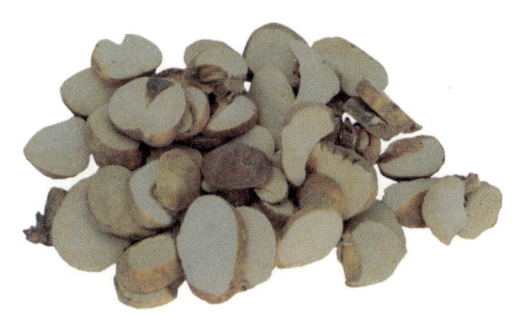

贝母

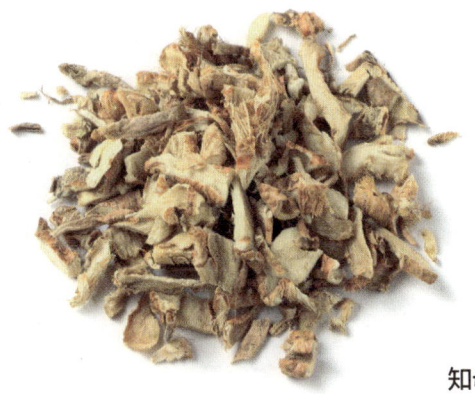

知母

原文

白薇本消淋露，更治风狂，并除温疟；白芷能除血崩，专攻头痛，亦用排脓。

白薇，味苦咸平大寒，无毒，如葱管者佳。

白芷，味辛温，无毒，专治蛇咬，研末掺咬处，或捣汁浸伤处，并效。

释义

白薇可治疗淋病，也能治疗精神失常，消除疟疾；白芷用于治疗血崩，专治头痛，也能促进脓液的排出。

白薇，味苦、咸、平，性大寒，无毒，外形如葱管的比较好。

白芷，味辛，性温，无毒，专治蛇咬，研末掺至咬伤处，或捣碎成汁浸于伤口处，效果是一样的。

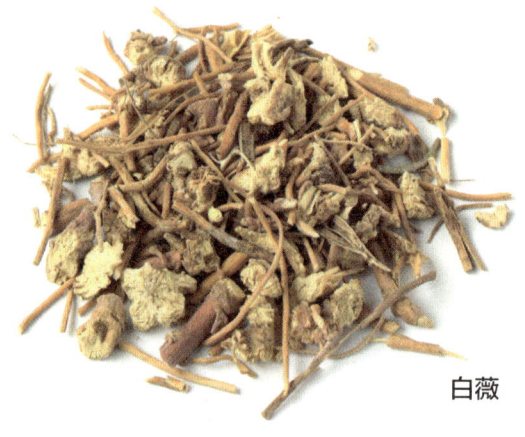

白薇

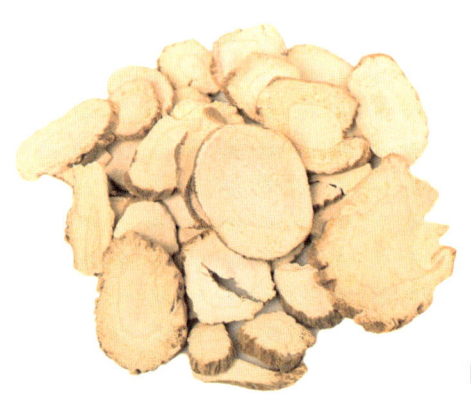

白芷

原文

当归主血补虚劳，止血用头，破血用尾；麻黄发散攻头痛，发汗用茎，止汗用根。

当归，酒浸焙，味苦辛温，无毒。

麻黄，味苦温，无毒。

释义

当归主补血、补虚劳，止血用当归头，破血用当归尾；麻黄可以发散病邪、治头痛，发汗用麻黄茎，止汗用麻黄根。

当归，先酒浸再焙干，味苦、辛，性温，无毒。

麻黄，味苦，性温，无毒。

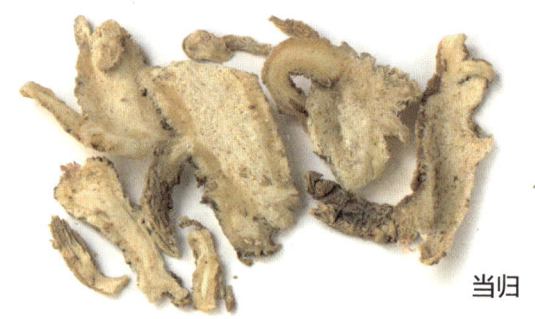

当归

原文

大蓟功同小蓟，治痈肿血崩吐衄；小青不如大青，疗伤寒热毒时行。

大蓟、小蓟，味甘温，今处处有之。

大青、小青，味苦大寒，无毒，处处有之，古方只用大青。

释义

大蓟功效与小蓟相同，可治痈肿、血崩、吐衄；在治疗伤寒热毒时行病时，小青的效果不如大青。

大蓟、小蓟，味甘，性温，现在到处都有。

大青、小青，味苦，性大寒，无毒，到处都有，古代的药方只用了大青。

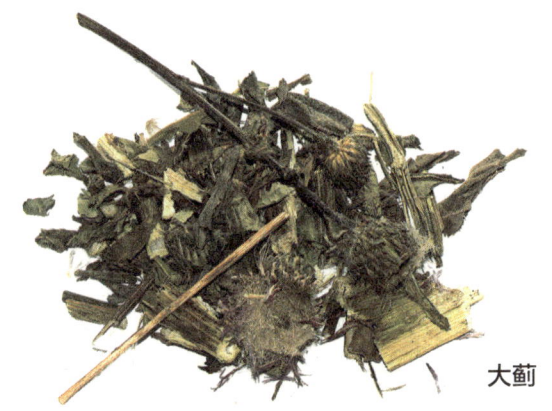

大蓟

原文

京三棱、蓬莪术，破血消症，宁心脾腹痛；白豆蔻、荜澄茄，温脾健胃，能消食宽膨。

三棱，味苦平，无毒。

莪术，又曰莪蒁，味苦平温，无毒。

白豆蔻，味辛大温。

荜澄茄，味辛温，无毒。

释义

京三棱、蓬莪术这两种药具有破血消症、活血化瘀、行气止痛的作用，能缓解心脾腹痛；白豆蔻、荜澄茄这两种药具有温脾健胃的作用，能消食化积、缓解胃胀。

三棱，味苦，性平，无毒。

莪术，又称莪蒁，味苦、平，性温，无毒。

白豆蔻，味辛，性大温。

荜澄茄，味辛，性温，无毒。

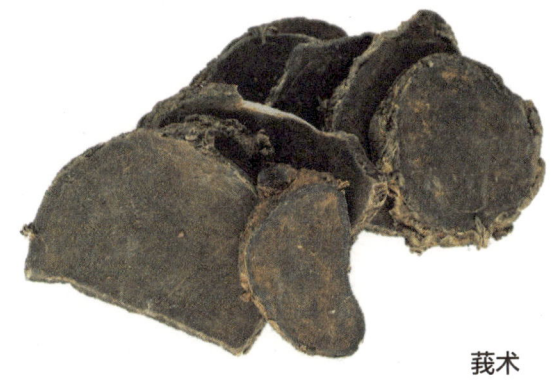

莪术

原文

郁金胜似姜黄，行经下气；川芎贵乎藁本，头痛皆痊。

郁金，须用蜀中如蝉肚者佳，味苦辛寒，无毒。

姜黄，说见下文。

川芎，解见草部上芎藭下。

藁本，俗曰土芎，味辛微寒，无毒，主风入四肢，畏青葙子。

注解

❶ 风入四肢：指外邪侵袭，影响气血的正常运行，导致气血阻滞，从而出现四肢麻木、疼痛、屈伸不利等症状。

释义

行经下气，郁金胜似姜黄；川芎比藁本珍贵，二者都能治疗头疼。

郁金，须用蜀中所产且如蝉肚的，效果比较好，味苦、辛，性寒，无毒。

姜黄，解说见下文。

川芎，解说见草部上"川芎"。

藁本，俗称土芎，味辛，性微寒，无毒，主治风入四肢，畏青葙子。

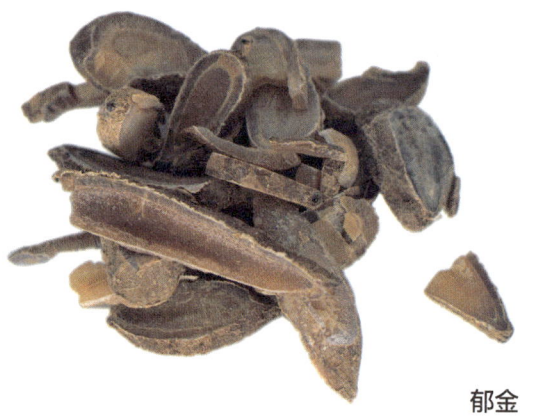

郁金

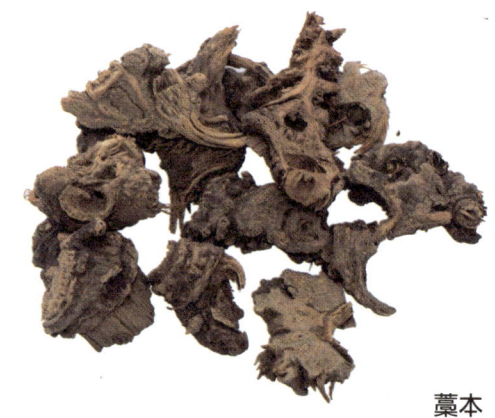

藁本

原文

前胡、柴胡，功无优劣，通医热病，主疗伤寒。

前胡，味苦微寒无毒，下气消痰，推陈致新❶，安胎止嗽。

柴胡，见草部上。

注解

❶ **推陈致新**：一种中医治疗方法，通过中药、针灸等手段促进人体新陈代谢，促进体内毒素、痰湿、废物等的排出，达到清洁身体、增进健康的作用。

释义

前胡、柴胡，功能上没有明显的优劣之分，都可以治疗热病、主治伤寒。

前胡，味苦，性微寒，无毒，具有下气消痰、推陈致新、安胎止咳的作用。

柴胡，解说见草部上。

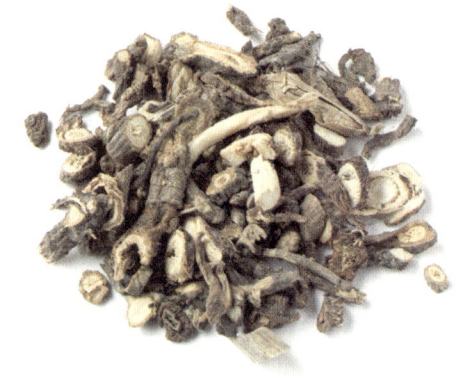

前胡

原文

姜黄烈似郁金功，下气消痈，通经破血；荜茇味如良姜辣，转筋霍乱，心痛连巅。

姜黄处处有之，味辛苦大寒，无毒。

郁金解见前。

荜茇，味辛大寒，无毒，温中下气。

高良姜，味辛温大热，无毒。

释义

姜黄药性烈得像郁金，具有强烈的下气消痈、通经破血作用；荜茇的味道像良姜一样辣，可以治肌肉痉挛、霍乱、心痛之感蔓延。

姜黄处处都有，味辛、苦，性大寒，无毒。

郁金解说见前文。

荜茇，味辛，性大寒，无毒，有温中下气作用。

高良姜，味辛，性温、大热，无毒。

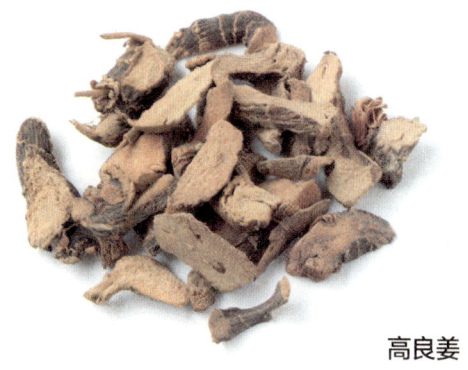

姜黄　　　　　　　　　　　高良姜

原文

剪草入疥疮之气；王瓜导乳汁之泉。

剪草，味苦平，无毒，婺州产者最良，根名白药，治金疮，古方以剪草末蜜和，九蒸九晒成膏，可医一切失血。

王瓜，一名落鸦瓜，一名土瓜，结子如弹丸，生青熟赤，可啖，闽俗称之为毛桃，其根止渴，散痈除疸，消症下血。

释义

剪草可以治疗疥疮，王瓜可以催乳。

剪草，味苦，性平，无毒，以婺州产的最好，根名为"白药"，可以治金疮伤，古方以剪草末加蜜，九蒸九晒制成膏，可治一切失血症。

王瓜，又名落鸦瓜、土瓜，结的种子像弹丸，生的为青色，熟的为赤色，可以吃，闽地俗称毛桃，它的根可以止渴，有散痈除疸、消症下血的作用。

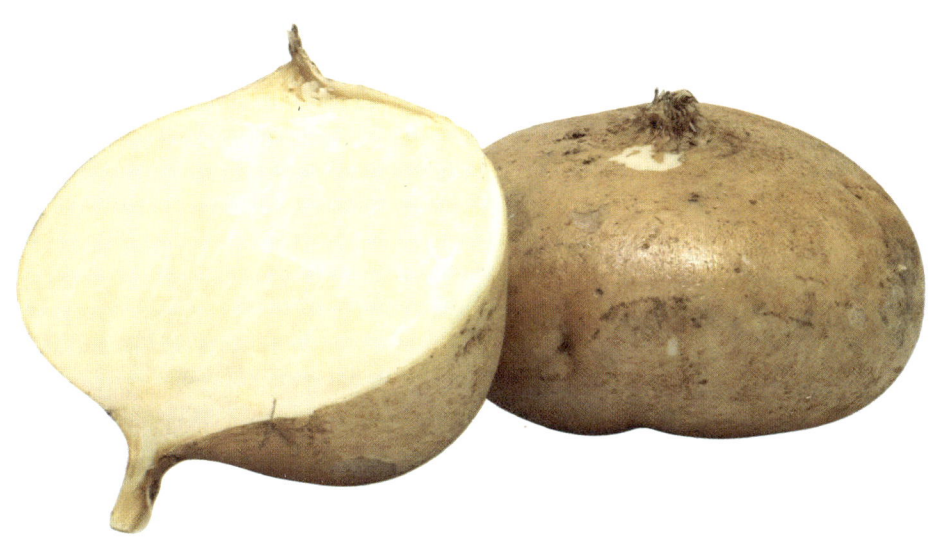

土瓜采挖块根，除去泥土，洗净，切片，鲜用或晒干。

原文

通草原来即木通，治淋退肿；蠡实一名马蔺子，去湿医崩。

通草，味辛甘平，无毒，除寒热，出音声，治耳聋。

马蔺子，味甘平，无毒，去风寒湿痹，除喉痹。

释义

通草原来就是木通，可以治淋证、消除水肿；蠡实又名马蔺子，可以去湿、治崩漏。

通草，味辛、甘，性平，无毒，可以消除寒热，使失声的发出声音，治疗耳聋。

马蔺子，味甘平，无毒，去除风寒湿痹，消除喉痹。

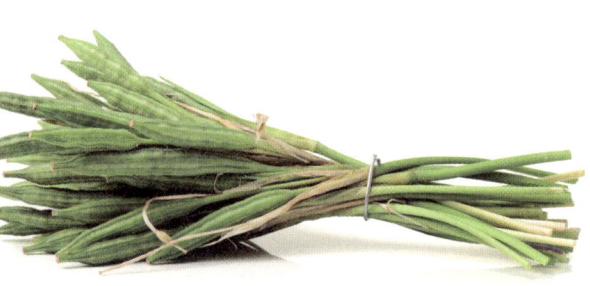

马蔺，果实割下晒干，打下种子，除去杂质，通草再晒干方可入药。

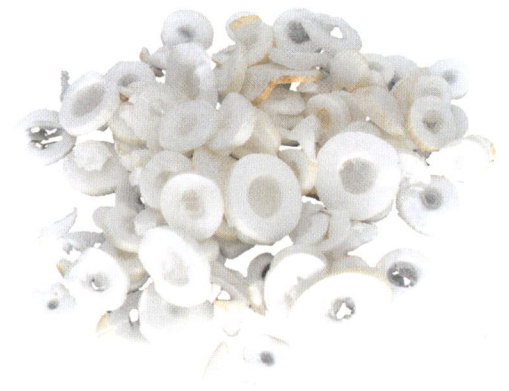

通草

原文

百合宁心，可除咳痰有血；秦艽治疸，时行劳热犹能。

百合，味甘平，无毒，除热咳，攻发背疮痈，消胀，利大小便。
秦艽，味苦平微温，无毒，消浮肿，利小便。

释义

百合可以宁心安神，消除咳嗽和痰中带血；秦艽能治疸病、流行性热病。

百合，味甘，性平，无毒，能治疗阴虚燥咳、背部的疮痈，消除腹部胀满不适，促进大小便的排泄。

秦艽，味苦，性平、微温，无毒，可以消浮肿，通利小便。

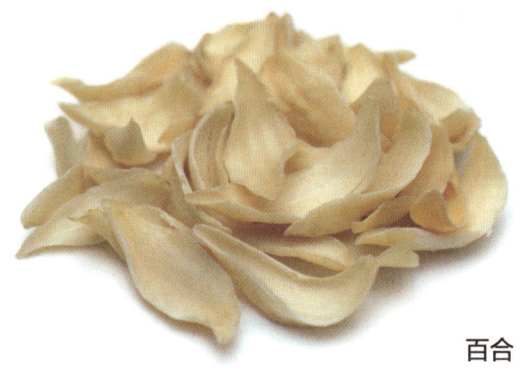

百合

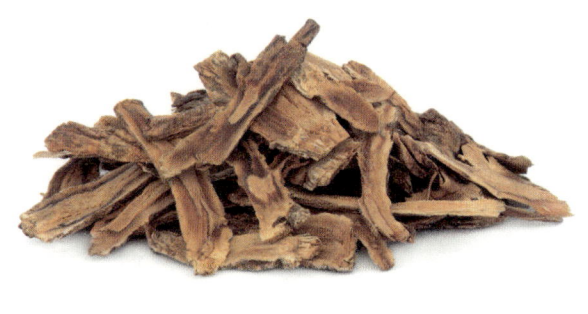

秦艽

原文

黄芩解热通淋，女子崩因热者；紫菀化痰定喘，咳嗽吐有红涎。

黄芩，味苦平大寒，无毒，治黄疸，止痢，女子血崩，本性热者用良，虚寒者不可用。

紫菀，味苦辛温，无毒，补虚止渴，安五脏，通结气滞胸中。红涎，痰中有血脓也。

释义

黄芩具有解热通淋的作用，对于因热引起的妇女血崩有疗效；紫菀具有化痰定喘的功效，对于咳嗽、痰涎等有疗效。

黄芩，味苦，性平、大寒，无毒，可治黄疸、止痢、女子血崩，体质偏热者用了效果较好，虚寒体质者不可使用。

紫菀，味苦、辛，性温，无毒，可补虚、止渴、安五脏，使胸部中的气滞疏通，治疗胸中胀满。红涎，即痰中有血、脓。

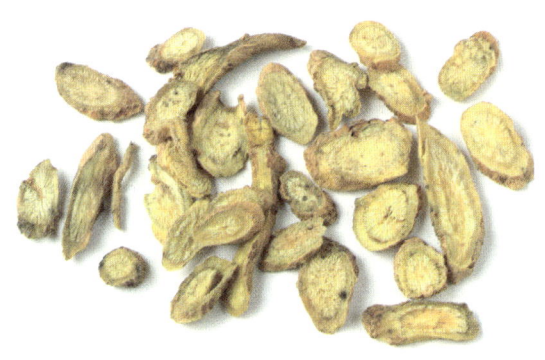

黄芩

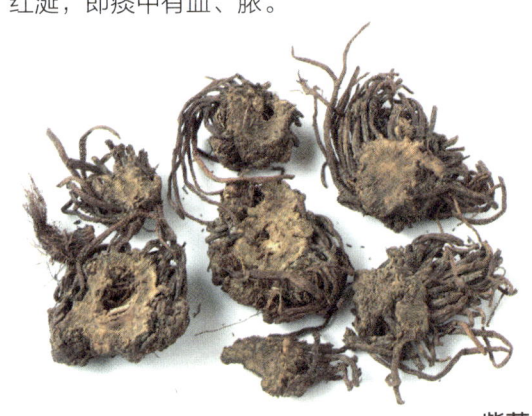

紫菀

原文

泽兰行损伤之血；紫草制痘疹之偏。

泽兰，味苦甘微温，无毒，消四肢浮肿，攻痈肿排脓❶。

紫草，味苦寒，无毒，通九窍，退肿通淋。

注解

❶ **攻痈肿排脓：** 中医治疗方法，即通过药物或其他手段促进脓液的排出，消除局部皮肤硬结，缓解红、肿、热、痛等症状。

释义

泽兰可以治疗因外伤而导致的出血；紫草可以治疗麻疹或痘疹所引发的其他病症。

泽兰，味苦、甘，性微温，无毒，可消除四肢浮肿，治痈肿排脓。

紫草，味苦、寒，无毒，可以通九窍、退肿、通淋。

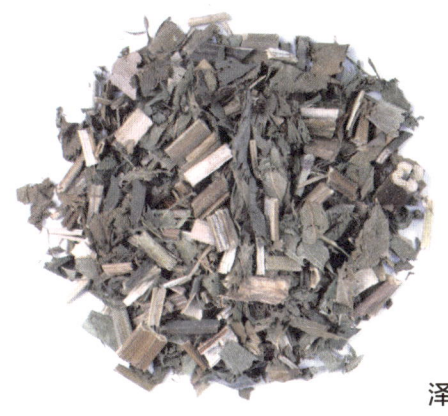

泽兰

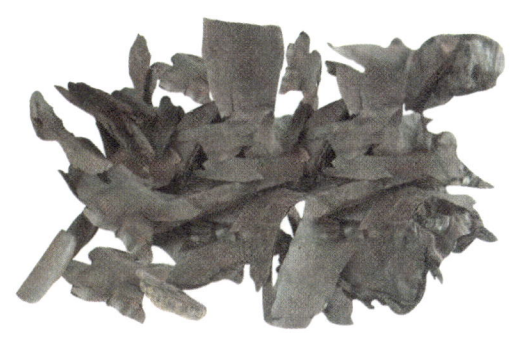

紫草

原文

石韦透膀胱小便；防己治风热拘挛。

石韦，味苦甘平，无毒，去热除邪，临用刷去毛，不然令人咳嗽不已。

防己，味辛苦平温，无毒，治水肿风肿，去湿止嗽。

释义

石韦能够疏通膀胱，促进小便的排出；防己可以治疗风热引起的肌肉痉挛和拘挛。

石韦，味苦、甘，性平，无毒，可去热除邪，使用时用刷子将石韦表面的毛刷去，不然会刺激喉咙，让人咳嗽不已。

防己，味辛、苦，性平、温，无毒，治水肿风肿，能去湿止嗽。

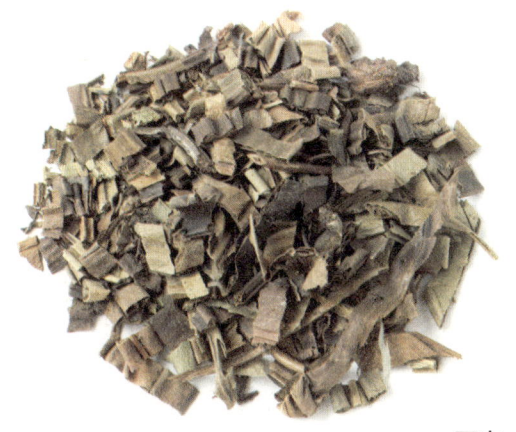

石韦

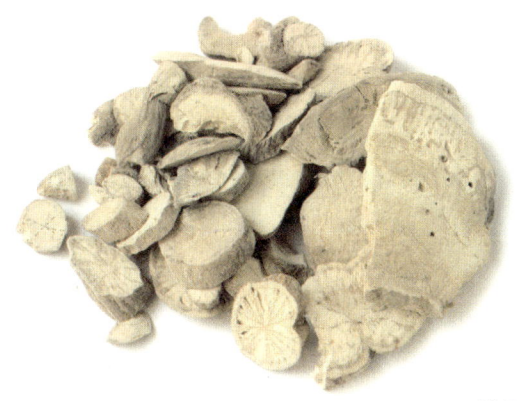

防己

原文

肉豆蔻补脾止痢，犹调冷泻；款冬花洗肝明目，劳嗽宜遵。

肉豆蔻，用面裹煨熟，味辛温，无毒，解酒消食调中，兼治霍乱。

款冬花，味辛甘温，无毒，定喘消痰。

释义

肉豆蔻可以补脾止痢，调节肠道的寒热平衡，缓解腹泻；款冬花可以清肝明目，治疗劳累引起的咳嗽。

肉豆蔻，用面裹了煨熟，味辛，性温，无毒，可解酒、消食、调理脾胃，兼治霍乱。

款冬花，味辛、甘，性温，无毒，可以定喘消痰。

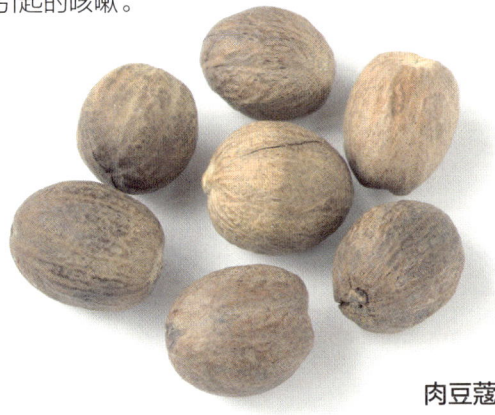
肉豆蔻

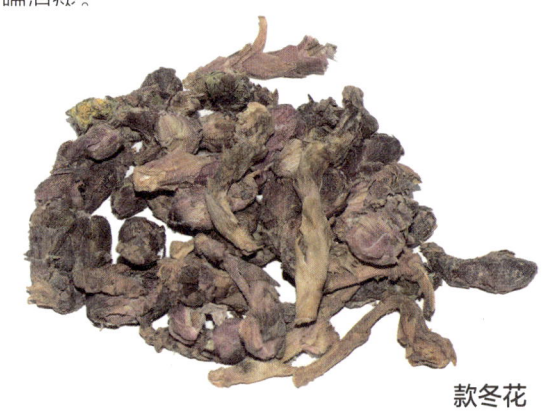
款冬花

原文

淫羊藿即仙灵脾，补肾虚，兴阳绝不起；补骨脂名破故纸，扶肾冷，绝梦泄精残。

淫羊藿，味辛寒，无毒，主治冷风劳气。

补骨脂，味辛大温，无毒，主血气劳伤。

释义

淫羊藿就是仙灵脾，可以补肾虚，治疗阳痿；补骨脂又名破故纸，具有补肾壮阳、温中止泻的作用，可治遗精。

淫羊藿，味辛，性寒，无毒，主治由于风寒引起的劳病和气虚。

补骨脂，味辛，性大温，无毒，主治由于劳累过度而引起的血气损伤。

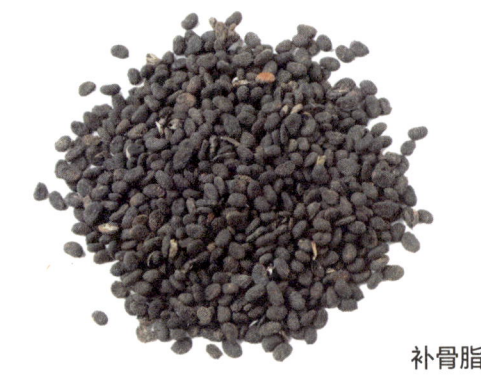
补骨脂

原文

禁惊热、杀疳虫，芦荟俗呼为象胆；解风缠、宣痘毒，牛蒡原来号鼠粘。

芦荟，味苦寒，无毒，以其味苦故名象胆，主癫痫痔疮。

牛蒡，一名恶实，又名鼠粘，明目消疮毒，手足拘挛，味辛平，处处有之。

释义

治疗小儿惊风高热、小儿疳积，可以用芦荟，又称象胆；疏风散热、宣肺透疹，可以用牛蒡，又称鼠粘子。

芦荟，味苦，性寒，无毒，因味苦，因此得名象胆，主治癫痫、痔疮。

牛蒡，别名恶实、鼠粘子，具有明目、消除疮毒、舒缓手足拘挛的作用，味辛，性平，到处都有。

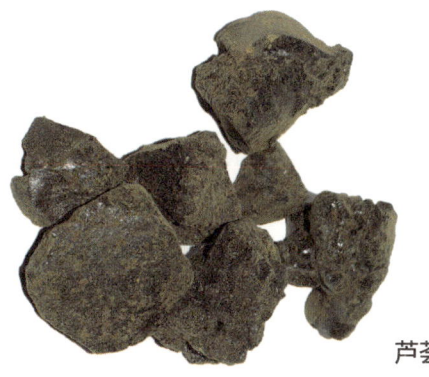
芦荟

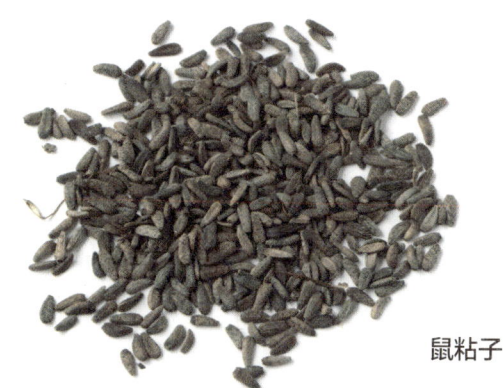
鼠粘子

原文

海藻、海带一般，疝气瘿瘤同有效；水萍虽分三种❶，热风瘾疹并权衡。

海藻洗去咸水焙干用，味苦咸寒，无毒。

水萍有三种，止渴治火疮，通小便消水气，味辛咸寒，无毒。

注解

❶ **水萍虽分三种：** 即浮萍、青萍和紫萍三种。

释义

海藻、海带功效相似，都可以治疗疝气、瘿瘤；水萍虽然分三种，但只有水萍可以用于治疗热风和瘾疹。

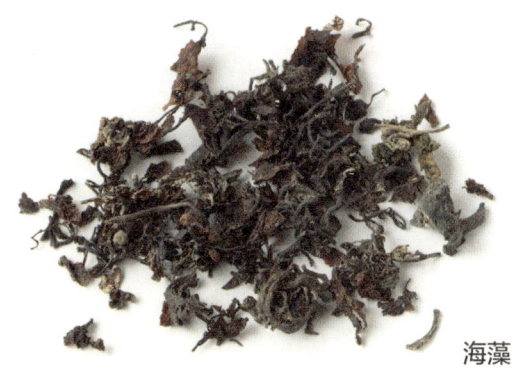
海藻

海藻用时，先洗去咸水、再焙干，味苦、咸，性寒，无毒。

水萍有三种，可治疗口渴、火疮、小便不通和消除水肿，味辛、咸，性寒，无毒。

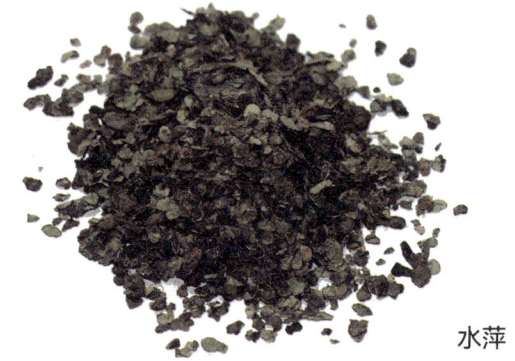
水萍

原文

艾叶可生可熟，漏血安胎，呕吐衄红还可止；阿魏有真有假，杀虫破积，传尸❶亦可保天年。

艾叶，处处有之，味苦温无毒，生者治下痢，止呕血，取汁用之；熟者治漏血，可为丸灸百病。

阿魏，味辛平，无毒，难得真者，气极臭而能止臭气。

注解

❶ 传尸：指古代的一种具有传染性的疾病。

释义

艾叶可生用也可熟用，能治疗子宫出血或月经淋漓不尽等，能安胎，也能治疗呕吐、鼻衄、牙龈出血等病症；阿魏有真品和伪品之分，具有杀虫、消积、治疗传染病等功效，延长寿命。

艾叶，到处都有，味苦，性温，无毒，生艾叶取汁用，可以治下痢、止呕血；熟艾叶可以治漏血，做成丸剂可以治疗很多疾病。

阿魏，味辛，性平，无毒，难以得到真品。阿魏的气味很臭，但能消除其他难闻的气味。

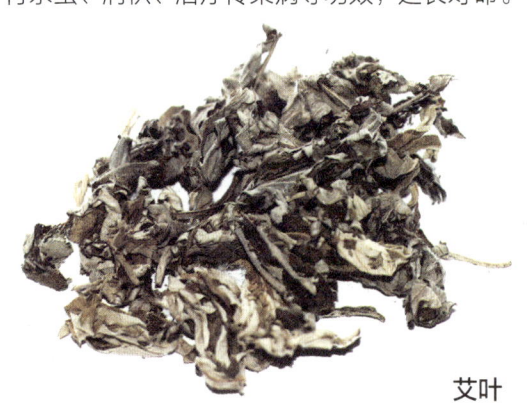
艾叶

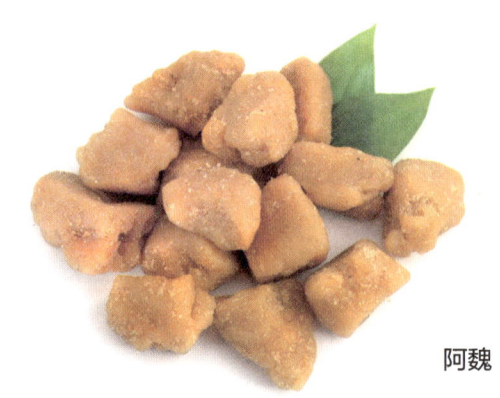
阿魏

原文

败酱妇人产后用；酸浆催产易于生。

败酱，味苦咸平，无毒，因作败腐豆酱气，故名败酱，陈良甫❶作妇人科方，说是苦荠菜；仲景方治腹痛。

酸浆，味酸平寒，无毒，处处有之，即酸浆草也，主热除烦，通淋止崩，产难胎衣不下者，若吞其实即出。

注解

❶ **陈良甫：** 即陈自明（？—190年），南宋医学家，擅长妇科，著有《妇人大全良方》二十四卷。

释义

败酱可以促进产妇产后恢复；酸浆可以催产，加快分娩进程。

败酱，味苦、咸，性平，无毒，因具有陈败豆酱气，因此得名败酱，陈良甫将其当作妇科用药，称其为苦荠菜；张仲景用它治疗腹痛。

酸浆，味酸，性平、寒，无毒，到处都有，就是酸浆草，主治热病，可除烦、通淋止崩，难产胎衣不下者吞服酸浆，可促进胎衣排出。

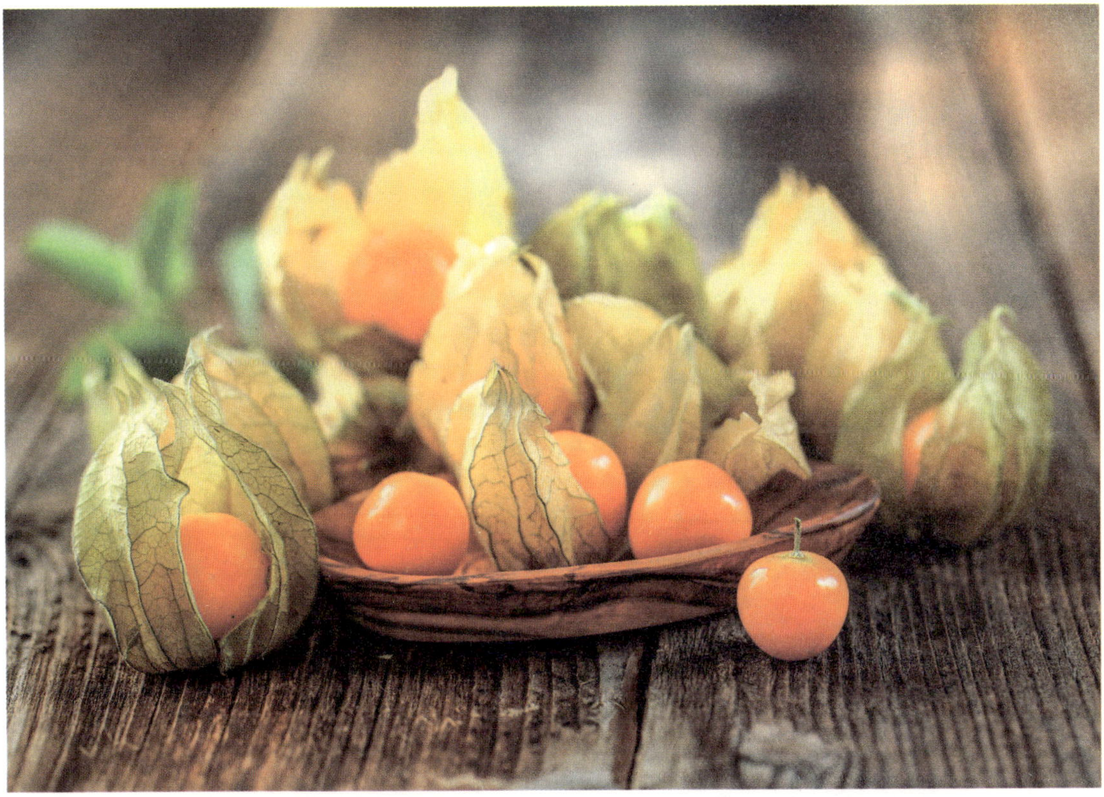

酸浆果夏季采摘，以无病虫害、无霉斑的为佳，晾晒后炒制。

原文

茴香治霍乱转筋,更通肾气;昆布消瘿瘤结硬,水肿为先。

茴香一名蘹香子,味辛平,无毒,开胃调中,得酒良。

昆布,味咸酸性冷,无毒,与海藻同科,治瘿瘤。

释义

茴香可治霍乱所致的肌肉痉挛,并能通肾气;昆布能够消除瘿瘤的硬块,治疗水肿也要首先想到昆布。

茴香又名蘹香子,味辛,性平,无毒,有开胃调中的作用,与酒同用效果更好。

昆布,味咸、酸,性冷,无毒,与海藻同科,可治瘿瘤。

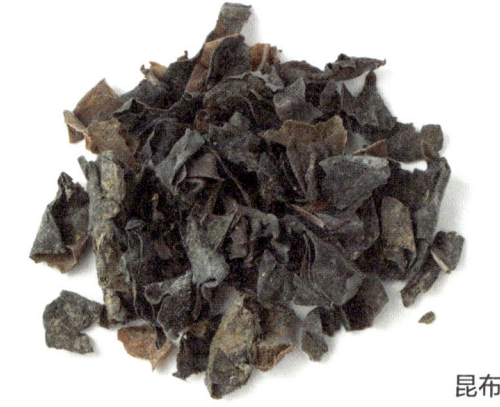

昆布

原文

百部除肺热久年劳嗽;天麻逐诸风湿痹拘挛。

百部,味苦微寒,无毒,治疥癣去风。

天麻,味辛平,无毒,益气强筋,苗名赤箭。

释义

百部可以治疗肺热所致的久咳,天麻可以驱逐各种风湿痹症、缓解拘挛症状。

百部,味苦,性微寒,无毒,能治疥癣、祛风。

天麻,味辛平,无毒,有益气强筋作用,苗的名字称作赤箭。

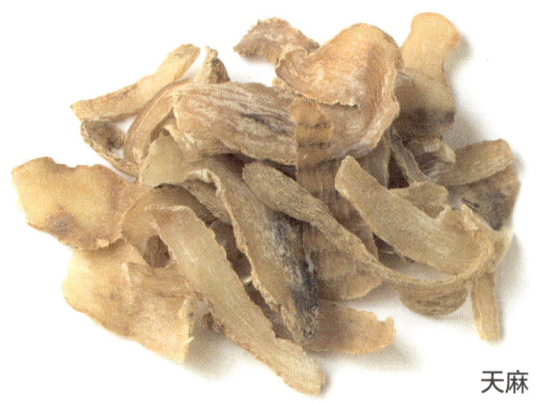

百部　　天麻

原文

牡丹可行经下血；地榆止血痢宜然。

牡丹，味辛苦寒，无毒，止痛除邪气，疗惊痫中风，续筋骨，破痈脓。

地榆，味苦甘酸微寒，无毒，恶麦门冬，止痛排脓治金疮，女人带下良。

释义

牡丹可以调经、下血；地榆适宜止血痢。

牡丹，味辛、苦，性寒，无毒，可以止痛、祛除邪气，治疗惊痫、中风、舒缓筋骨、破除痈脓。

地榆，味苦、甘、酸，性微寒，无毒，恶麦门冬，具有止痛、排脓、治金疮伤的作用，治疗女人带下病的效果也很好。

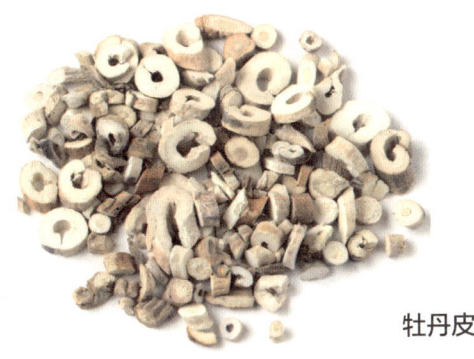

牡丹皮

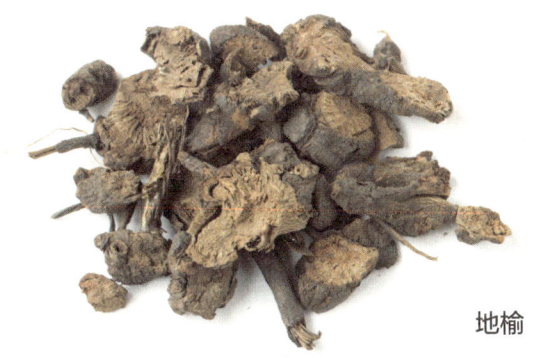

地榆

原文

香附、缩砂，消食化气，暖胃温脾，皆妇人要药；狗脊、萆薢，扶老补虚，腰疼脚弱，与湿痹牵缠。

香附子，即莎草根，味甘微寒，无毒，处处有之。

缩砂，去皮取仁用，味辛温，无毒，止泻痢炒过，除妊娠妇腹痛。

狗脊，味苦甘平微温，无毒。

萆薢，川中者为道地，味苦甘平，无毒。

释义

香附、缩砂具有消食化气、暖胃温脾的作用，都是妇科重要药物；狗脊、萆薢具有扶老补虚、缓解腰疼脚弱、祛除湿痹的作用。

香附子，就是莎草根，味甘，性微寒，无毒，到处都有。

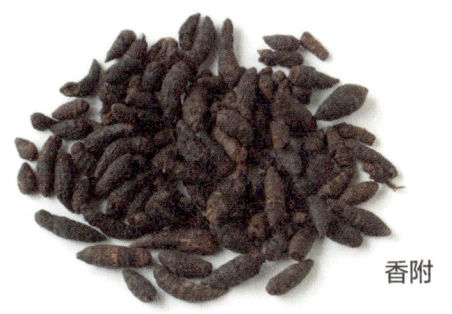

香附

缩砂，去掉皮取仁用，味辛，性温，无毒，炒制后可以止泻止痢、缓解孕妇腹痛。

狗脊，味苦、甘，性平、微温，无毒。

萆薢，以四川中部所产的为地道药材，比较优质，味苦、甘，性平，无毒。

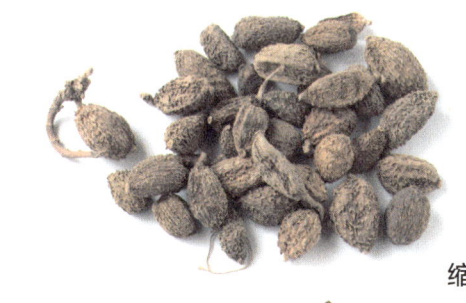

缩砂仁

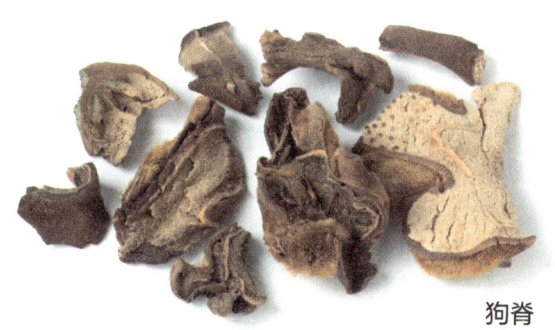

狗脊

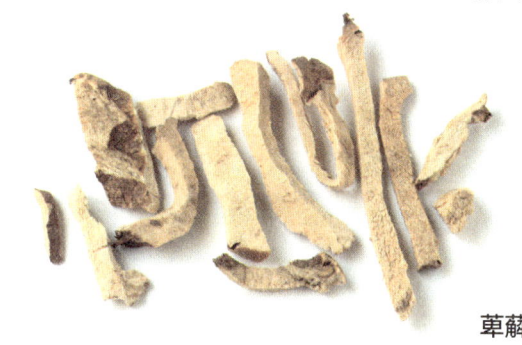

萆薢

中医视频课

原文

红花本能行血；白鲜疮疥利便。

红花本草作红蓝花，味辛温，无毒，主产后血晕昏迷，可作胭脂，治小儿聤耳。
白鲜皮，味苦咸寒，无毒，除疽通淋，主风瘫手足不仁，调经水，疗阴痛。

释义

红花能活血化瘀；白鲜清热解毒，可以治疗疮疥。

红花在古代本草中被当作红蓝花，味辛，性温，无毒，主治产后血晕迷，可作胭脂用，能治小儿聤耳。

白鲜皮，味苦、咸，性寒，无毒，具有治疗痈疽、通利小便的作用，主治中风瘫痪、肢体麻木，还能调节月经、治疗阴道疼痛。

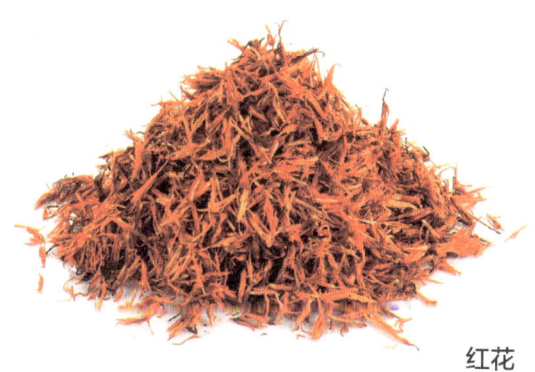

红花

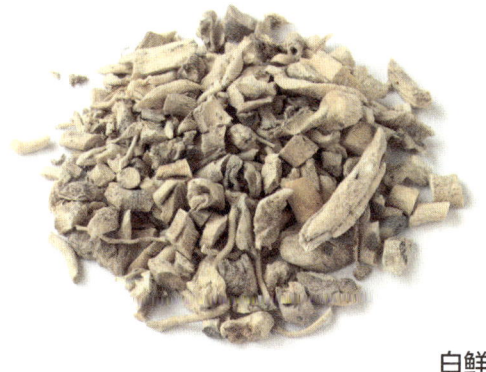

白鲜皮

原文

风寒湿痹，肾冷与遗精，当知石龙芮；劳热骨蒸，兼儿疳惊痫，须用胡黄连。

石龙芮，味苦平，无毒，畏蛇蜕、茱萸，平胃气，主关节不通。

胡黄连，味苦平，无毒，折断起烟尘者是。

释义

治疗风寒湿痹、肾冷、遗精，应当知道石龙芮；治疗劳热骨蒸、小儿疳积、惊风和痢疾，要用胡黄连。

石龙芮，味苦，性平，无毒，畏蛇蜕、茱萸，可以平胃气，主治关节不通畅。

胡黄连，味苦，性平，无毒，折断后，断面有粉尘的就是胡黄连。

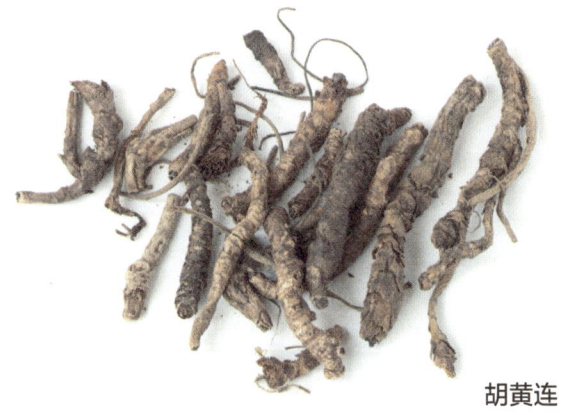

胡黄连

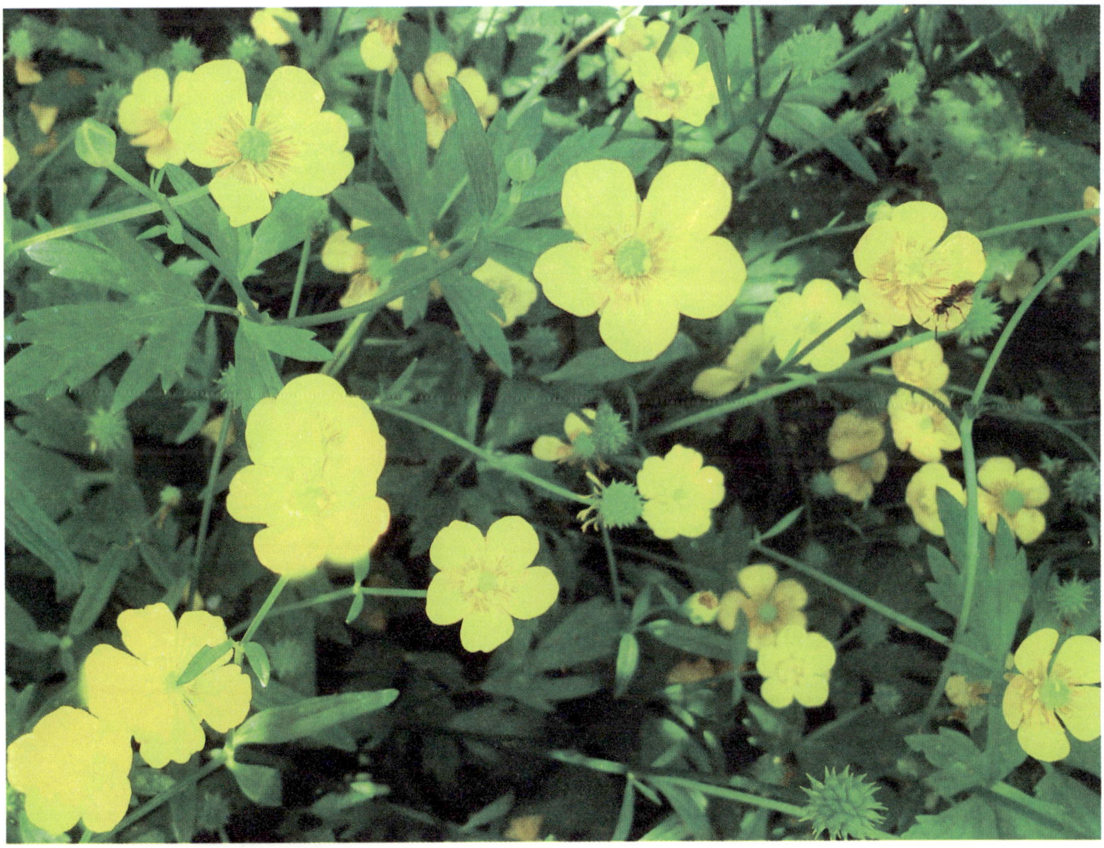

石龙芮洗净晒干，或鲜用全草。

原文

白茅花能止吐衄血；元胡索可治腹心疼。

白茅根，味甘寒，无毒，处处有之，通血除烦渴，治淋利小便；花，止吐衄血；茅针，捣敷金疮良。

元胡索，味辛温，无毒，治女人月水不下，行肾气。

释义

白茅花具有止血的作用，可用于吐血、衄血；元胡索可用于治疗腹部、心脏疼痛。

白茅根，味甘，性寒，无毒，到处都有，具有活血、消除烦渴、治尿意频繁但每次排尿量少等。白茅的花，可以止吐血或衄血。白茅的嫩芽，捣随后敷金创伤，效果不错。

元胡索，味辛，性温，无毒，可治疗女人月经不调，促进肾气的运行。

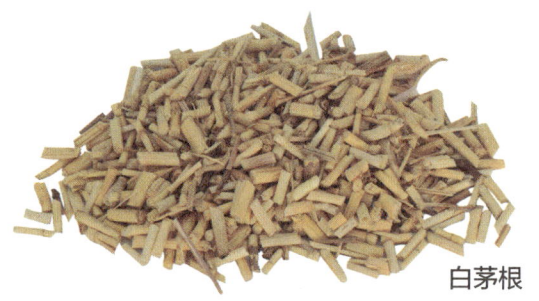

白茅根

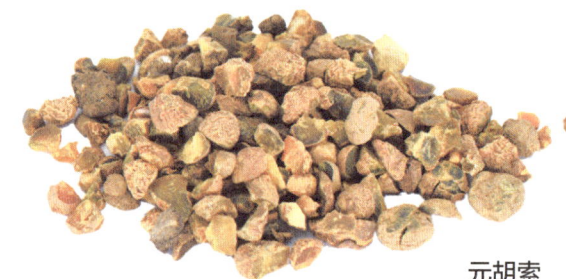

元胡索

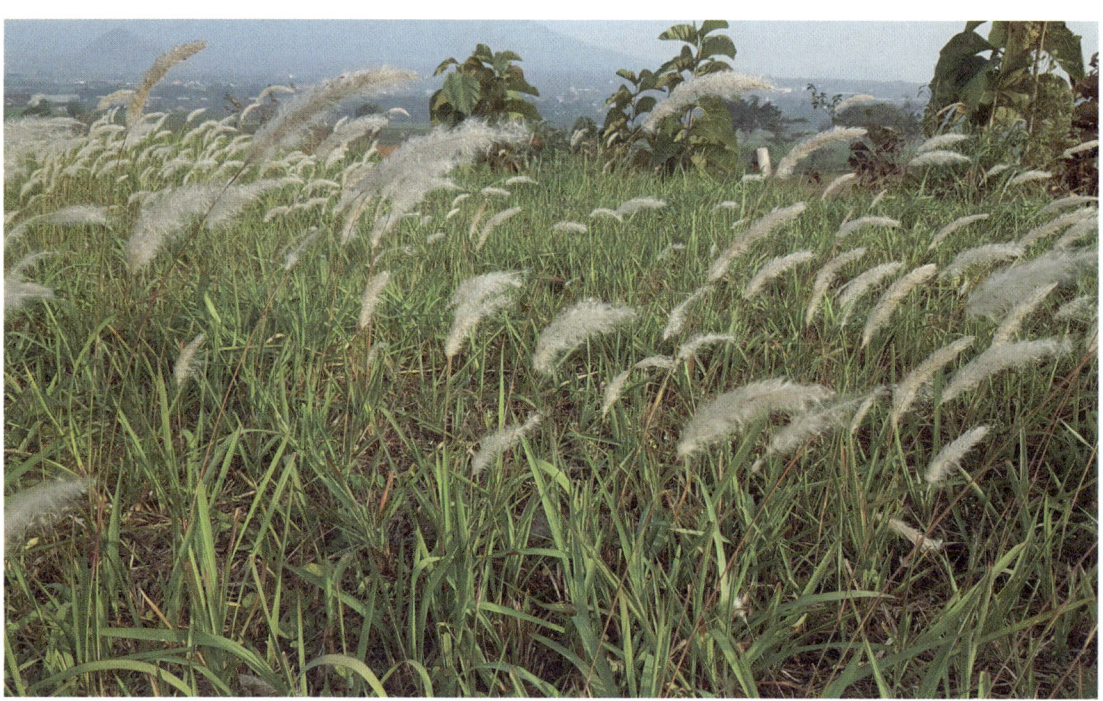

春、秋季采挖白茅，除去地上部分和鳞片状的叶鞘，洗净、晒干、切段、干燥。

原文

甘松青浴体令香，专辟恶气；使君子乃医虫药，疳泻如仙。

甘松，味甘温，无毒，善除恶气，浴体香肌，治心腹痛。

使君子，用热灰中和壳煨，去皮壳取肉用，味甘温，无毒，消疳积，治泻痢，除诸虫，因郭使君❶用此，因名使君子。

注解

❶ 郭使君：相传为北宋名医。

释义

用甘松煎汤沐浴，可使身体芳香，专门用来辟除恶气；使君子是治疗虫病的药，治疗疳积、泻肚等疾病效果很好。

甘松，味甘，性温，无毒，善于消除恶气，用来洗浴能够使肌肤芳香，能治疗心腹痛。

使君子，放入热灰中连壳煨制，使用时去掉皮壳、取肉，味甘温，无毒，能消疳积，治疗泻痢，治各种寄生虫病，因为郭使君曾使用此药为患者治病，因而命名使君子。

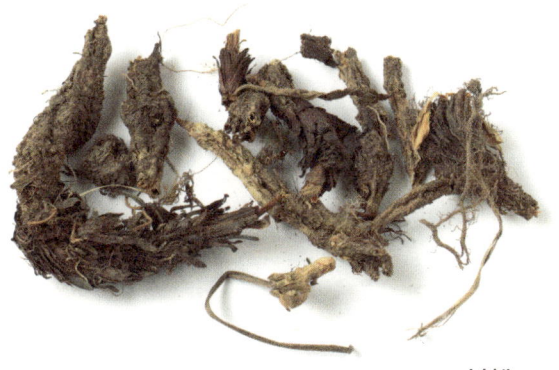

甘松

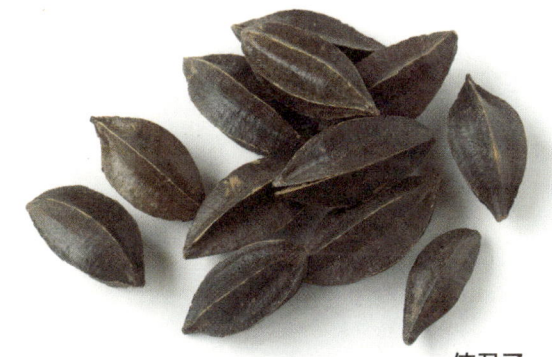

使君子

原文

斯乃称为中品，是诚药性钩玄。

释义

以上这些药物被称作中品，药性深奥，真的值得探讨。

4 草部（下）

原文

因知性甘大热，附子、乌、雄，可回阳而逐冷，祛风湿而建中。

附子，团圆平正重一两以上者佳，主心腹冷痛，攻咳逆，破症结，堕胎止痢，除风寒湿痹，强阴道。

乌头，与附子同种，以原种之母为乌头，破积除寒湿，及中风邪恶风，堕胎，攻腹痛，消积饮。

天雄，似附子，但广身长三四寸许，有须，性烈一如乌附，逐痹除风助阳。

附子、乌、雄，味并辛甘大热，有毒。

释义

已知味甘、性大热的药，附子、乌头、天雄，有回阳、逐冷、祛风湿、补益脾胃的作用。

附子，以外形圆而平正、重量在一两以上者为佳，主治心腹冷痛，可攻咳嗽，消散肿块，并能堕胎、止痢，治疗风寒湿邪导致的痹症，增强阴道收缩力。

乌头，与附子是同种中药，是附子的母根，可破积、除寒湿，除中风、邪恶之风，堕胎，攻腹痛，消积饮。

天雄，外形似附子，但身形更宽广，长三四寸许，有须，性烈如熟附子，逐痹、除风、助阳。

附子、乌头、天雄，味、辛、甘，性大热，有毒。

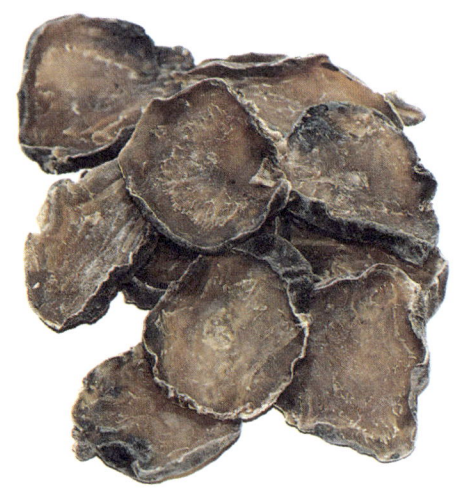

附子

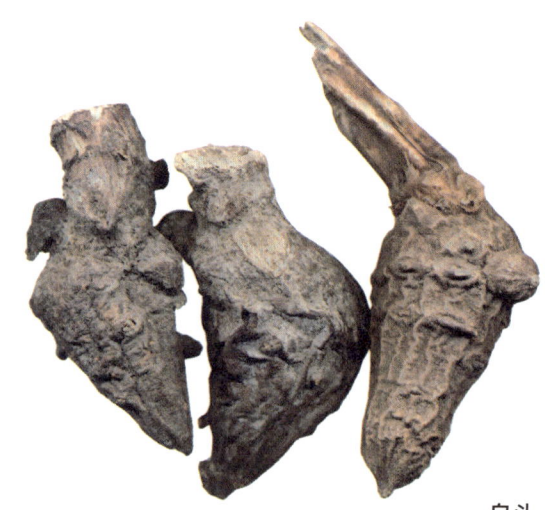

乌头

原文

半夏止吐去痰,有毒必须姜制;大黄通肠涤热,快峻因号将军。

半夏,味辛平,生微寒,熟温,并有毒,五月夏至生,故名半夏,健脾止呕去痰涎,熟令人下,生令人吐,合生姜和煎,方制其毒。

大黄,味苦寒,无毒,黄芩为之使,无所畏,宣气消痈,除结热,通瘀血,荡燥屎,推陈致新,性至快。

释义

半夏可以止吐、祛痰,生品有毒,必须用生姜炮制;大黄具有通肠、清除体内热邪的作用,药效迅猛,因此得名"将军"。

半夏,味辛、平,生品微寒,熟品性温,有毒,因生于五月夏至,故名半夏,可健脾、止呕、去痰涎,熟品可导致腹泻,生品可让人呕吐,应该与生姜炮制,方能降低其毒性。

大黄,味苦,性寒,无毒,黄芩为它的使药,没有相畏的药物,可以宣气、消痈肿,清除体内结热,疏通瘀血,荡涤燥屎,促进新陈代谢,药效迅猛。

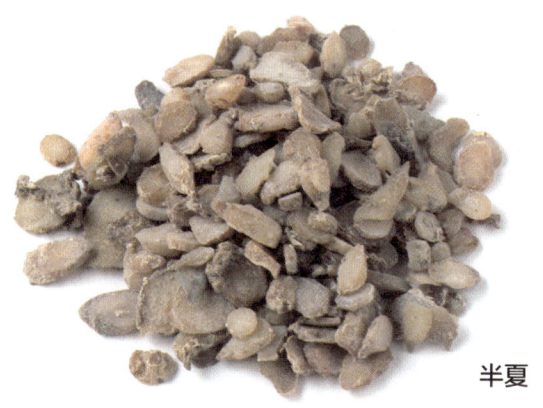

半夏

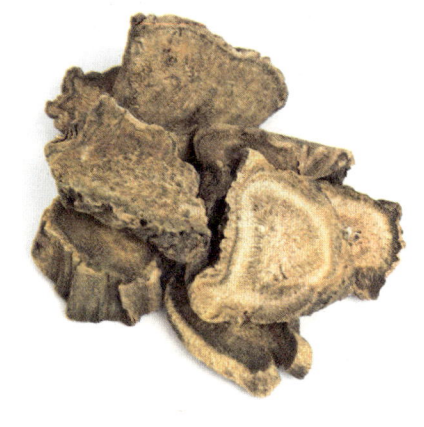

大黄

原文

木贼、青葙开眼翳;羊蹄、鹤虱杀三虫。

木贼,味甘微苦,无毒,攻积块肠风下痢,止女人赤白带。

青葙子,味苦微寒,无毒,即白鸡冠花子,主皮肤热,泄肝热祛风,除瘙痒杀虫。

羊蹄,俗呼为秃菜根,味苦寒,无毒,攻疥癣,治女人阴蚀疮痔,杀诸虫。

鹤虱,味苦寒,有毒,即火枕草,主蛔虫咬心痛。

木贼和青葙子可以治疗眼翳，羊蹄和鹤虱可以杀死寄生虫。

木贼，味甘，性微苦，无毒，攻积块、肠风、下痢，止女人赤白带。

青葙子，味苦，性微寒，无毒，即白鸡冠花种子，主治皮肤发热或红肿，疏泄肝火，祛除风邪，消除瘙痒，杀虫。

羊蹄，俗呼秃菜根，味苦，性寒，无毒，治疥癣、女人阴蚀疮、痔疮，杀寄生虫。

鹤虱，味苦，性寒，有毒，即火枕草，主治蛔虫引起的心痛。

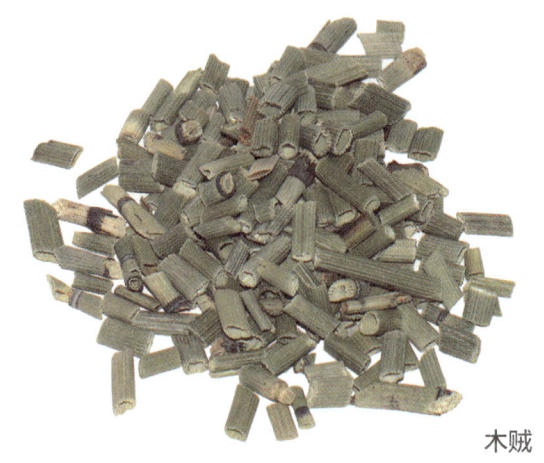

木贼

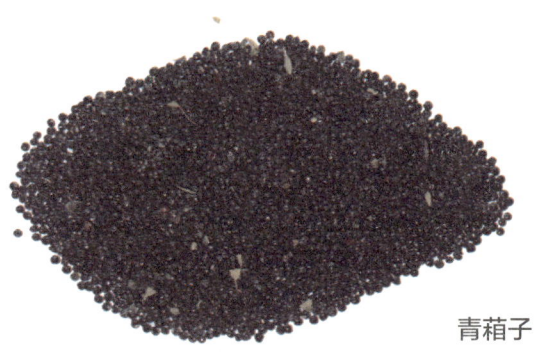

青葙子

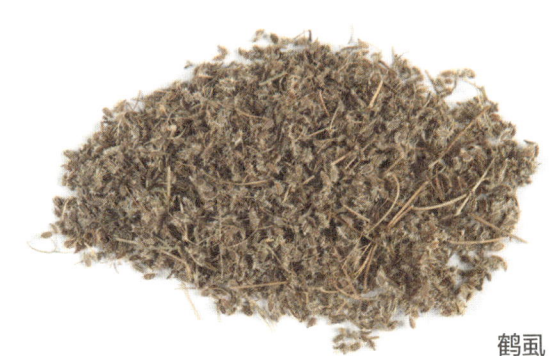

鹤虱

原文

与甘草相刑，甘遂能消肿破症，大戟通利水道，兼除虫毒；与乌头相反，白蔹治肠风痈肿，白及破痈疽，并合跟皴。

甘遂、大戟，味并苦甘寒，有毒，治病之功，不相上下，故并反甘草。

白蔹、白及，味并苦辛甘平，无毒，同反乌头，疗疾大同小异。

释义

不能与甘草配伍的，是能消肿、消除肿块的甘遂，还有通利水道、并除寄生虫的大戟；不能与乌头配伍的，是能治肠风、痈肿的白蔹，和能消除痈疽脓肿、治疗足跟部皮肤裂口的白及。

甘遂、大戟，两味药都是味苦、甘，性寒，有毒，治病的功效不相上下，二者不能与甘草一起使用。

白蔹、白及，两味药都是苦、辛、甘，性平，无毒，同反乌头，治疗的疾病大同小异。

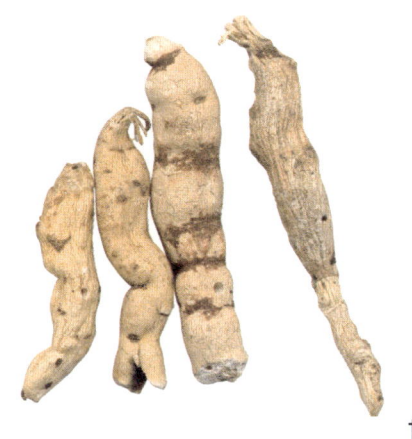
甘遂

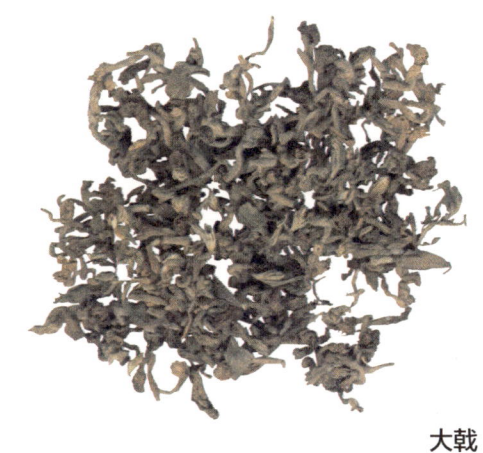
大戟

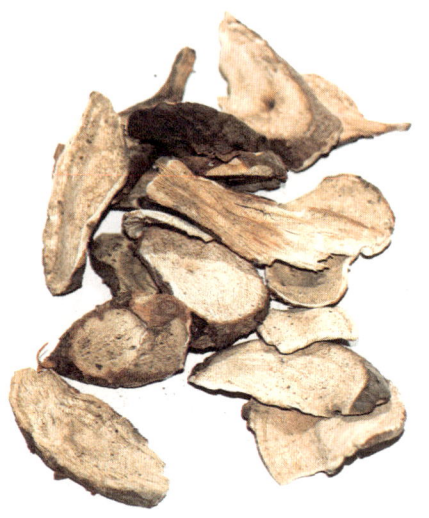
白蔹

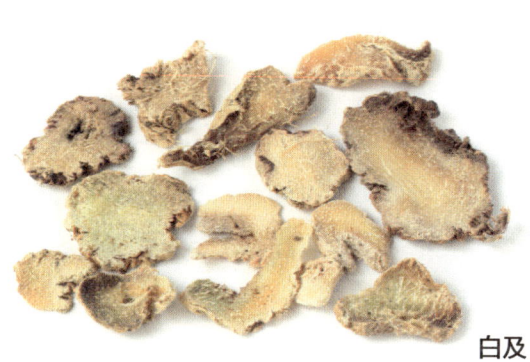
白及

原文

风攻皮肤羊踯躅；热主咳喘马兜铃。

羊踯躅，味辛，有毒，羊误食其苗叶，则踯躅而死，故得名，消虫毒，攻诸痹贼风。

马兜铃，味苦寒，无毒，治肺热咳嗽喘促，兼瘘疮血痔；根名土木香，又曰青木香；结子如铃状，故名兜铃。

释义

羊踯躅可以治风邪引起的皮肤瘙痒；马兜铃可以治热邪所致的咳喘。

羊踯躅，味辛，有毒，羊误食其苗叶后会踯躅而死，因此得名，有消虫毒、治各种风湿性疾病的作用。

马兜铃,味苦,性寒,无毒,治肺热咳嗽、喘促,兼治瘘疮、血痔;马兜铃的根名为土木香,又称青木香;种子如铃状,因此得名兜铃。

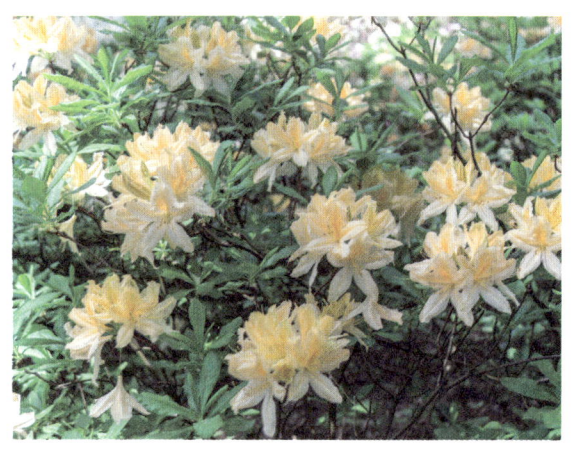

羊踯躅的花采摘后阴干或晒干,方可入药。

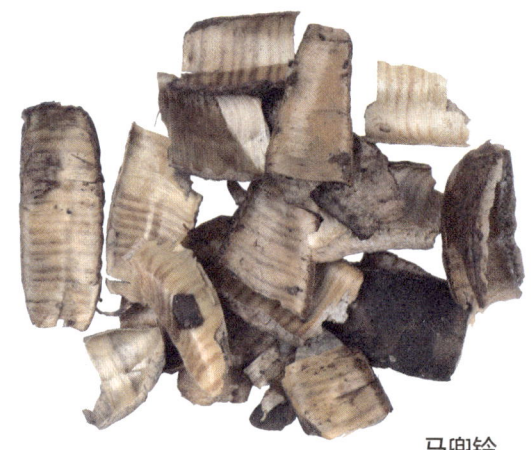

马兜铃

原文

刘寄奴破血行经,金疮最妙;续随子消症荡滞,虫毒尤效。

刘寄奴,味苦温,治汤火伤及金疮最妙,因刘裕小名寄奴,取此草疗金疮得效,故名。

续随子,即联步,味辛温,有毒,最治蛇伤。

释义

刘寄奴有破血行经的作用,治疗金疮效果很好;续随子有消除肿块、瘀血的作用,治疗寄生虫病效果很好。

刘寄奴,味苦,性温,治汤伤、烧伤及金疮伤效果最妙,因刘裕小名寄奴,取此草治疗金疮很有效,因此得名。

续随子,即联步,味辛,性温,有毒,最主要的用途是治疗蛇咬伤。

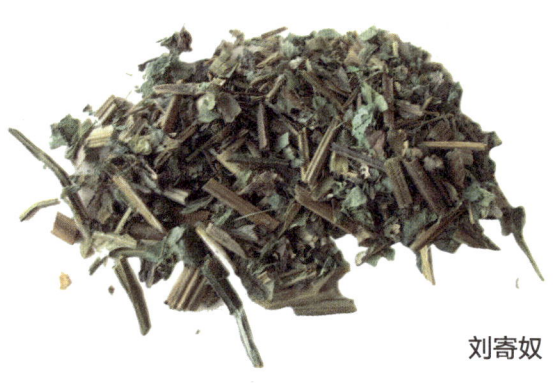

刘寄奴

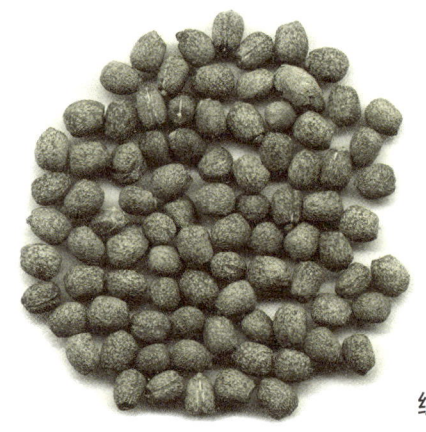

续随子

原文

祛风逐痰白附子；刮磨肠垢白头翁。

白附子，味甘平温，无毒，能行药势，主心疼腹痛。

白头翁，处处有之，谓之老翁须，因其根有白茸，故名，仲景以此治温疟，又治金疮衄血。

释义

祛风、逐痰用白附子；清除肠道内的废物和毒素，用白头翁。

白附子，味甘，性平、温，无毒，可以增强药效，治疗心疼、腹痛。

白头翁，到处都有，像老翁的胡须，根部有白茸，因此得名。张仲景用它治疗温疟和外伤导致的鼻出血。

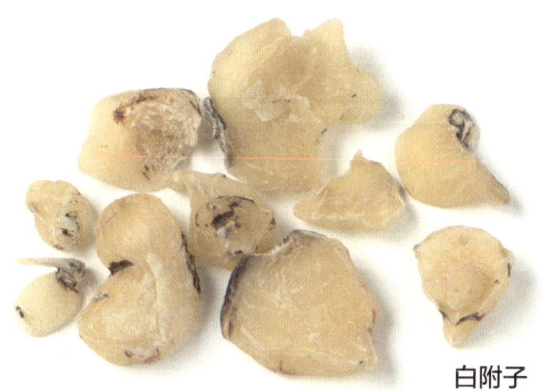

白附子

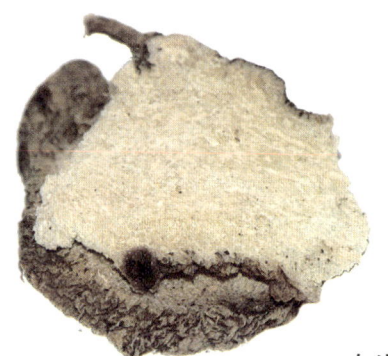

白头翁

原文

何首乌久服延年，可消疮肿；骨碎补折伤克效，及耳鸣聋。

何首乌，味苦涩微温，无毒，昔有老人姓何，见藤夜交，遂采其根食之，白发变黑，因此名之。

骨碎补，味苦温，无毒，一名猢狲姜，根生缘树上，能补骨碎折伤，因名之。

释义

何首乌，久服可以延年益寿，有消疮肿的作用；骨碎补治疗折伤很有效，还能治耳鸣、耳聋。

何首乌，味苦、涩，性微温，无毒，曾有一个姓何的老人，发现有一种藤蔓在夜晚时会

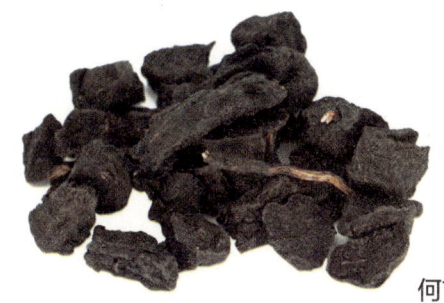

何首乌

相互交合，于是采摘了这种藤蔓的根部食用，白发变黑，因此得名白头翁。

骨碎补，味苦，性温，无毒，又名猢狲姜，根附生于岩石或树干上，具有补骨碎折伤的功效，因此得名骨碎补。

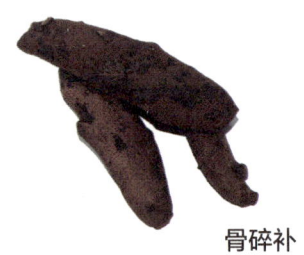

骨碎补

原文

泻肺消痰，下气去浮葶苈子；通经散肿，开喉明目射干功。

葶苈，味辛苦寒，无毒，生道旁处处有之，有甜苦二种。

射干，味苦平微温，无毒，一名乌扇，俗曰仙人掌。

释义

泻肺、消痰、下气、去表证，用葶苈子；通经、散肿、治咽喉肿痛、明目，用射干。

葶苈，味辛、苦，性寒，无毒，生长在道路旁边，到处都有，有甜、苦两种。

射干，味苦，性平、微温，无毒，又名乌扇，俗称仙人掌。

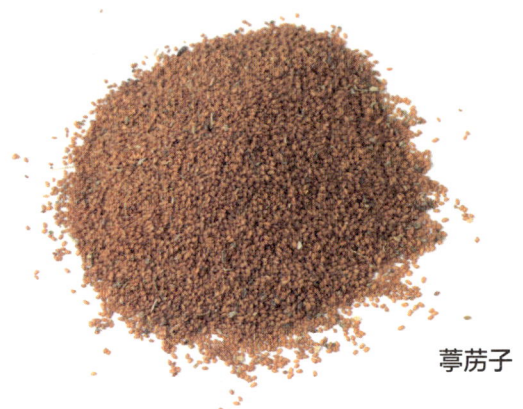

葶苈子

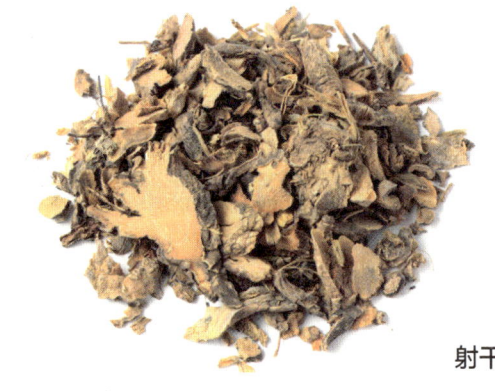

射干

原文

常山吐涎截疟；莨菪止搐拦风。

常山，味苦辛，有毒，形如鸡骨者佳，苗名蜀漆。

莨菪子，处处有之，味苦辛，有毒，一名天仙子，虽云有毒，得甘草升麻即解。

释义

常山可以催吐、截疟；莨菪可以止搐、祛风。

常山，味苦，性辛，有毒，以外形如鸡骨者为佳，其苗名为蜀漆。

莨菪子，到处都有，味苦，性辛，有毒，又名天仙子，虽说有毒，但与甘草、升麻配伍即可解毒。

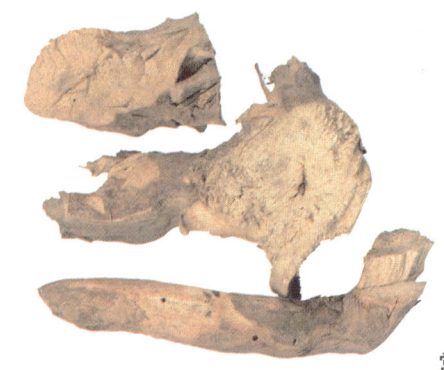

常山

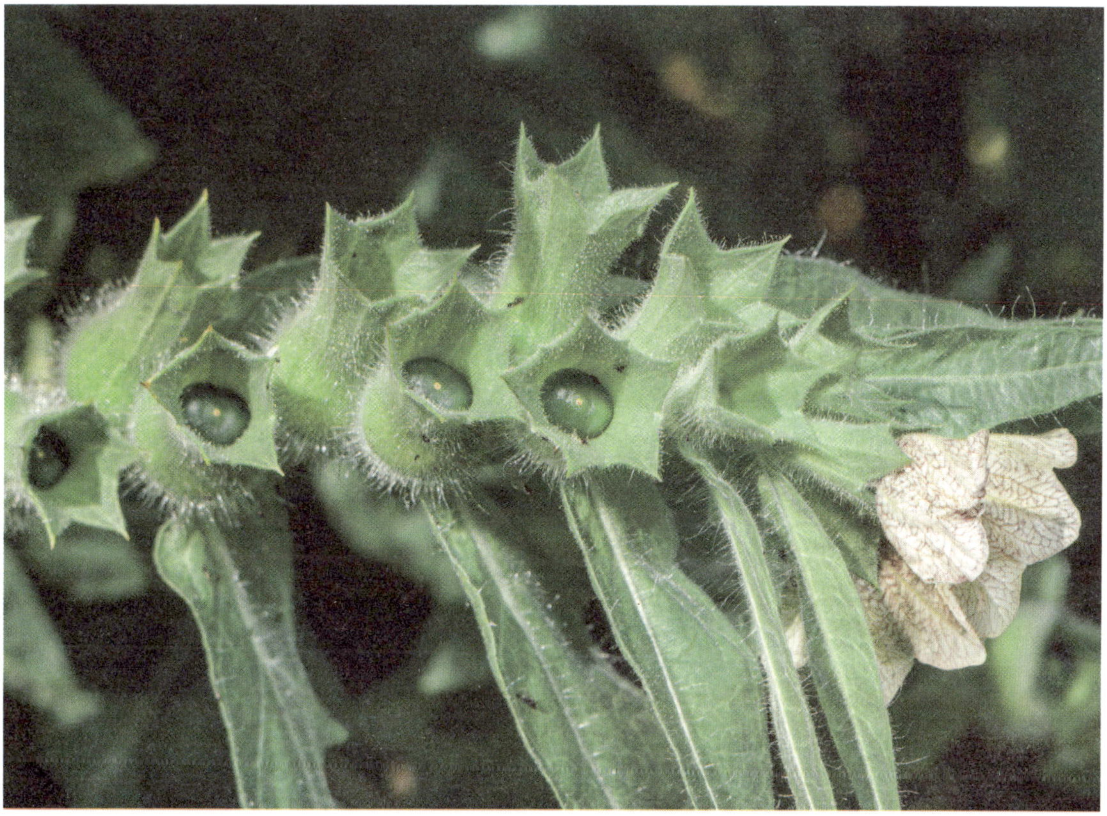

莨菪果皮变黄色时采摘果实，暴晒，打下种子，筛去果皮、枝梗，晒干后即可药用。

原文

连翘除心热，破瘿瘤，堪行月水；桔梗泻肺痈，清喉痛，止嗽宽胸。

连翘，味苦平，无毒，分大小二种，利小便，专治痈疽发背。

桔梗，味辛苦微寒，有小毒，又有一种名苦桔梗，药性相同。

释义

连翘具有除心热、破瘰瘤、治疗月经不调的功效；桔梗具有泻肺痈、清喉痛、止嗽宽胸的功效。

连翘，味苦，性平，无毒，分大、小两种，具有利小便的作用，专治痈疽生于脊背。

桔梗，味辛、苦，性微寒，有小毒，还有一种名苦桔梗，与桔梗药性相同。

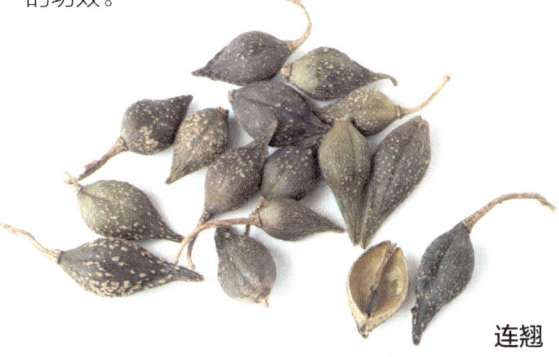

连翘

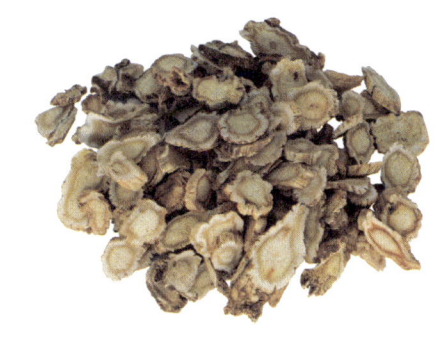

桔梗

原文

海金沙用日中收，攻伤寒热病；谷精草从田中采，破翳膜遮睛。

海金沙，俗名竹园荽，处处有之，收金法，以纸摊之，日中晒热，以枝击之，其枝叶自然有沙落纸上，旋收之，专利小便，得蓬砂、栀子、马牙硝最良。

谷精草，一名鼓槌草，又曰戴星草，生田中，味辛温无毒，治咽喉痹，止齿痛。

释义

海金沙宜在中午时分采收，可用于治疗伤寒热病；谷精草宜在田中采收，可用于治疗翳膜遮盖眼睛。

海金沙，俗名竹园荽，到处都有，采收海金沙的方法，是将其放到纸上摊开，中午时晒热，用树枝轻轻敲打，枝叶上的沙就会自然落到纸上，及时收集这些落在纸上的沙，可以通利小便，与蓬砂、栀子、马牙硝等药物配合，效果更好。

谷精草，又名鼓槌草、戴星草，生于田中，味辛，性温，无毒，可以治疗咽喉疼痛和牙齿疼痛。

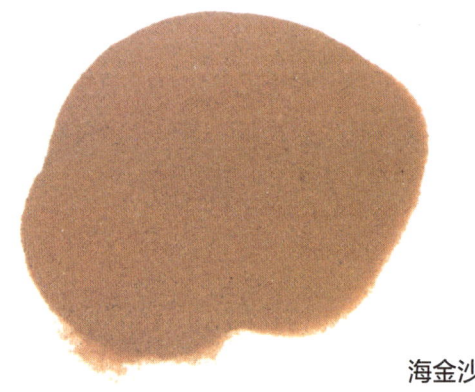

海金沙

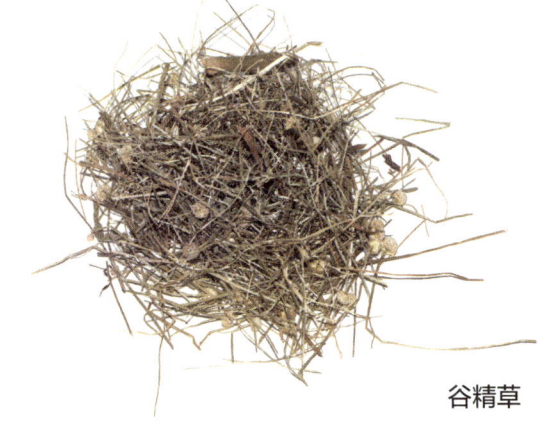

谷精草

原文

草河车即蚤休，痈疮至圣；商陆根名樟柳，退肿之宗。

草河车，名金线重楼，味苦微寒，无毒，主治癫痫惊热。

商陆，味辛酸平，有毒，分赤白二种，白者消水肿，根如人形者有神，赤者不入药。

释义

草河车，即蚤休，治疗痈疮、肿毒是至圣之药；商陆根，即樟柳，是消肿之宗药。

草河车，学名金线重楼，味苦，性微寒，无毒，主治癫痫、惊热。

商陆，味辛、酸，性平，有毒，分赤白两种，白商陆消水肿，根如人形的最有效，赤商陆不入药。

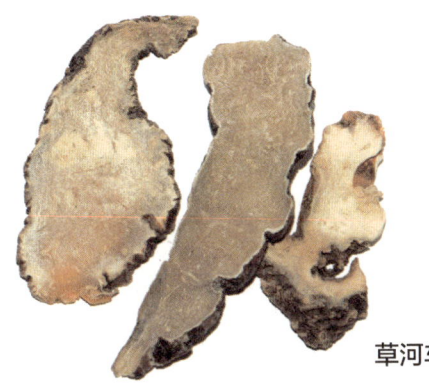

草河车

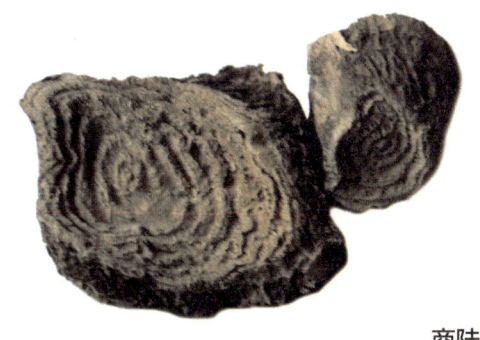

商陆

原文

藜芦为疮疥之药；贯众杀寸白诸虫。

藜芦，味辛苦寒，有毒，俗名山稷，反细辛、芍药，可吐风痰，不入汤药，专主疥疮痒虫。

贯众，味苦微寒，有毒，治金疮，破症结，止鼻红。

释义

草藜芦是治疗疮疥的药；贯众可以用来杀死寸白虫等各种寄生虫。

藜芦，味辛、苦，性寒，有毒，俗名山稷，反细辛、芍药，可治疗风痰，不能当作汤剂入药，专治疥疮痒虫。

贯众，味苦，性微寒，有毒，具有治金疮、消散肿块、止鼻红的作用。

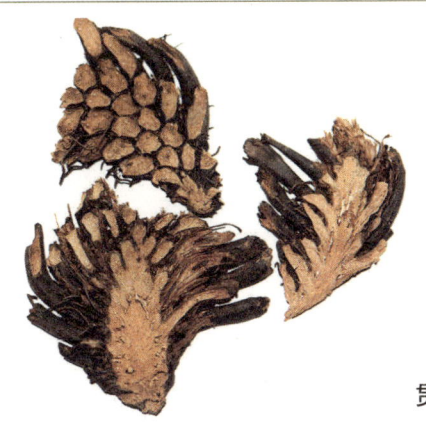

贯众

原文

草蒿一本作青蒿，灭骨蒸劳热；旋覆花草名金沸，钝痰嗽之锋。

草蒿，味苦寒，无毒，处处有之，根苗子叶皆入药，但各自使用，用子勿用叶，用根勿用苗，四者若齐用，则有损无益，得童便浸尤良，亦可煎汤洗疮，除疥虱。

旋覆花，味咸甘温微冷，有小毒，通膀胱水，去风湿，利痰止呕。

释义

草蒿又叫青蒿，有消除骨蒸劳热的作用；旋覆花又叫金沸，缓解咳嗽的剧烈程度。

草蒿，味苦，性寒，无毒，到处都有，根、苗、种子、叶都可以入药，但需要分开使用，用种子就不用叶，用根就不用苗，若四者齐用，则损害人体健康，使用时放入童便中浸泡一段时间，效果更好，也可以用来煎汤，清洗疮疡或者疥疮，可以治疗疥疮和虱病。

旋覆花，味咸、甘，性温、微冷，有小毒，可利尿通淋，祛风湿，化痰止呕。

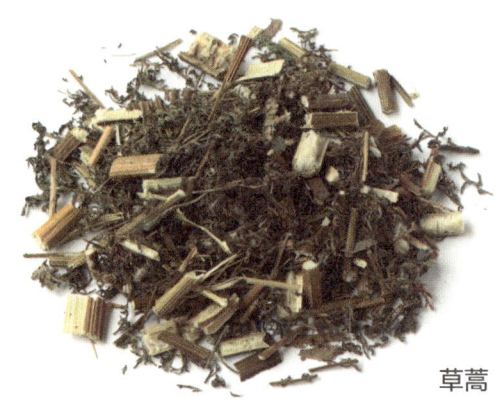

草蒿

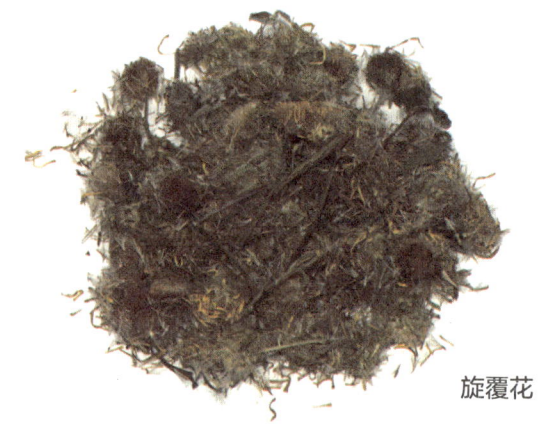

旋覆花

原文

蓖麻子善主催生，捣膏敷脚板；威灵仙能消骨鲠，熬汁灌喉咙。

蓖麻子，味甘辛，有小毒，疮痒研麻油搽敷，水疮研服良。

威灵仙，味苦温，无毒，主宣气，去冷消痰，疗折伤，治诸风。

释义

蓖麻子有催生的功效，捣碎成膏状敷在产妇脚板上；威灵仙有消除骨鲠的作用，将其熬制成汁液灌入喉咙。

蓖麻子，味甘、辛，有小毒，将研磨的蓖麻子与麻油混合涂抹在患处疮痒处，治水疮须研末后内服，疗效显著。

威灵仙，味苦，性温，无毒，有宣气、去冷、消痰、疗折伤、治诸风的功效。

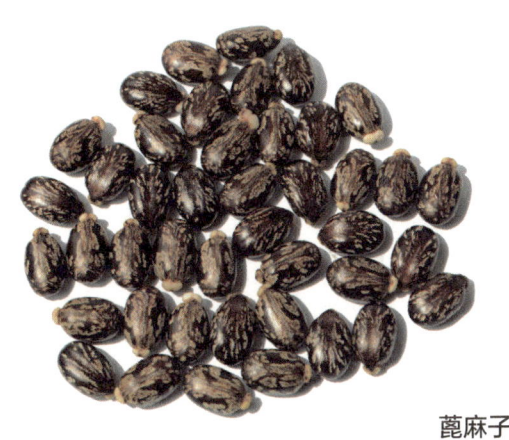

蓖麻子

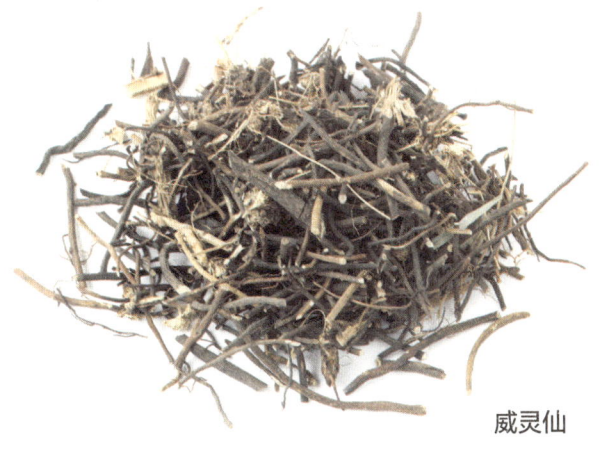

威灵仙

原文

马鞭草能通月水不行，破症瘕之癖；胡芦巴好补元阳肾冷，蠲疝气之癃。

马鞭草，味甘苦寒，有小毒，其草穗类鞭梢，因名之，俗谓之铁扫帚，治温疟阴疮。胡芦巴，得茴香、桃仁同用，逐膀胱疝气，得硫黄、附子同用，专补肾经。

释义

马鞭草可以通月经、消除肿块；胡芦巴可以补充元阳，治疗肾冷，消除疝气造成的癃闭。

马鞭草，味甘、苦，性寒，有小毒，其草穗外形似鞭梢，因此得名，俗称铁扫帚，可治温疟引起的阴疮。

胡芦巴，与茴香、桃仁配伍，可逐膀胱疝气，与硫黄、附子配伍，专补肾经。

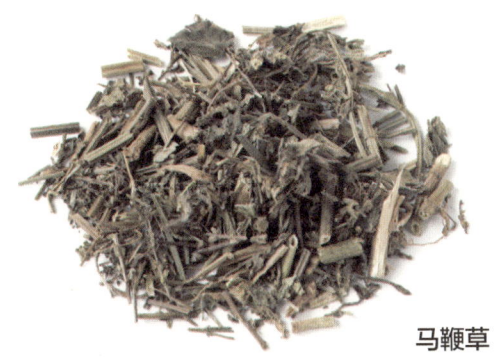

马鞭草

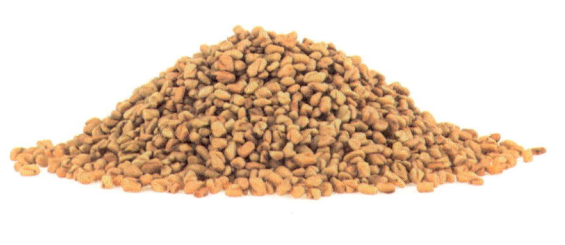

胡芦巴

中医视频课

原文

萱草治淋，孕带其花生男子；灯心去热，烧灰善止夜啼童。

萱草，一名鹿葱，其性凉而无毒，处处有之，孕妇佩带其花，即生男子，故又名宜男草。

灯心，性凉，破伤处捣敷良。

释义

萱草可治疗淋病，孕妇戴萱草的花可以生男孩；灯心可以去热邪，灯心烧成灰能让夜啼的儿童停止哭泣。

萱草，又名鹿葱，性凉，无毒，到处都有，孕妇佩带其花，就可以生男孩，因此又称宜男草。

灯心，性凉，捣碎敷在破伤处，效果很好。

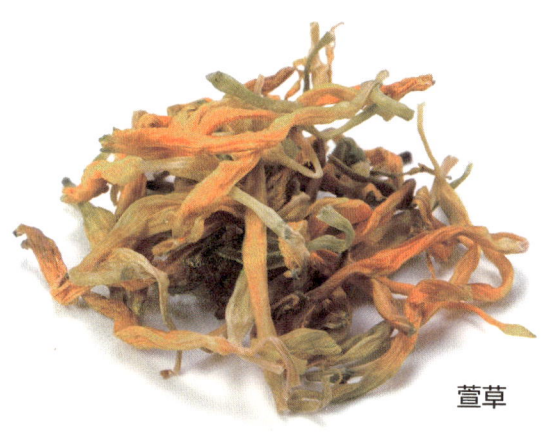
萱草

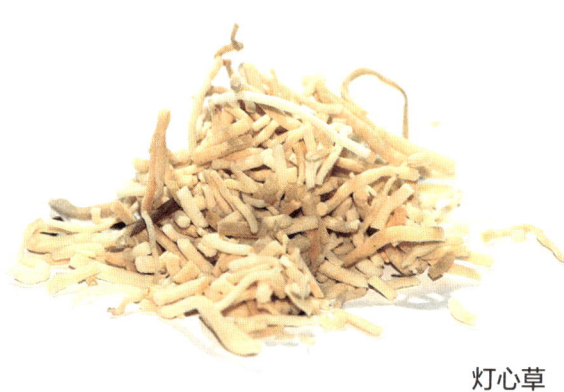
灯心草

原文

山豆根疗咽痛头疮五痔；金沸草治丹毒发背诸痈。

山豆根，味甘寒，无毒，消肿毒，止热嗽。

金沸草，至冬时则皆有黄星，点点成行，味苦寒，无毒，解硫黄毒。

释义

山豆根可以治疗咽痛、头疮、五种痔疮；金沸草可以治疗丹毒、背部痈疽等各种痈疽。

山豆根，味甘，性寒，无毒，有消肿毒、止热嗽的作用。

金沸草，冬季时叶片上会有黄色的星星点点排列成行，味苦，性寒，无毒，可解硫黄之毒。

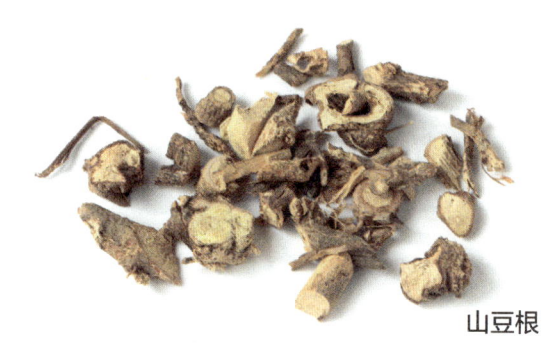
山豆根

原文

狼毒驱九种心痛；豨莶扫湿痹诸风。

狼毒，味辛平，有大毒，陆而沉水者良。主咳逆，治虫疽瘰疬结痰。

豨莶，即火炊草，味苦寒有小毒，形似鹤虱，昔有知州张咏尝进此方，治诸风。

释义

狼毒可以驱散九种心痛；豨莶可以扫除湿痹、各种风邪。

狼毒，味辛，性平，有大毒，以生于陆地上且能沉入水中者为佳品，主要用于治疗咳逆、虫疽、瘰疬、结痰等病症。

豨莶，就是火炊草，味苦，性寒，有小毒，外形似鹤虱，曾有知州张咏进献过这个药方，治疗各种风邪。

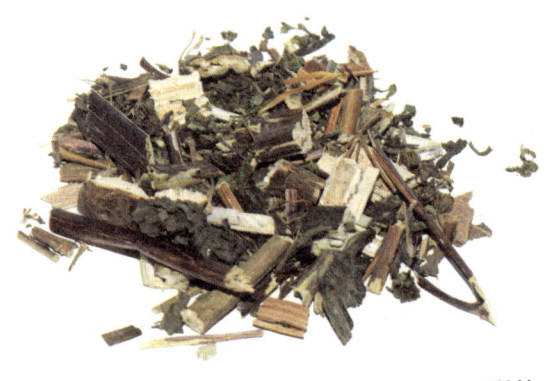

狼毒　　　　　　　　　豨莶

原文

夏枯草最治头疮，瘰疬瘿瘤同可觅；天南星专能下气，风痰脑痛止怔忡。

夏枯草，至夏即枯，故名，味苦辛寒，无毒。

天南星处处有之，味苦辛，有毒，散血堕胎，消痈肿。

释义

夏枯草治疗头疮效果最好，还能治瘰疬和瘿瘤；天南星具有下气的功效，治疗风痰扰动、脑痛、怔忡等病症。

夏枯草，到了夏天就枯萎，因此得名，味苦、辛，性寒，无毒。

天南星到处都有，味苦，性辛，有毒，有散血、堕胎、消痈肿的作用。

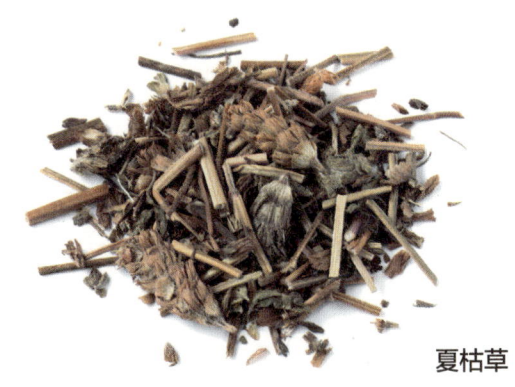

夏枯草

167

原文

退肿消风,牵牛子第一;诸疮解毒,山慈菇最良。

牵牛子,炒过用,味苦寒,有毒,处处有之,下气通肠,利大小便,堕胎,专治腰疼脚痛。

山慈菇,即鬼簦灯,又名金灯花,疮肿痈疽瘰疬消毒良。

释义

退肿、消风,牵牛子药效最好;治疗各种疮毒,山慈菇最好。

牵牛子,炒制后再用,味苦,性寒,有毒,到处都有,有下气通肠、利大小便、堕胎的作用,专治腰疼、脚痛。

山慈菇,即鬼簦灯,又名金灯花,治疗疮毒、痈疽、瘰疬等效果很好。

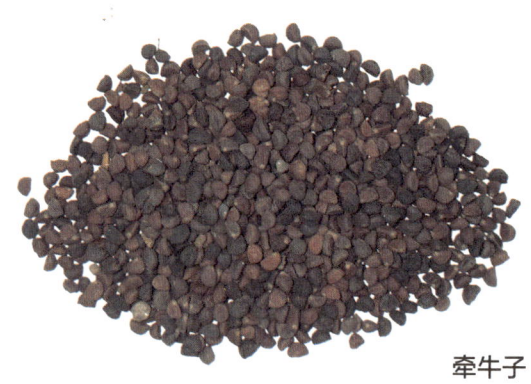

牵牛子

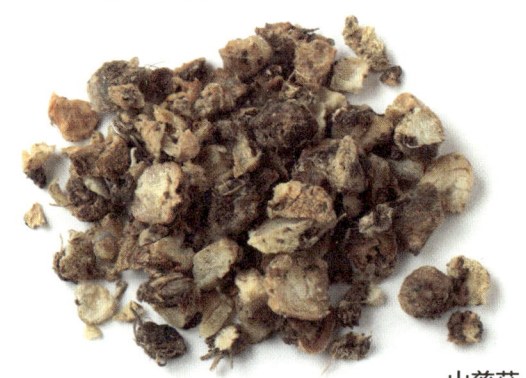

山慈菇

原文

仙茅伸风者之脚挛,补虚坚骨;苎根凉小儿之丹毒,安护胎宫。

仙茅,味辛温,无毒,治虚劳,逐冷气,益阳坚骨,生长精神。苎根,补血安胎止渴,兼治小儿丹毒。

释义

仙茅可以治疗风邪所致的脚部痉挛,有补虚和坚固骨骼的作用;苎根有清热解毒的作用,可治疗小儿丹毒、胎动不安等症。

仙茅,味辛,性温,无毒,有治虚劳、逐冷气、益阳坚骨的作用,能使人的精神得到滋养。

苎根,有补血、安胎、止渴的作用,兼治小儿丹毒。

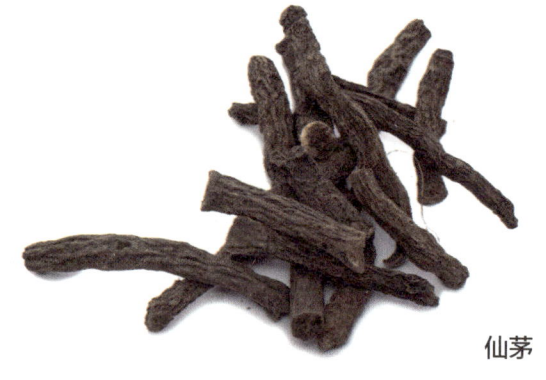

仙茅

原文

茵芋理寒热似疟；屋游断齿衄之踪。

茵芋，味苦温，有毒，止心腹痛，通关节，主风寒湿痹。

屋游，即瓦上青苔，味苦寒，无毒，逐膀胱水，止皮肤寒热。

释义

茵芋可以治疗寒热疟疾、风湿痹痛；屋游能治疗鼻出血、牙龈出血等。

茵芋，味苦，性温，有毒，有止心腹疼痛、关节不利的作用，主治风寒湿痹。

屋游，即瓦上青苔，味苦，性寒，无毒，有逐膀胱水、祛风利湿、行气散寒的功效。

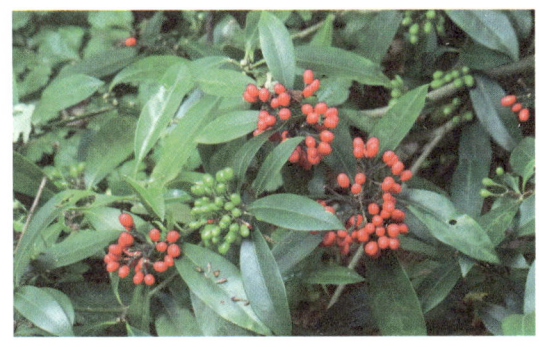

茵芋采收茎叶，切段，晒干后即可药用。

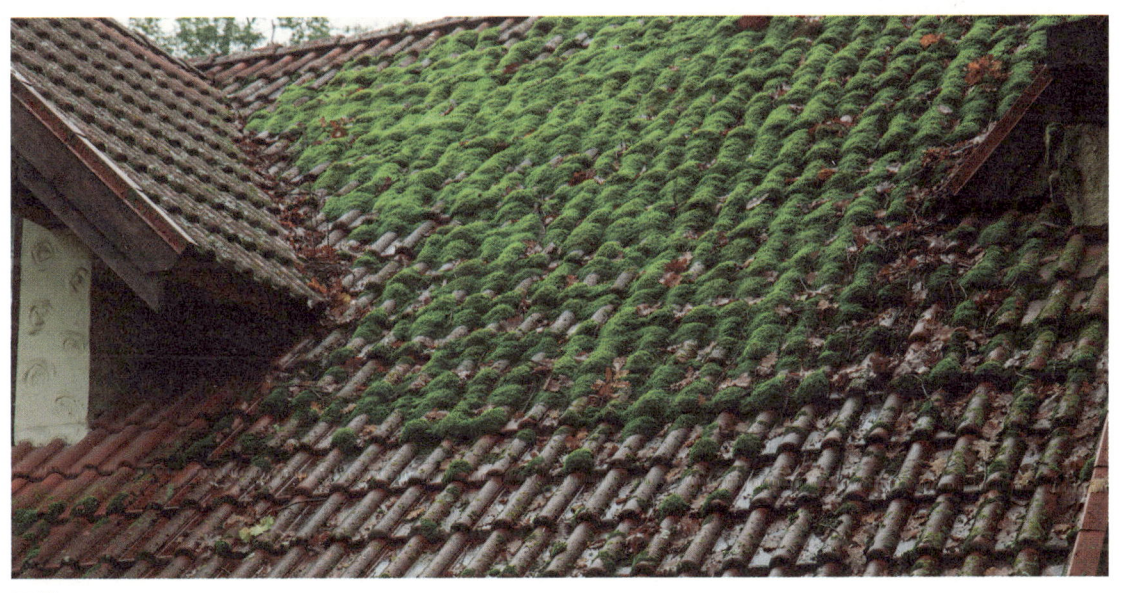

屋游

原文

本草编成斯赋，医家初学童蒙。

释义

我根据本草著成的赋，适合作为中医初学者的启蒙之书。

5 木部

原文

岂不以劳伤须桂肉，敛汗用桂枝，俱可行经破癖，炒过免堕胎儿。

桂，味甘辛大热，有小毒，得人参、熟地黄、紫石英良，畏生葱。

释义

劳累过度而导致的损伤须用桂肉，敛汗须用桂枝，二者都可以调理月经和破除癖症，炒制过的还能安胎。

桂，味甘、辛，性大热，有小毒，与人参、熟地黄、紫石英配伍药效更好，畏生葱。

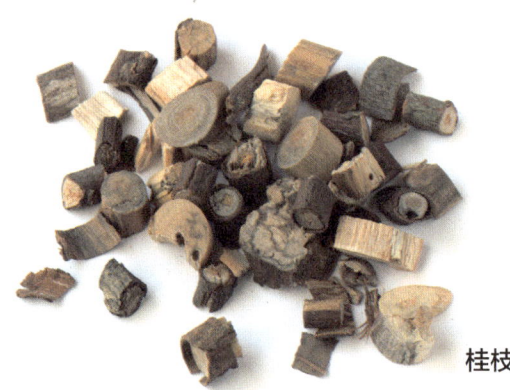

桂枝

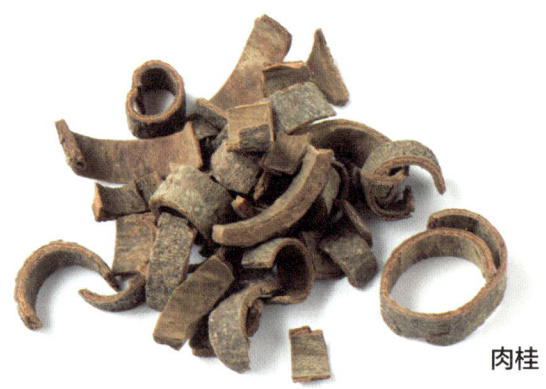

肉桂

原文

五痔伤风称槐角；疮疡杀疥羡松脂。

槐角实，味酸咸寒，无毒，今处处有之，除热气，主火烧疮；皮，灌漱风龋齿。

松脂，味苦甘温，无毒，处处有之，道家服饵，轻身延年。松子，味甘温，无毒，可供果品；叶与根白皮，味苦温，无毒，主辟谷❶不饥；松节渍酒治历节风。

注解

❶ **辟谷**：一种修行方法，指不吃五谷杂粮，而以药食等充腹，或在一定时间内断食，又称断谷、绝谷、休粮、却粒、绝粒等。

释义

痔疮、伤风，用槐角；治疮疡、杀疥虫，用松脂。

槐角实，味酸、咸，性寒，无毒，现在到处都有，可除热气，主治烧伤；槐角皮煎汤水漱口，可治疗风疳齿。

松脂，味苦、甘，性温，无毒，到处都有，修道的人服食后可以延年益寿。松子，味甘，性温，无毒，可当作上供果品。松子的叶与根白皮，味苦，性温，无毒，有饱腹的作用。松节浸泡在酒中，可用来治疗历节风这种关节病。

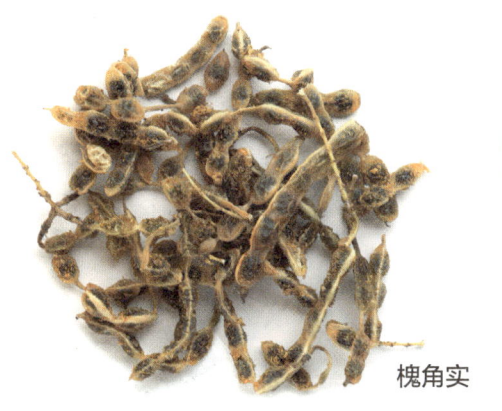

槐角实

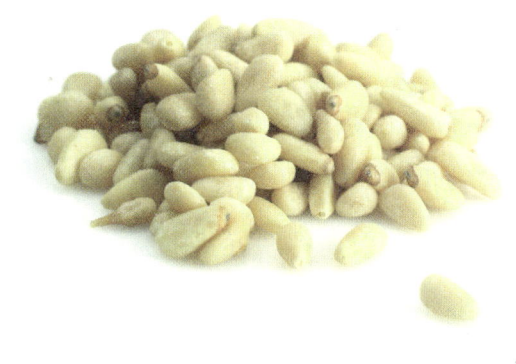

松子

原文

柏叶止血吐崩，要安脏镇惊，去壳取仁于柏子；枸杞益阳明目，退虚劳寒热，须用其根地骨皮。

柏叶，味苦微温，无毒，四时各依方向采取阴干用；柏白皮，主火烧烂疮。

枸杞，味苦寒，根大寒，子微寒，无毒，处处有之，惟陕西四川出者最佳。

释义

柏叶具有止血、止吐、止崩的功效，同时还能安脏镇惊，使用时需去掉外壳，用柏子仁；

枸杞有补益肝肾、明目、滋阴的功效，治疗虚劳、寒热等症，须用枸杞的根部地骨皮。

柏叶，味苦，性微温，无毒，应该在春、夏、秋、

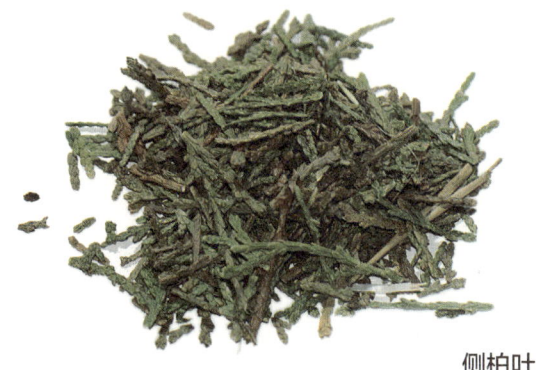

侧柏叶

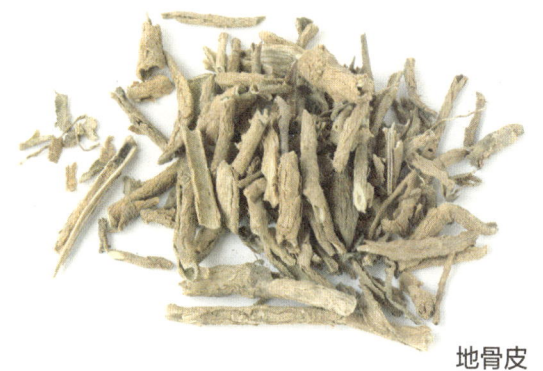

地骨皮

冬四个季节，根据不同的方向采集，然后晾干用；柏白皮，主治火烧导致的皮肤溃疡或疮伤。

枸杞，味苦，性寒，枸杞根名地骨皮，性大寒，枸杞子微寒，无毒，到处都有，以陕西、四川产出的为最佳。

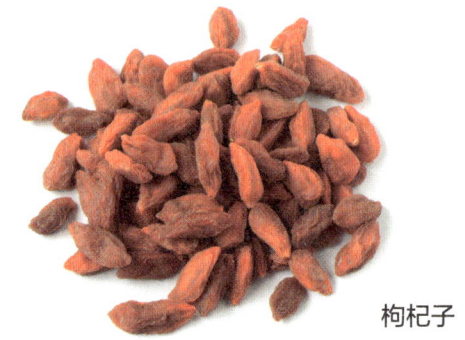

枸杞子

原文

茯苓有赤白二种，赤者通利小便，白者可补虚定悸；干漆有生熟两般，生则损人肠胃，熟者通月水愆期。

茯苓，味甘平，无毒，多年松根之气熏灼而生，有赤白二种，并除寒热，止渴消痰，而赤者专主利小便，分水谷，白者专补虚定悸。

干漆，味辛温，有毒，须炒熟用，则无毒，去症续骨杀虫，除心气止痛。

释义

茯苓有赤、白两种，赤茯苓通利小便，白茯苓补虚定悸；干漆有生熟两种，生干漆损肠胃，熟干漆治月经愆期。

茯苓，味甘，性平，无毒，产于松树根部，受松根之气熏灼而生，二者都可以除寒热，止渴、消痰，而红茯苓专门利尿，白茯苓专门补虚定悸。

干漆，味辛，性温，有毒，须炒熟用才无毒，可以用于治疗瘀血所致的症瘕积聚、骨折疼痛、寄生虫感染等病症，还可以缓解心气痛、脘腹胀痛。

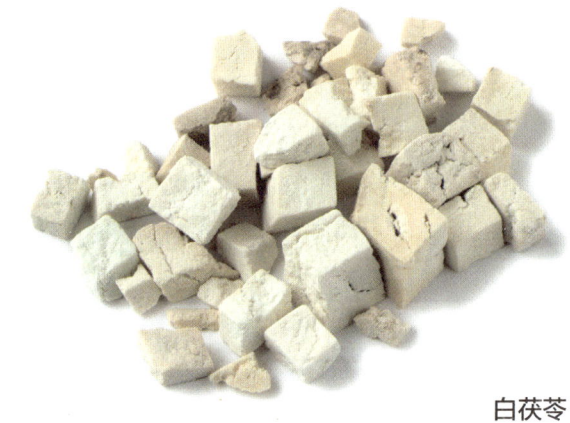

白茯苓

中医视频课

原文

茯神则健志收惊，开心益智；琥珀则镇心定魄，淋病偏宜。

茯神，即茯苓抱根所生者，用须去心中木，味甘平，无毒，多益心脾，主风虚。
琥珀，味苦平，无毒，是松脂入地中多年则化成。

释义

茯神具有安神、益智的功效,能缓解惊恐不安的情绪;琥珀能镇静、安神,擅长治疗淋病。

茯神,是茯苓根部抱有松根的部分,使用时需要去掉木心,味甘,性平,无毒,有补益心脾的作用,主治风虚。

琥珀,味苦,性平,无毒,是松脂入地中多年所化成。

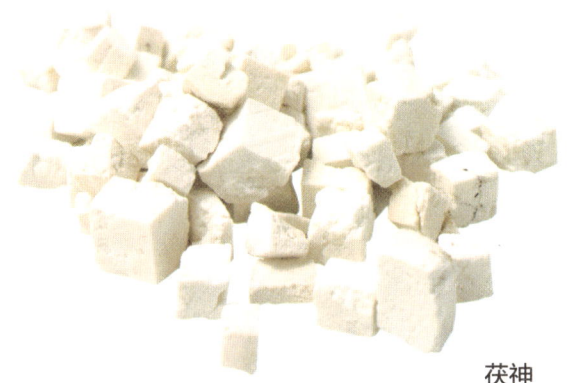

茯神

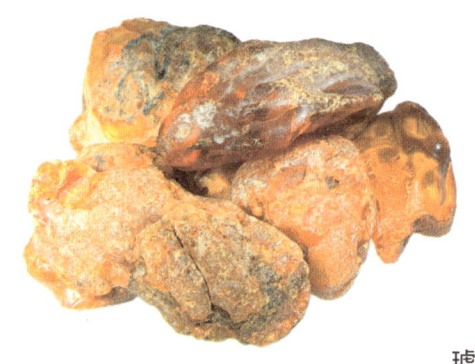

琥珀

中医视频课

原文

职掌虚烦,敛汗必须酸枣;性行通利,消浮当用榆皮。

酸枣仁,味甘平,无毒,安五脏,除风痹,能坚骨补中,宁心定志。

榆皮,味甘平,无毒,性滑,通行大小便,消浮肿,治小儿白秃,下妇人胎衣。

释义

治疗虚烦、敛汗,须用酸枣仁;想要通利小便、消除水肿,当用榆皮。

酸枣仁,味甘,性平,无毒,有安五脏、除风痹、坚骨补中、宁心定志的作用。

榆皮,味甘,性平,无毒,性滑,擅长通行大小便、消浮肿、治小儿白秃,帮助产妇娩出胎衣。

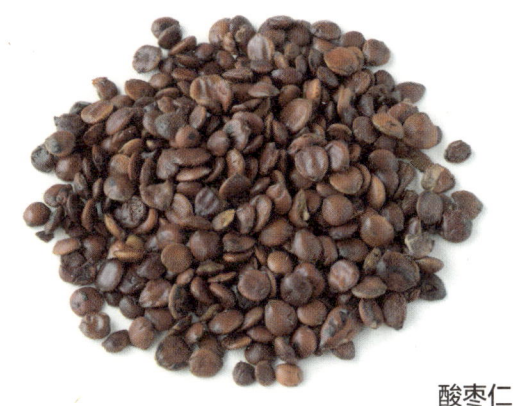

酸枣仁

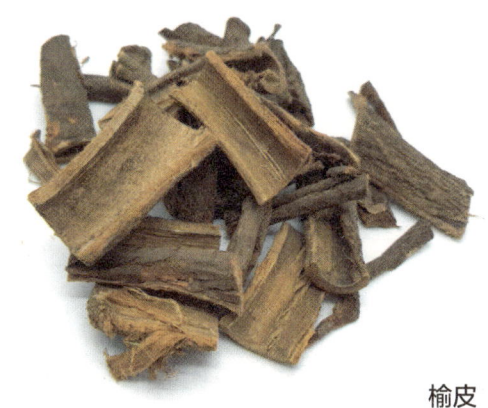

榆皮

原文

攻赤目，清头风，坚齿轻身蔓荆子；敛金疮，除腰痛，治风桑上寄生枝。

蔓荆子，味苦辛，微寒，无毒，通关窍，去寸白虫，除筋骨中寒热。

桑寄生，一名寓木，味苦甘平，无毒，并治崩中补内伤，胎前产后皆宜用。

释义

治疗红眼病、头疼，强健牙齿，增强体质，用蔓荆子；治疗金疮伤，消除腰痛，治疗风邪，用桑寄生。

蔓荆子，味苦、辛，性微寒，无毒，通利关窍，消除寄生虫，消除筋骨中的寒热之气。

桑寄生，又名寓木，味苦、甘，性平，无毒，治疗妇女崩漏，补益内伤，怀孕前和产后都可以用。

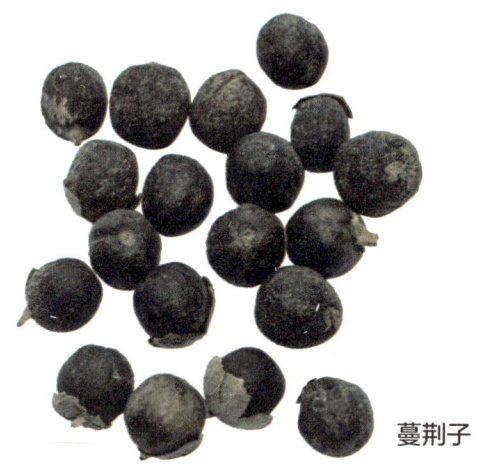
蔓荆子

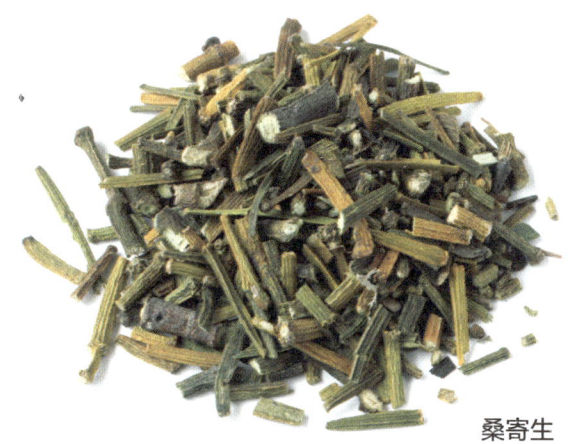
桑寄生

原文

泻痢有功，诃黎勒同名诃子；头眩鼻塞，木笔花乃是辛夷。

诃子，味苦温，无毒，开胃进食消痰，治崩漏及肠风下血，兼主奔豚冷气❶。

辛夷，味苦辛温，二月开花，色白带紫，花落无子，至夏复开花，初出如笔，故北人呼为木笔花，主头眩鼻塞最良。

注解

❶ **奔豚冷气**：病名，指寒气上冲、心胸奔豚，症状主要包括心悸、胸闷、胸痛、气喘、腹痛、恶心、呕吐等，严重者可导致休克。

释义

有泻痢的功效，是诃黎勒，又名诃子；治疗头晕、鼻塞，用木笔花，又名辛夷。

诃子，味苦，性温，无毒，有开胃、消痰、治崩漏及肠风下血的作用，主治奔豚冷气。

辛夷，味苦、辛，性温，二月开花，花色白中带紫，花落后没有种子，至夏季又开一次花，花蕾如笔，北方人因此称之为木笔花，治头晕、鼻塞效果很好。

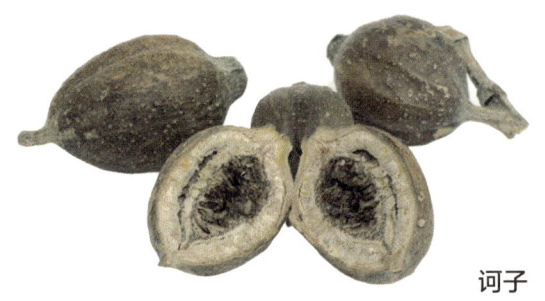

诃子

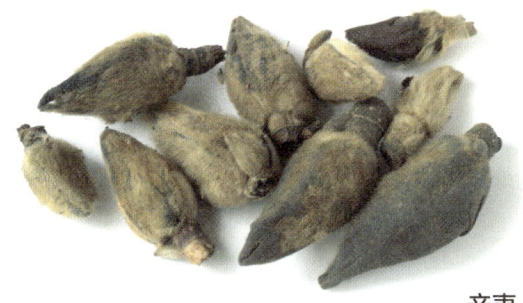

辛夷

原文

乌药主宽膨顺气，没药主跌扑金疮，血气相攻，诸疼共理，秦椒能明目通喉，蜀椒能涩精疗癖，温中下气，风痹同医。

乌药，味辛温，无毒，处处有之，惟天台产者为胜，俗名旁箕，主心腹痛，补中益气，攻翻胃，利小便。

没药，味苦平，无毒（按：徐表南州记，生波斯国，是彼处松脂也），破血止痛，为产后最宜，推陈致新，理内伤良。

秦椒，味辛，生温熟寒，有毒，攻腹痛，祛风邪，温中除痹，醋煎灌漱牙疼。

蜀椒，去闭口者，味辛大热，有毒，出成都，逐冷风，核名椒目，利水道。

释义

乌药可以宽胸、顺气、消胀，没药能治跌打损伤、散瘀止痛，秦椒能明目、通喉，蜀椒能涩精疗癖、温中下气、祛风除湿。

乌药，味辛，性温，无毒，到处都有，以天台所产为佳，俗名旁箕，主治心腹痛，有补中益气、攻翻胃、利小便的作用。

没药，味苦，性平，无毒（按：南州人徐表记载了这样一件事：在波斯国，松脂就是这种样子），有破血止痛、推陈致新的作用，调

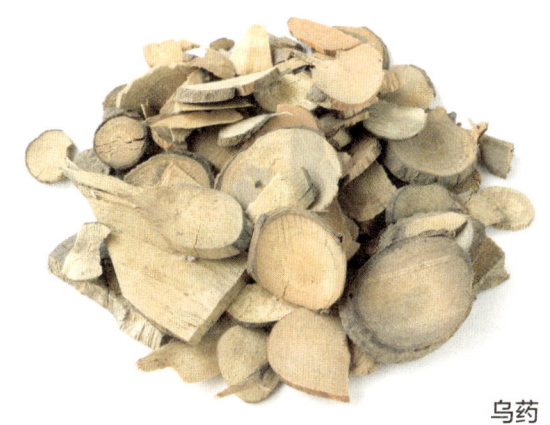

乌药

理内伤效果很好。

秦椒，味辛，生品性温，熟品性寒，有毒，有攻腹痛、祛风邪、温中除痹的作用，用醋煎汤后漱口，可治牙疼。

蜀椒，拣去闭口的，味辛，性大热，有毒，产自成都，具有驱寒、逐风的作用，种子名椒目，能通利小便。

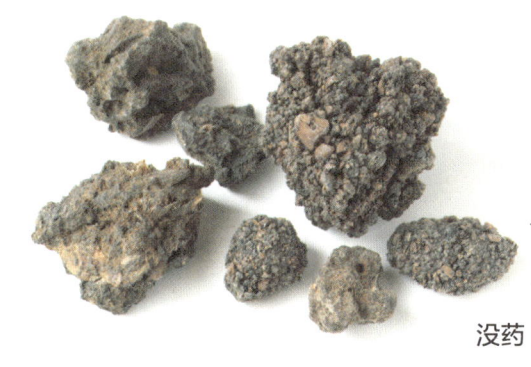

没药

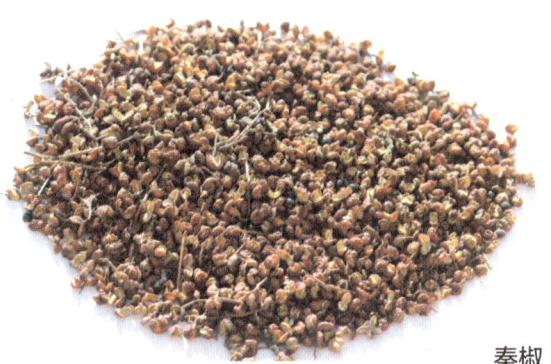

秦椒

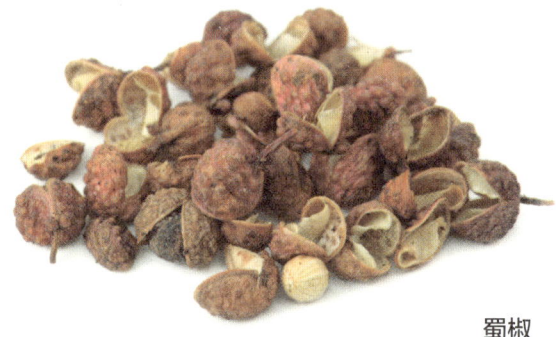

蜀椒

原文

牙痛乳痈求莽草；肠风崩带索棕榈。

莽草，为臣，性有毒，味辛温，善开喉痹，理诸疮瘰疬。

棕榈，性平，无毒，止痢养血治鼻衄，用烧存性入药。

释义

患有牙痛或者乳痈的，寻求用莽草治疗；患有肠风或者崩带病的，寻求用棕榈治疗。

莽草，为臣药，有毒，味辛，性温，善于治疗喉痹和各种疮疡瘰疬。

棕榈，性平，无毒，具有止痢、养血、治疗鼻衄等作用，用时将棕榈烧炭炮制后存性入药。

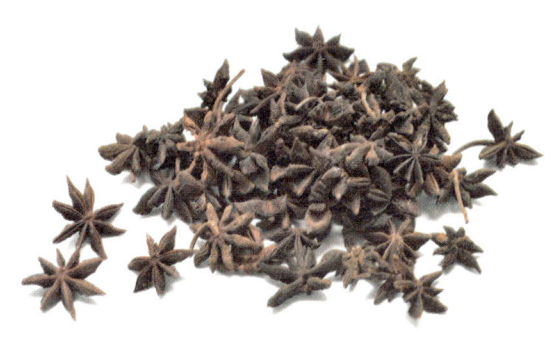

莽草

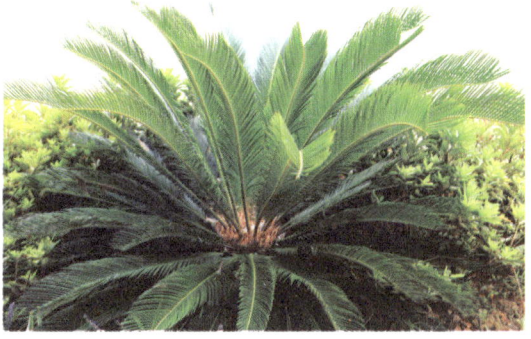

割取棕榈旧叶柄下延部分及鞘片，除去纤维状的棕毛，晒干后药用。

原文

巴豆破结宣肠，理心膨水胀；芫花消浮逐水，系瘤痔当知。

巴豆，味辛温，生温熟寒，有毒，生巴郡，故名巴豆，性急通利，因名江子，用去皮心膜及油，然后可，畏大黄、黄连。

芫花，味辛苦温，有小毒，治咳逆喉鸣痰唾，腰腹心痛。

释义

巴豆能破解体内结块、疏通肠道，还能缓解心腹胀满和水肿；芫花能消除浮肿，逐水祛痰，也能治疗痔疮和瘤。

巴豆，味辛，性温，生品性温，熟品性寒，有毒，生于巴郡，因此得名巴豆，药性峻猛，形状像江子，用时去皮、心膜、油，以减轻其峻烈的药性，然后方可入药使用，畏大黄、黄连。

芫花，味辛、苦，性温，有小毒，治咳逆、喉鸣、唾痰、腰腹心痛。

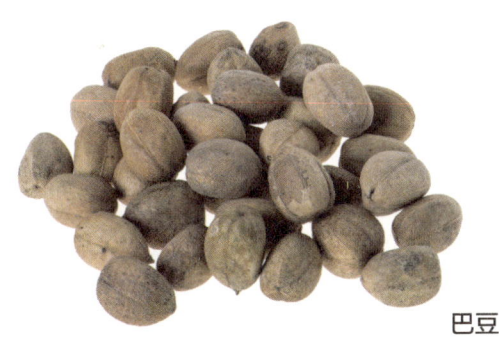

巴豆

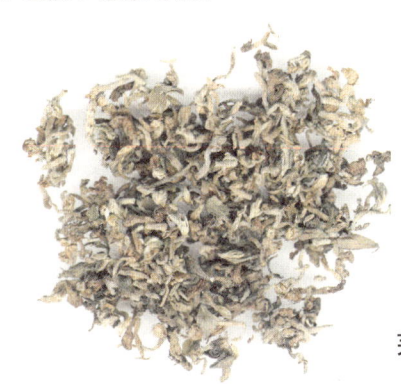

芫花

原文

木鳖治疥疮腰痛有准；雷丸杀三虫寸白无疑。

木鳖子，其形似鳖，故名，味甘温，无毒，治乳痈肛门肿及折伤。

雷丸，味苦咸寒，有小毒，白者良，赤者有毒能杀人。

释义

木鳖可以治疗疥疮和腰痛；雷丸可以杀死寸白虫等寄生虫。

木鳖子，形状似鳖，因此得名，味甘，性温，无毒，治乳痈、肛门肿、折伤。

雷丸，味苦、咸，性寒，有小毒，白色的药效更好，赤色的有毒，能杀人。

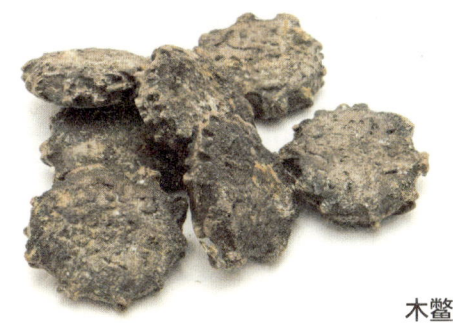

木鳖子

中医视频课

原文

养肾除风石楠叶；漱牙洗目海桐皮。

石楠叶，味辛苦平，有毒，利皮毛筋骨病。

海桐皮，味苦平，无毒，主痢，除疥虱，治风痹痛。

释义

养肾、除风用石楠叶；漱口洁牙、明目用海桐皮。

石楠叶，味辛、苦，性平，有毒，可以利皮毛、舒筋活络，治疗筋骨病。

海桐皮，味苦，性平，无毒，可以治疗痢疾、疥疮和虱子，缓解风湿痹痛。

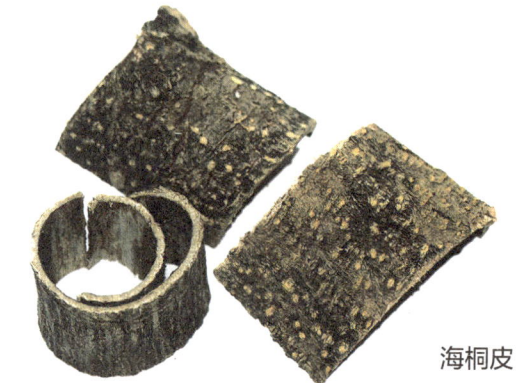

海桐皮

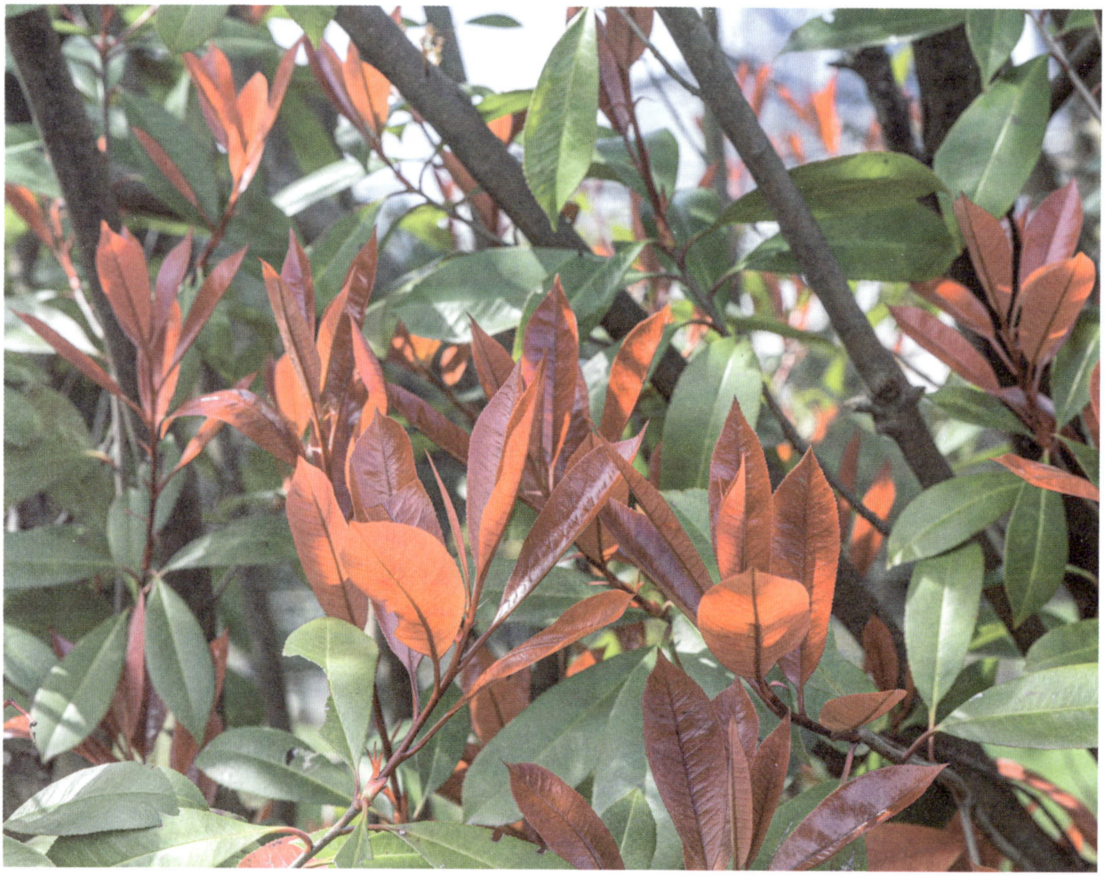

石楠叶采收后晒干即可药用。

原文

牡荆子治雷头乳肿；郁李仁荡浮肿四肢。

牡荆子，味苦辛，无毒，即黄荆，今官司用作笞杖，处处有之，主头风目眩。

郁李仁，味酸平，无毒，俗名唐棣，通关格，去浮肿；根皮治齿痛风蛀。

释义

牡荆子可以治疗雷头风、乳肿，郁李仁可以消除四肢浮肿。

牡荆子，味苦，性辛，无毒，即黄荆，现在官场用作笞杖的工具，到处都有，主治头风目眩。

郁李仁，味酸，性平，无毒，俗名唐棣，有通关格、去浮肿的作用；根皮可治疗牙齿痛、虫蛀。

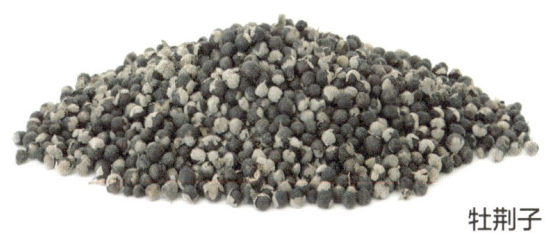

牡荆子

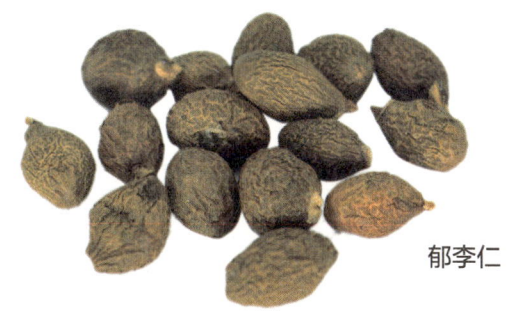

郁李仁

原文

密蒙花总为眼科之要领；苏木专调产后之血迷。

密蒙花，味甘平微寒，无毒。

苏木，味甘咸平，无毒，专能破血消痈及扑损。

释义

治疗眼疾，首先想到密蒙花；调理产后出血，专门寻找苏木。

密蒙花，味甘、平，性微寒，无毒。

苏木，味甘、咸，性平，无毒，专门用于瘀血、痈肿、跌打损伤。

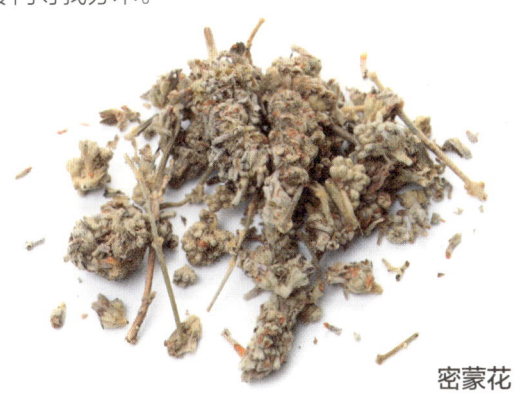

密蒙花

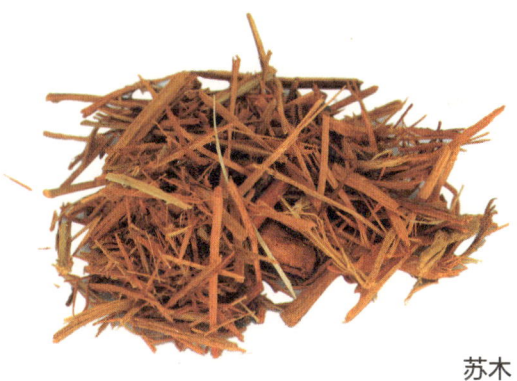

苏木

原文

楮实补虚明目，叶洗疹风，树汁涂癣疥；竹皮刮下止呕，叶解烦躁，烧沥御风痰。

楮实，味甘寒，无毒，主治水肿，及阴痿不起。

竹皮，多种取皮，止呕吐者，南人呼为江南竹，味辛平甘寒，无毒，肉薄，今人取作竹沥者，又谓之淡竹，其叶解烦除咳逆；今方中用淡竹叶，又是一种丛小叶，柔微有毛，其根生子如麦门冬。

释义

楮实能够补虚、明目，其叶可治疗风疹，树汁涂抹可以治疗癣疥；竹皮刮下后可以止呕，其叶能够除烦躁，烧制后取出的竹沥可以抵御风痰。

楮实，味甘，性寒，无毒，主治水肿、男性阴茎无法勃起。

竹皮，有多种方式取其皮使用。可以止呕吐的，南方人称为江南竹，味辛、平、甘，性寒，无毒，肉薄。现在的人称作竹沥的，又称淡竹，其叶能够解烦、治疗因气逆而咳。现在方剂中所用的淡竹叶，是一种丛生小叶、柔弱微有毛的植物，其根部生子像麦门冬。

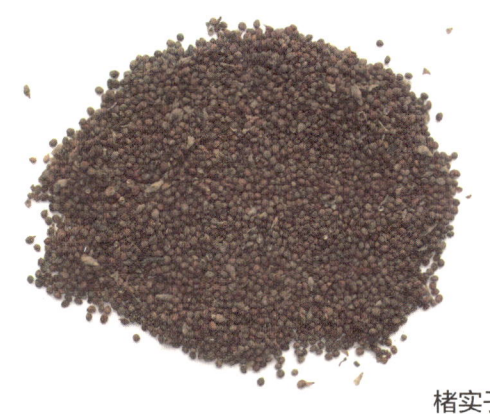

楮实子

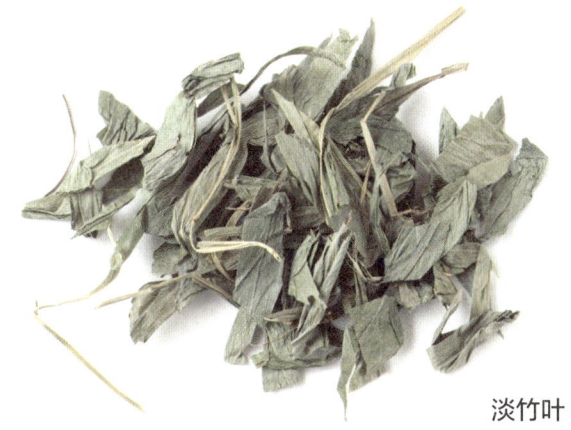

淡竹叶

原文

樗白皮止痢断疳，叶汁洗疮除疥虱；胡桐泪杀风牙蚛，腹膨胀满吐堪施。

樗白皮，与椿白皮性同良，但樗木臭，椿木香，味苦，有毒，樗木根叶俱良，南北皆有之，两木最为无异，俗呼作虎目树。

胡桐泪，味咸寒，无毒，形似黄矾，得水便消，如硝石也。

释义

樗白皮能治疗痢疾、小儿疳积，其叶汁能清洗疮疡、消除疥疮和虱子；胡桐泪可以治疗风牙蛀，腹部胀满、食欲不振等症，可以用它来催吐，促进体内痰涎的排出。

樗白皮，与椿白皮性质一样优良，但樗木有臭味，椿木有香味。味苦，有毒，樗木根、叶都是优良的药材，南方和北方都有，两种树木在性质上几乎没有区别，俗称虎目树。

胡桐泪，味咸，性寒，无毒，外形似黄矾，遇水便消失，就像硝石一样。

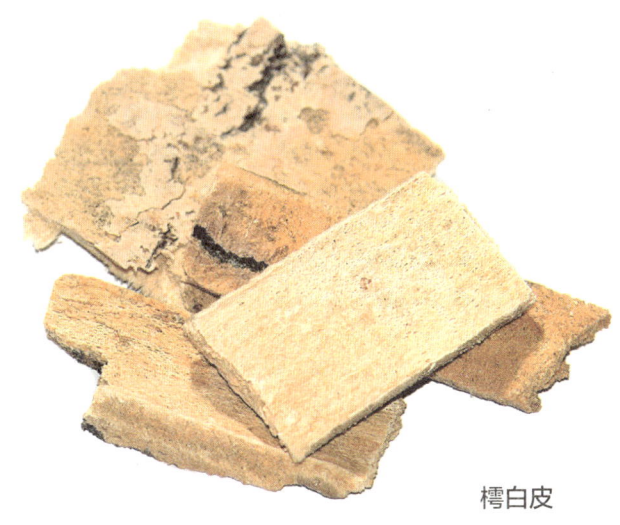

樗白皮

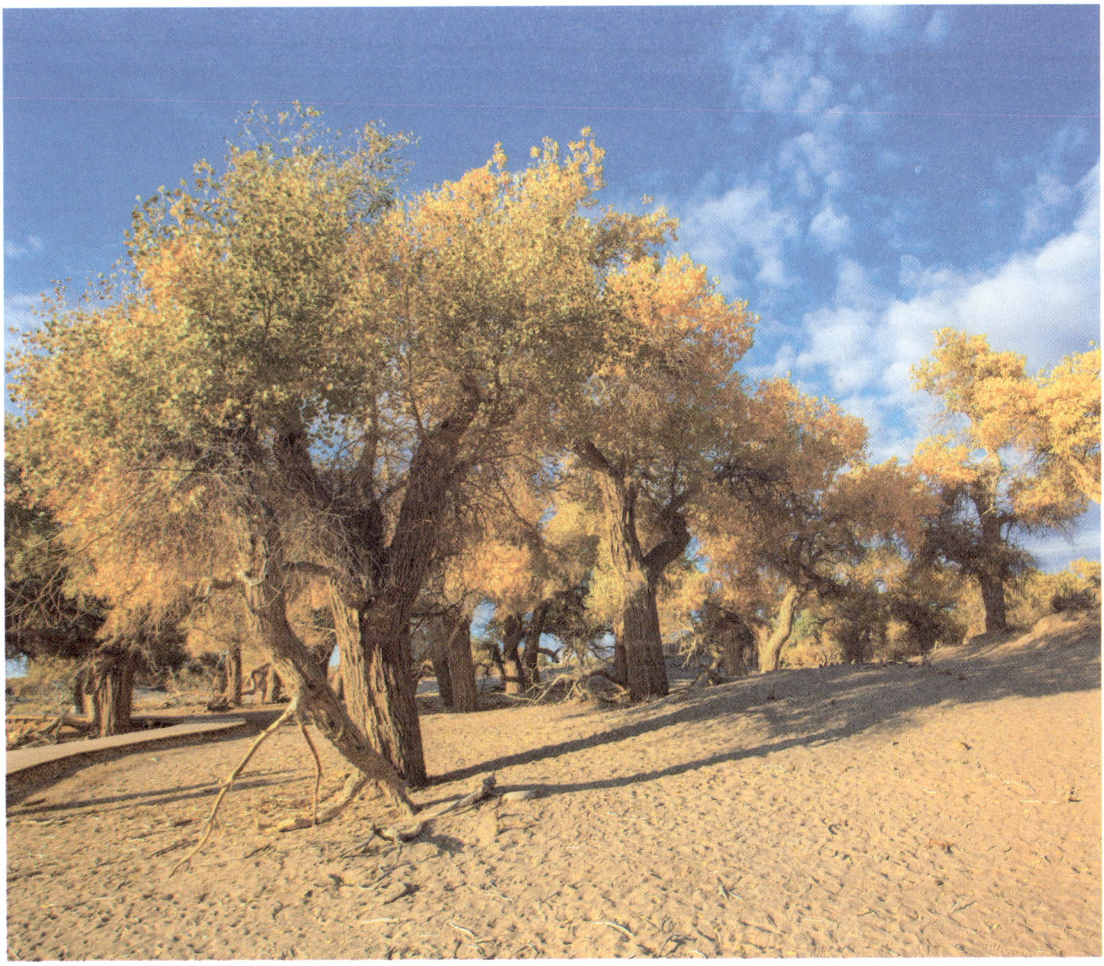

胡桐泪为胡杨的树脂在土中留存多年而成。

原文

结胸散痞宽膨，逐水调风宜枳壳；烦闷通淋解热，赤眸黄疸用山栀。

枳壳，味苦酸，微寒，无毒，能攻痔瘘、消症癖。

山栀，味苦寒，无毒，生于山间者为山栀，人家园圃种莳者为黄栀，形肥壮可染物，惟紧小者为山栀，方可入药。

释义

治疗胸膈痞闷、脘腹胀满，以及利尿和祛风，宜用枳壳；对于烦闷、小便淋沥涩痛、眼珠发红和黄疸等症，可以用山栀。

枳壳，味苦、酸，微寒，无毒，能攻痔瘘、消症癖。

山栀，味苦，性寒，无毒，生于山中的为山栀，人们在园圃种植的为黄栀，外形肥壮的可用作染料，外形紧小的为山栀，山栀才能入药。

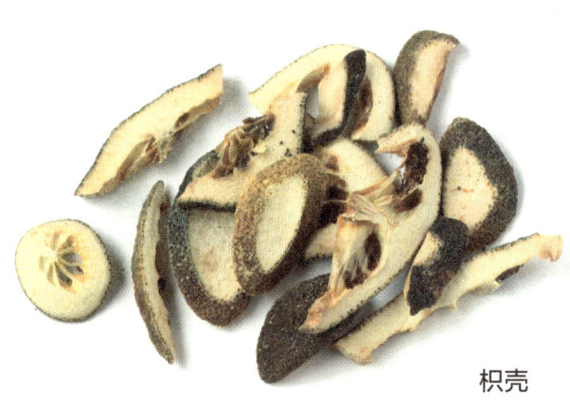

枳壳

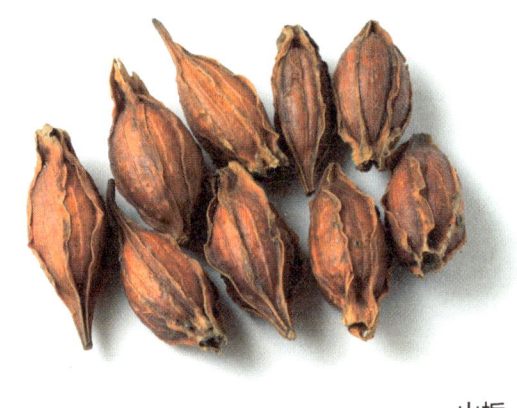

山栀

原文

槟榔攻脚气杀三虫，宣通脏腑；厚朴乃温中除霍乱，膨胀堪调。

槟榔，味辛温，无毒，生海南，向日曰槟榔，形尖如鸡心者良；向阴曰大腹子，平坐如馒头。槟榔下气除风，宜利脏腑，逐水消痰破结。

厚朴，去粗皮姜汁炒过，味苦温，无毒，须用中厚有紫油者佳，通经下气，厚肠胃，消谷食，安腹中虫。

释义

槟榔可以治疗脚气并杀寄生虫，有宣通脏腑的功效；厚朴可以温暖脾胃、除霍乱，也能调理膨胀。

槟榔，味辛，性温，无毒，产于海南。向日生长的称作槟榔，外形尖如鸡心的入药效果比较好；向阴生长的称作大腹子，形状扁平如馒头。槟榔具有下气、除风的功效，有益于脏腑，可逐水消痰、破结。

厚朴,去掉粗皮,用姜汁炒过,味苦,性温,无毒,须选用中间厚实、有紫色的油者为佳。

具有通经下气的功效,可厚补肠胃、助消化谷食,缓解寄生虫病的痛苦。

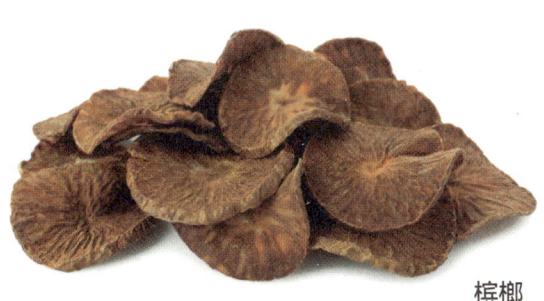

槟榔

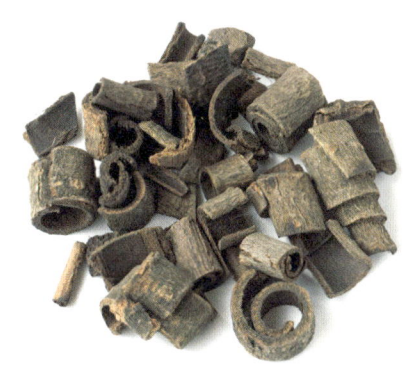

厚朴

原文

猪苓消渴利水,治伤寒中暑;龙脑清头明目,主惊搐小儿。

猪苓,味甘苦平,无毒,生土底皮黑作块似猪粪,故名,治咳疟,消肿利水,止遗精。

龙脑,味辛苦微寒(一云温平),无毒,其香透顶,攻耳聋,消风气,通九窍,即梅花片脑,若服饵过多至两许,则身冷如醉,气绝而非中毒,盖性寒故也。

释义

猪苓可以消渴、利尿,治疗伤寒和中暑等疾病;龙脑可以清头部热邪,明目,主小儿惊厥。

猪苓,味甘、苦,性平,无毒,生长在土中,黑色的块状外观类似于猪粪,因此得名,可以治疗咳嗽、疟疾,具有消肿和利尿的作用,还可以止遗精。

龙脑,味辛、苦,性微寒(另一种说法是性温、平),无毒,它的香气可以穿透头顶,可以治疗耳聋,消除风邪,通九窍,又称梅花片脑。一般一次服用不超过0.3克,如果大量服用,身体会感觉冷,像喝醉了一样,但并不是中毒,而是因为其寒凉的性质导致的。

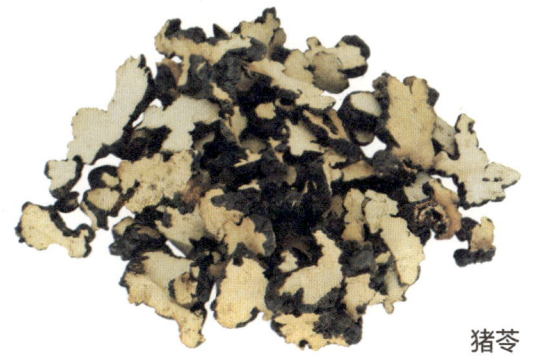

猪苓

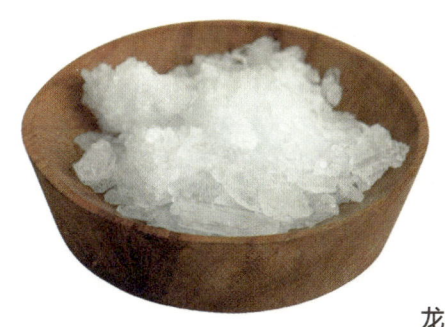

龙脑

原文

明目凉肝解热,毋遗黄柏;磨症下浮行经,休缺紫葳。

黄檗,俗名黄柏,味苦寒,无毒,除血痢,去黄疸,治痈疮,祛脾胃热,治女人热崩。

紫葳花,一名凌霄花,味咸微寒无毒,处处有之,治风热毒及痫证。

释义

明目、凉肝、解热,不要忘了黄柏;消除癥瘕、下行、调经,不能缺少紫葳。

黄檗,俗名黄柏,味苦,性寒,无毒,具有除血痢、去黄疸、治痈疮、祛脾胃热的作用,可治女人热崩。

紫葳花,又名凌霄花,味咸,性微寒,无毒,到处都有,可治风热毒及癫痫。

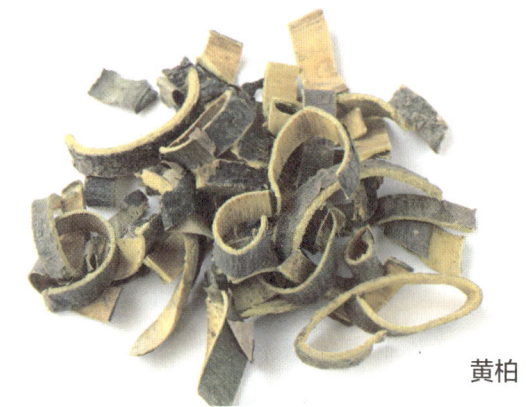

黄柏

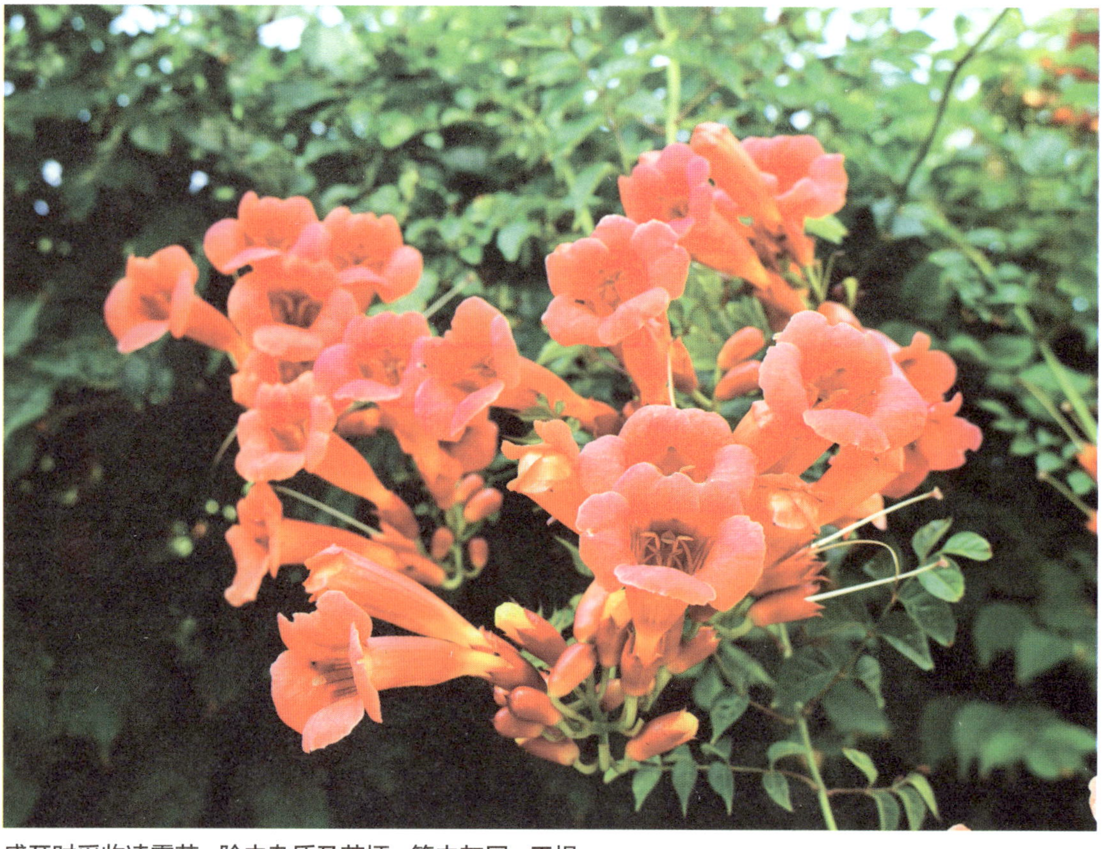

盛开时采收凌霄花,除去杂质及花柄,筛去灰屑,干燥。

原文

杜仲坚筋补损伤，兼主肾虚腰脊痛；卫茅杀鬼决经闭，阴人绷带也能医。

杜仲，味辛甘平，无毒，折断多白丝，用姜汁和炒去丝良，除风冷，强心智。

卫茅，即鬼箭羽，味苦，无毒，攻腹痛破症结。

释义

杜仲具有补肝肾、强筋骨的功效，主治肾虚腰痛；卫茅具有除邪气、治闭经的作用，也能治疗崩漏、带下病。

杜仲，味辛、甘，性平，无毒，折断后有很多白丝，加入姜汁炒去白丝效果更好，具有除风冷、强心智的作用。

卫茅，即鬼箭羽，味苦，无毒，主治腹痛、症结。

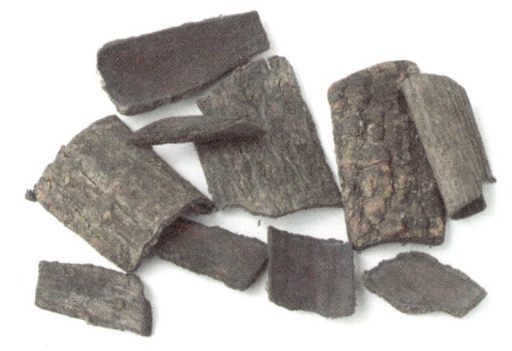

杜仲

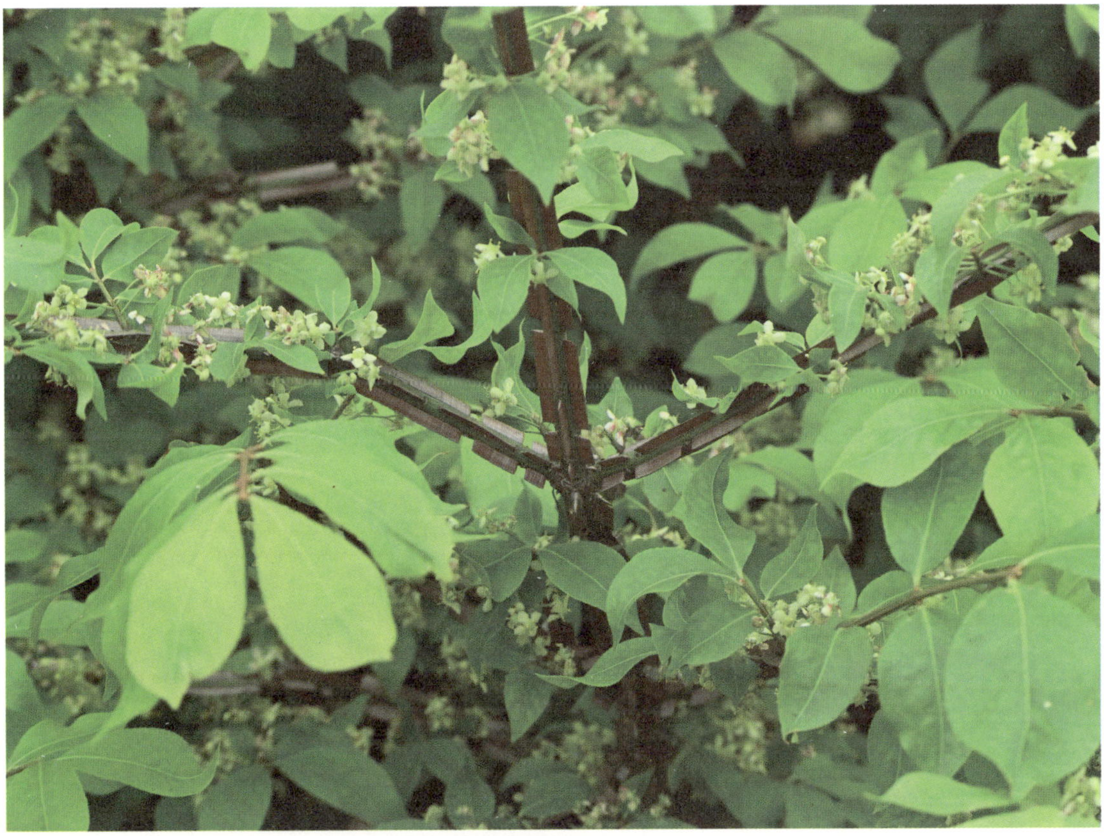

卫茅的根、带翅的枝或叶采集后切碎，晒干方可药用。

原文

痈肿症瘤凭虎杖；杀虫砥痔问芜荑。

虎杖，俗名斑杖根，味甘平微温，无毒，治伤损，消疮毒。

芜荑，味辛平，无毒，逐冷除心痛，兼治皮肤骨节风，杀疥虫治癣，攻肠风。

释义

对于痈肿和症瘤，可以使用虎杖治疗；对于寄生虫病和痔疮，可以使用芜荑来治疗。

虎杖，俗名斑杖根，味甘，性平、微温，无毒，具有治伤损、消疮毒的作用。

芜荑，味辛，性平，无毒，具有驱逐寒气、消除心痛的作用，也能治骨节风、杀疥虫，治疗癣病和肠风。

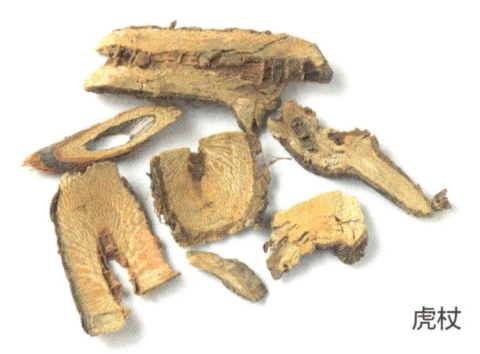

虎杖

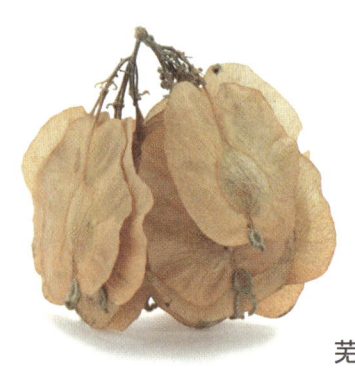

芜荑

原文

蕤仁捣膏点眼科，辄除热赤；皂荚为末搐鼻嚏，应释妖迷。

蕤仁，味甘温微寒，无毒，通结气、鼻红。

皂荚，味辛咸温，有小毒，亦有数种，或长至一二尺，惟如猪牙者良，消痰除嗽，散肿痛，去头风。

释义

蕤仁捣成膏状涂在眼睛上，能消除眼部红肿和发热；皂荚研成粉末塞入鼻孔，可以缓解鼻塞和呼吸困难。

蕤仁，味甘，性温、微寒，无毒，具有通结气、治鼻红的作用。

皂荚，味辛、咸，性温，有小毒，也有好几种，有的长至一二尺长，只有像猪牙一样的皂荚才好，可以消痰、治咳、消散肿痛、祛除头风。

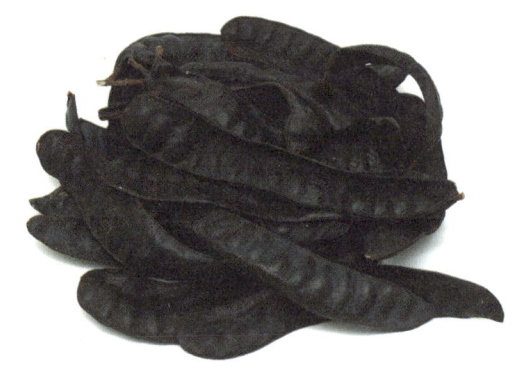

皂荚

原文

没食子主痢生肌，染乌黑髭发；益智子涩精益气，止小便多遗。

没食子，即无食子，味苦温，无毒，出西番，用有窍者良，治阴疮阴汗。

益智子，味辛温，无毒，安神定志，故谓之益智。

释义

没食子主治痢疾，并能促进伤口愈合，还可以染发，使毛发更加乌黑亮丽；益智子可以收敛精气，缓解尿频和遗尿。

没食子，即无食子，味苦，性温，无毒，产于西番，用有窍的药效更好，可以治阴部疮疡、出汗。

益智子，味辛，性温，无毒，能安神定志，因此得名"益智"。

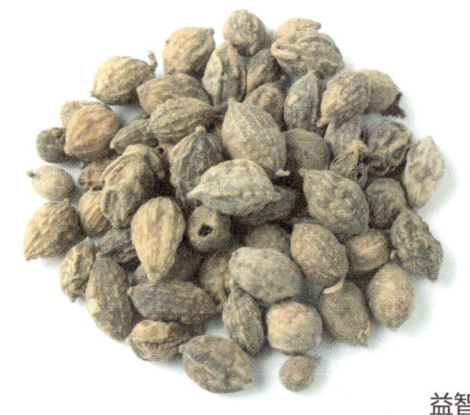

益智子

原文

川楝子号金铃，冷气膀胱能作主；五倍子名文蛤，肠气五痔效端殊。

川楝子，味苦寒，有小毒，处处有之，蜀中者良，根皮最杀蛇虫。

五倍子，味酸平，无毒，除齿䘌及疮脓，亦可洗眼去风热。

释义

川楝子又称为金铃子，主治寒气、膀胱；五倍子又名文蛤，治疗肠气、痔疮效果很好。

川楝子，味苦，性寒，有小毒，到处都有，以蜀中产的为佳，其根皮最能杀蛇虫。

五倍子，味酸，性平，无毒，能除龋齿、疮疡脓肿，也可用来洗眼以去除风热。

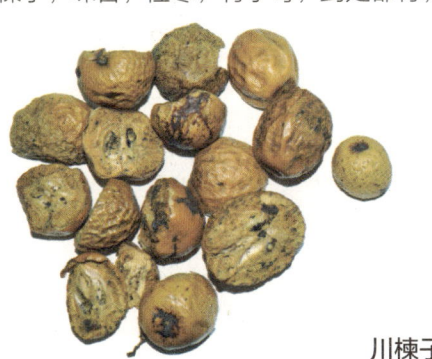

川楝子

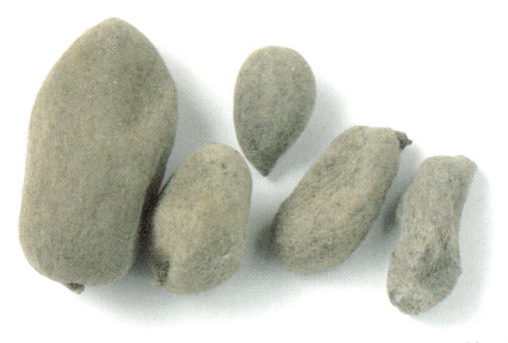

五倍子

187

原文

吴茱萸下气消痰，提转筋霍乱；山茱萸添精益肾，治风痹无疑。

吴茱萸，味辛温大热，有小毒，处处有之，除咳逆，逐邪风，主脚气攻心。

山茱萸，一名石枣，味酸平微温，无毒，疗耳聋，调女人月水。

释义

吴茱萸可以下气消痰，治疗霍乱引起的筋脉抽搐；山茱萸可以滋补肝肾，治疗风痹。

吴茱萸，味辛，性温、大热，有小毒，到处都有，有除咳逆、逐邪风的作用，主治脚气病影响心脏。

山茱萸，又名石枣，味酸，性平、微温，无毒，可以治疗耳聋，调理女人月经。

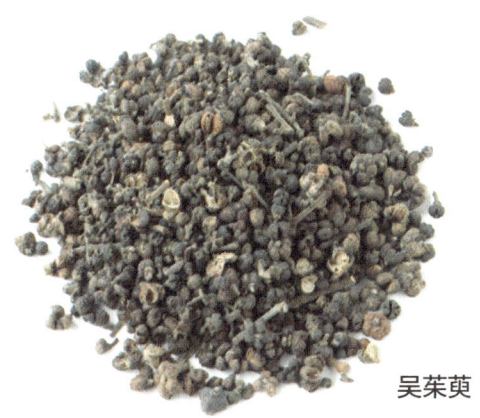

吴茱萸

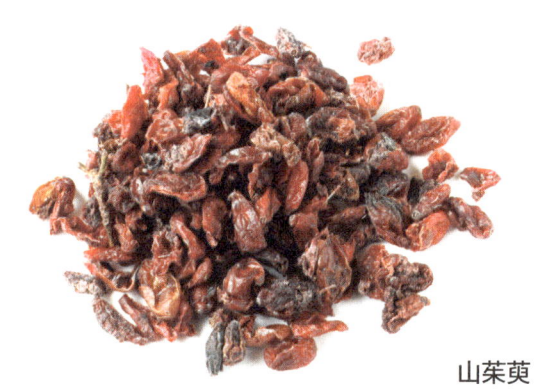

山茱萸

原文

桑白皮泻肺补虚益气；大腹皮通肠开胃健脾。

桑白皮，味甘寒，无毒，即桑树根皮，利水道，消浮肿，杀寸白虫。

大腹皮，即槟榔、大腹子之皮，微温，无毒，专下气分冷热，攻心痛。

释义

桑白皮具有泻肺、补虚、益气的作用；大腹皮具有通肠、开胃、健脾的作用。

桑白皮，味甘，性寒，无毒，是桑树的根皮，具有利水道、消浮肿、杀寸白虫的功效。

大腹皮，就是槟榔、大腹子的皮，性微温，无毒，专治身体下部的冷热，使之阴阳平衡，也可治疗心痛。

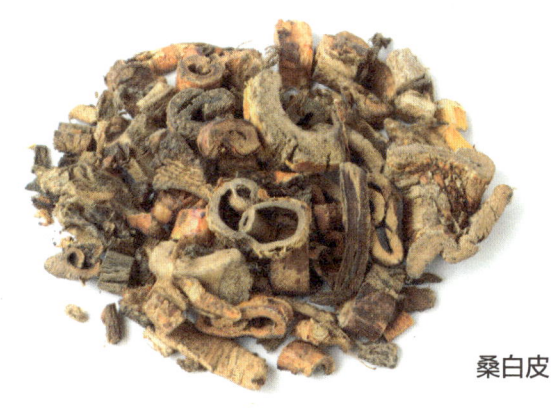

桑白皮

原文

金樱子、冬青子养精益肾轻身，调和五脏；苏合香、安息香辟恶去鬼杀虫，蛊毒消除。

金樱子，味酸涩平温，无毒，采实捣汁熬膏，久服轻身耐老。

冬青子，又名女贞实，味苦平，无毒，治病与金樱子同功。

苏合香，味甘温，无毒，油能辟恶除温疟，久服令人不生梦。

安息香，味辛苦平，无毒，辟邪暖肾止遗泄。

释义

金樱子和冬青子可以养精益肾，轻身，调和五脏；苏合香和安息香可以除邪、杀虫，消除蛊毒。

金樱子，味酸、涩，性平、温，无毒，采果实捣成汁然后熬成膏，久服可以轻身延年。

冬青子，又名女贞实，味苦，性平，无毒，治病与功效金樱子相同。

苏合香，味甘，性温，无毒，其油能除邪气、除温疟，久服可使睡眠不做梦。

安息香，味辛、苦，性平，无毒，有辟邪、暖肾、止遗泄的作用。

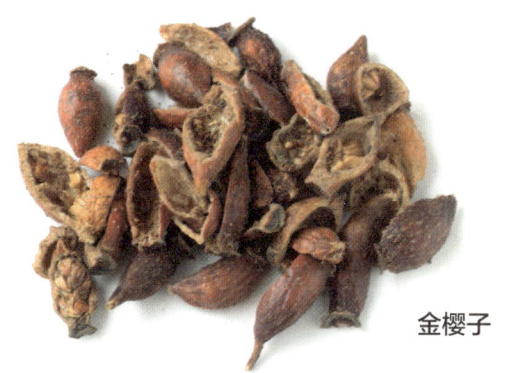

金樱子

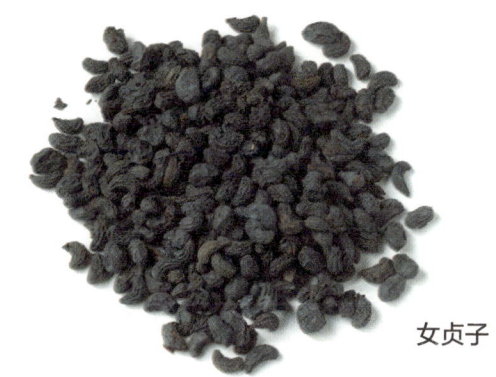

女贞子

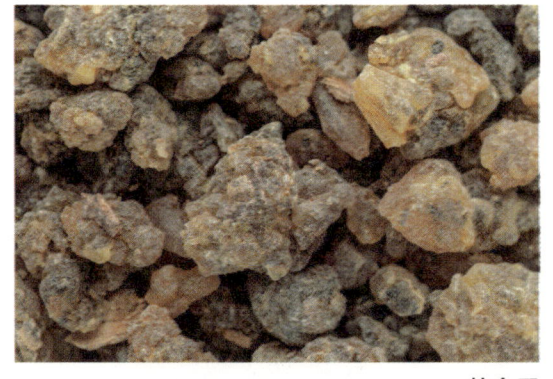

苏合香

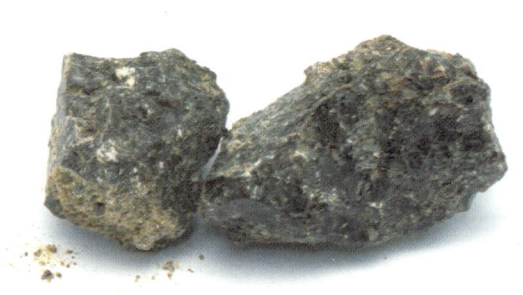

安息香

原文

秦皮洗眼除昏，男子添精，妇人收带下；黄药通喉豁痹，蛇伤取效，医马是神枢。

秦皮，味苦寒，无毒，治风寒湿痹。

黄药，味苦平，无毒，治恶肿。

释义

秦皮可以用来清洗眼睛，消除头晕，帮助男子添精，帮助妇人收带下；黄药治疗喉痹，外敷可以治疗蛇咬伤，治疗马生病很有效。

秦皮，味苦，性寒，无毒，主治风寒湿痹。

黄药，味苦，性平，无毒，能治恶肿。

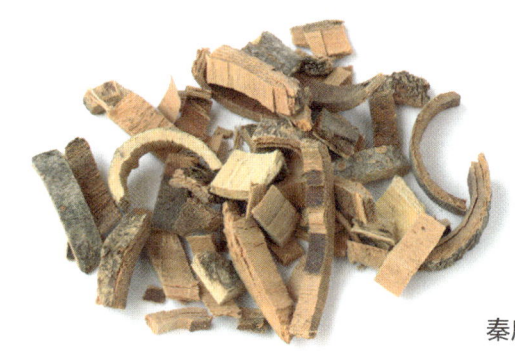

秦皮

原文

苦菜主头疼，痢生腹痛，同姜煎服；钩藤蠲瘛疭，儿生客忤，胜祷神祇。

苦菜，即苦茶茗，味甘苦微寒，无毒，除痰下气消宿食。

钩藤，味甘苦平微寒，无毒，其形如钩，故得名，舒筋活血。

释义

苦菜和生姜一起煎服，可以治疗头疼和痢疾引起的腹痛；钩藤可以治疗小儿惊风、癫痫等病，对于新生儿遭受惊吓有很好的疗效，胜过祈祷神明。

苦菜，即苦茶茗，味甘、苦，性微寒，无毒，能除痰、下气、消宿食。

钩藤，味甘、苦，性平、微寒，无毒，其形如钩，因此得名，有舒筋活血的作用。

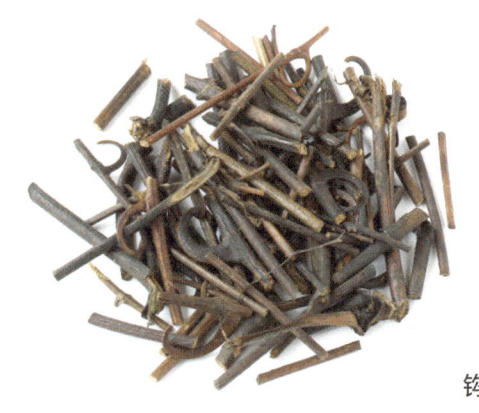

苦菜　　　　　　　　　　钩藤

原文

止痛生肌麒麟竭；舒筋展痹五加皮。

麒麟竭，一名血竭，味咸平，无毒，除血晕。

五加皮，味辛苦温微寒，无毒，治风寒湿痹，止心痛，益精神，通疝气，治阴疮，小儿幼小不能行，服之良。

释义

止痛、生肌用麒麟竭；舒筋、展痹用五加皮。

麒麟竭，又名血竭，味咸，性平，无毒，能消除血晕。

五加皮，味辛、苦，性温、微寒，无毒，能治风寒湿痹，有止心痛、益精神、通疝气、治阴疮的作用，小儿可能因发育不良或疾病影响行走的，服用后效果很好。

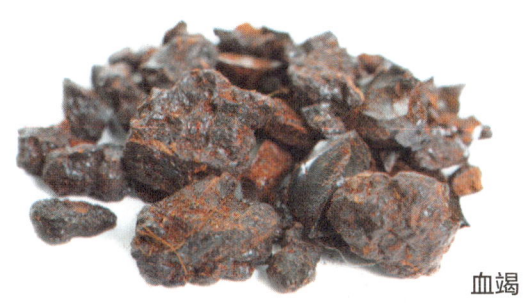

血竭

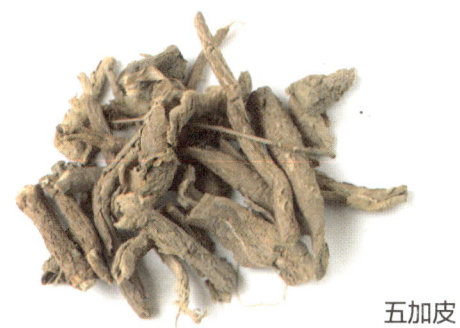

五加皮

原文

丁香下气温中，能益脾止吐；沉香调中顺气，疗痛绞心腹。

丁香，味辛温，无毒，散肿除风毒，更治齿痛风牙。

沉香，味辛温，无毒，疗肿除风去水，止霍乱转筋，壮元阳，辟恶气。

释义

丁香具有温暖脾胃、促进消化、缓解恶心呕吐的作用；沉香调中顺气，能治疗心绞痛。

丁香，味辛，性温，无毒，具有散肿、除风毒的作用，还能治齿痛、风牙。

沉香，味辛，性温，无毒，能治疗水肿，还能除风、去水、止霍乱转筋，有壮元阳、除邪气的功效。

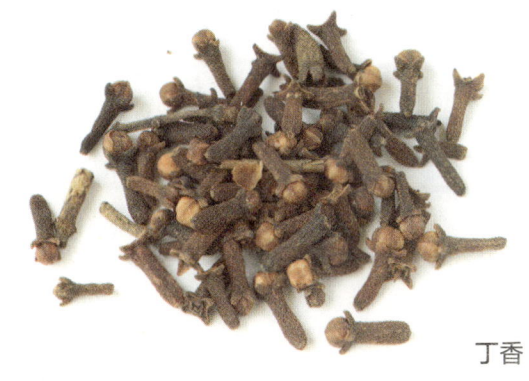

丁香

原文

檀香、藿香，止霍乱吐呕，痛连心腹；乳香、枫香，专消风止痛，疮毒流离。

檀香，性热，无毒，消风肿，肾气攻心。

藿香，味辛微温，去恶消肿，治吐逆。

乳香，味辛热，无毒，辟恶除邪，补精益肾，治诸疮，攻血气。

枫香，是枫树脂，即白胶香也，治瘾疹风，擦齿痛，去虚浮水气，味辛平，微有毒。

释义

檀香和藿香，可以治疗霍乱引起的呕吐、连及心腹的疼痛；乳香和枫香，专门用于消除风邪引起的疼痛，对疮毒有很好的效果。

檀香，性热，无毒，有消风肿的作用，可治肾气攻心。

藿香，味辛，性微温，具有去恶消肿的作用，能治疗吐逆。

乳香，味辛，性热，无毒，具有辟恶除邪、补精益肾的作用，能治各种疮疡和血气疾病。

枫香，是枫树上的脂，即白胶香，可治风疹，用来擦拭牙齿可以缓解牙疼，并去除体内水湿停滞。味辛，性平，有微毒。

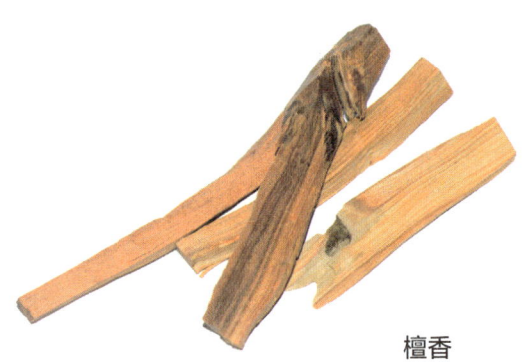
檀香

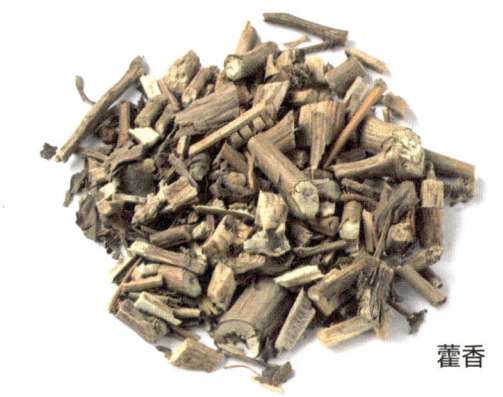
藿香

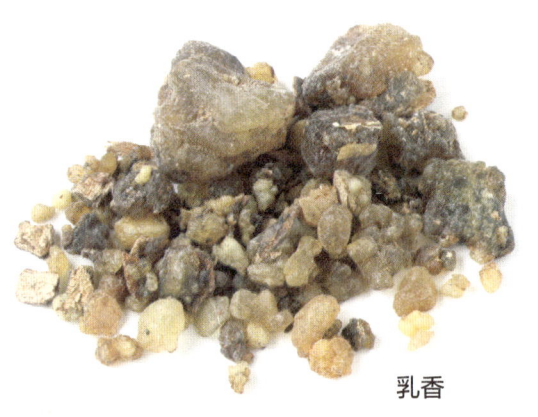
乳香

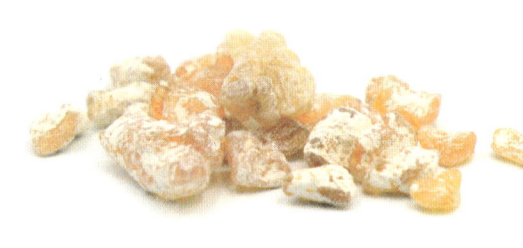
枫香

原文

竺黄理天吊❶止惊风,更使清心明目;胡椒能下气逐风冷,兼除霍乱昏迷。

天竺黄,味甘寒,无毒,生天竺国,故名。

胡椒,味辛温,无毒,去痰止痢,治心腹卒然作痛。

注解

❶ **天吊**:小儿惊风的一种症状,表现为涎潮、抽搐、项强、痰鸣、双眸翻上、爪甲色青等。

释义

竺黄,可以调理小儿惊风,更能清心明目;胡椒,具有下气、逐风冷的作用,可消除霍乱昏迷。

天竺黄,味甘,性寒,无毒,产于天竺国,因此得名。

胡椒,味辛,性温,无毒,有去痰、止痢的作用,可治心腹突然疼痛。

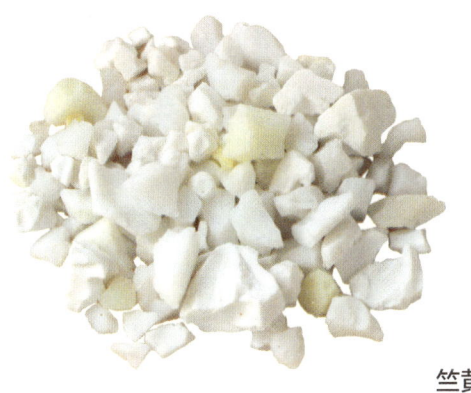

竺黄

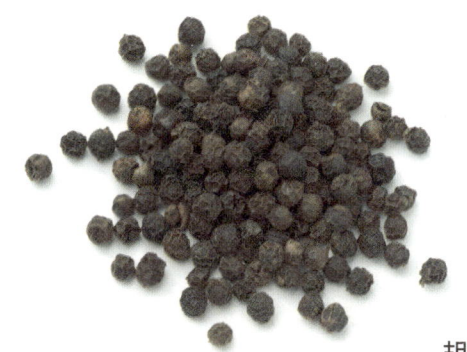

胡椒

原文

此木部之药性,为后学之绳规。

释义

上面这些是木部的药性,可作为后来学习的准则和规范。

6 人部

中医视频课

原文

看方犹看律，意在精详；用药如用兵，机毋轻发。草木之性既陈，人物犹宜立诀。

律，法度也，齐之以刑，用药犹用兵，谓医者乃人之司命。

释义

医生在开药方应该像查看律法，意在严谨和细致；使用药物应该像指挥作战一样，不要轻易行动。草木的特性已经陈述，对人也要有明确的决断。

律，法度的意思，用刑罚来统一人的行为，用药犹如用兵，也就是说，医生掌握人们的生死。

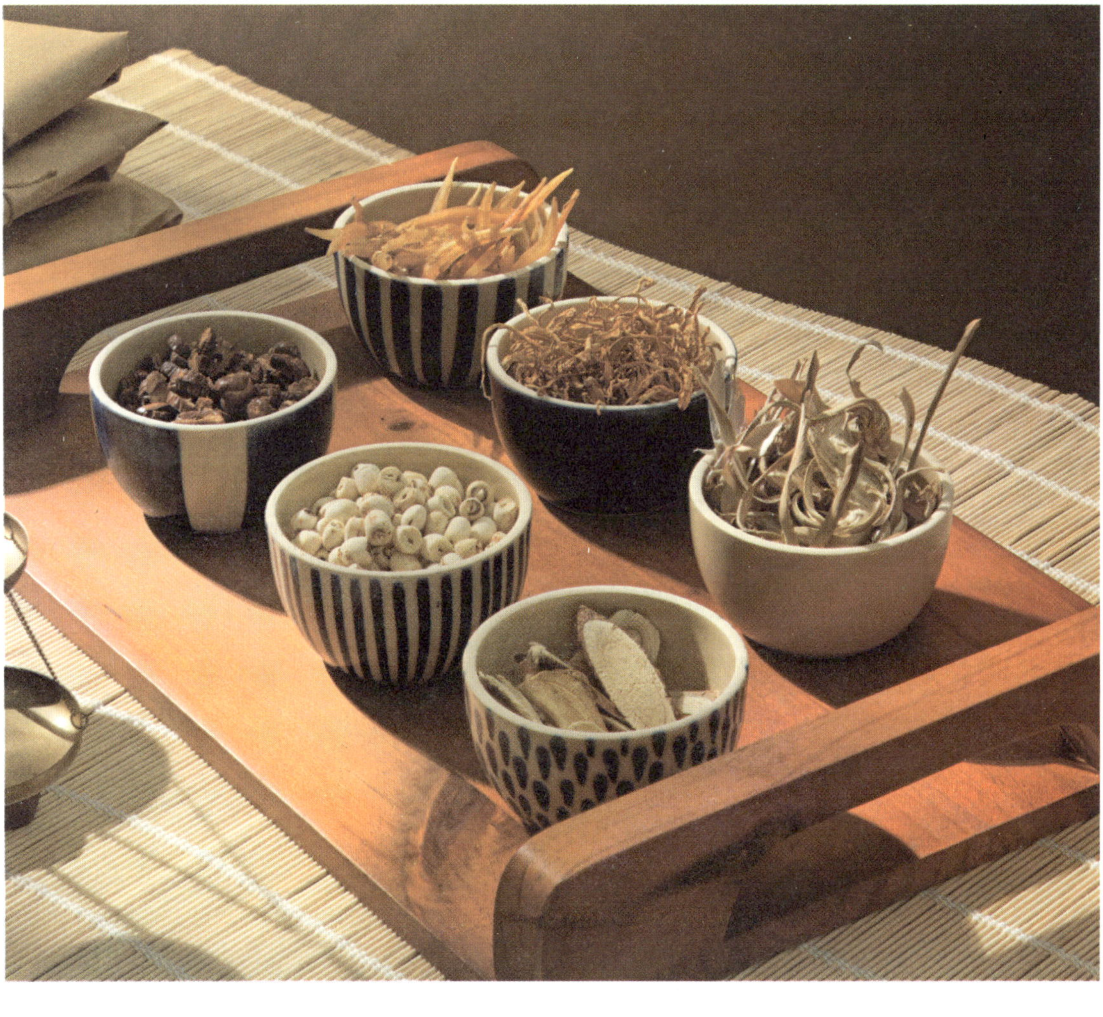

原文

天灵盖最主传尸，久病虚劳，热蒸在骨。

天灵盖，乃死人顶骨十字解者，此骨是天生盖压一身之骨节。阳人用阴，阴人用阳。味咸平无毒，主传尸鬼疰❶人。

注解

❶ 鬼疰：病名，突发心腹刺痛，或者闷绝倒地，并能传染他人的病证。

释义

天灵盖主要用于治疗肺痨，以及因久病导致的虚劳，热邪侵入骨髓而引起的症状。

天灵盖，是死人头顶的十字形骨头，此骨能压住全身骨骼。阳人使用阴，阴人使用阳。味咸，性平，无毒，主治肺痨、鬼疰。

原文

热病乃阳毒发狂，当求人粪汁❶；打扑损伤并新产，快索童男溺。

人粪，一名人中黄，性寒，无毒，专治天行大热，劳气骨蒸，烧末调服；解诸毒，为末汤调；治热病发狂，绞粪汁饮之。

童男溺，童子小便也，女子者不宜用，主寒热虚劳，头疼湿气。

注解

❶ 人粪汁：又称金汁，是人粪加水过滤后再经过多道工序制成的中药。

释义

热病是阳毒发狂所致，应当用人粪汁治疗；对于打扑损伤以及新产的病痛，快速用童男的尿液会有疗效。

人粪，又称人中黄，性寒，无毒，专治因天降瘟疫引起的大热、劳气骨蒸，烧成末后调和服用；还能解各种毒，制成末后用汤调和；对于热病引发的发狂，可以绞取人粪汁喝。

童男的尿液，也就是童子尿，不适宜用于女子，主要治疗寒热虚劳、头痛湿气等。

原文

乳汁有点眼之功；裈裆救阴阳之易。

妇人乳汁，味甘平，无毒，能安五脏悦皮肤。昔张仓常服，享寿百余岁。《衍义》云：乳汁治眼之功何多，盖人心主血，肝藏血，肝受血则能视。妇人之血，上为乳汁，下为月水，用以治目，不亦宜乎。

裈裆，即裈裤之当阴处，剪取方圆六七寸许，烧为末服，男子病新瘥，而妇人与之交，则男病阴易；女人病新瘥，而男子与之交，则女病阳易。小腹绞痛，手足挛，目中生花，头重不能举，若不急治则死。男子病用妇人裈裆，女人病用男子裈裆，以水调服。

释义

乳汁可以治疗眼睛；裈裆可以治阴阳易病。

妇女的乳汁，味甘，性平，无毒，能够安定五脏、润泽皮肤。从前有个叫张仓的人长期服用，活了一百多岁。《衍义》说：乳汁治疗眼睛的功效为什么这么大？因为人心主血，肝藏血，肝脏受到血的滋养就能看见。妇女的血，向上成为乳汁，向下成为月经，用它来治疗眼睛，不也很合适吗？

裈裆，就是裈裤在阴部的位置，剪下六七寸左右的方形或圆形布块，烧成末后服用。如果男子病刚好，和妇人交合，那么男子的病就会转移给女人；如果女子病刚好，和男子交合，那么女子的病就会转移给男人。这时小腹绞痛，手足痉挛，眼睛里生出幻觉，头重得不能抬起来，如果不及早治疗就会死亡。治疗男子病用妇女的裈裆，治疗女子病用男子的裈裆，用水调服。

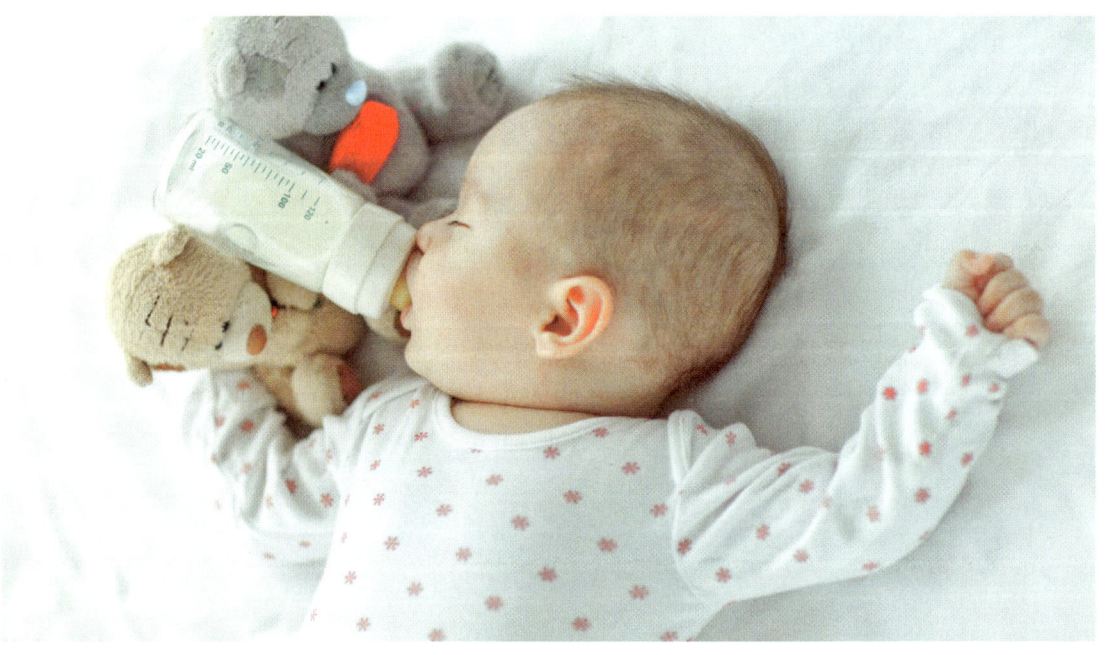

乳汁

原文

调诸淋，破瘀血，乱发原来即血余；止吐衄，理肺痿，溺垢便是人中白。

血余，乃常人乱发烧灰，味苦微温，无毒，治痈疽及转胞。

人中白，即尿桶中澄底垢积之结白者，火上烧灰，最治紧唇❶，及劳热传尸。

注解

❶ **紧唇**：指嘴唇紧闭、难以张开，这种症状常被认为是内火过旺、热毒壅盛等原因引起的。

释义

调治各种淋病、破除瘀血，用乱发，即血余；止吐血、鼻衄，调理肺虚痿弱，用溺垢，即人中白。

血余，是人乱发烧成的灰，味苦，性微温，无毒，治疗痈疽及小便不通。

人中白，即尿桶中澄底垢积的白垢，经火烧变成灰，最治紧唇及肺痨。

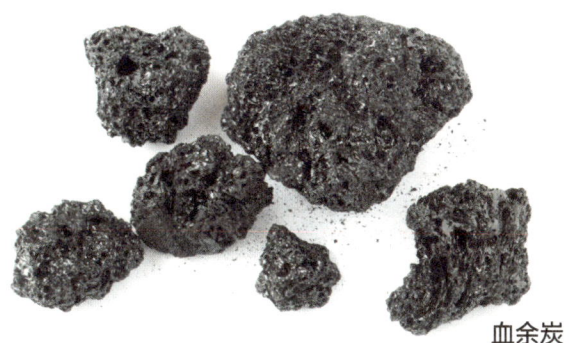

血余炭

原文

《图经》《衍义》无虚，医者可知端的。

释义

《图经》和《衍义》这两本书中没有虚假的内容，医生们可以从中了解真实的医学知识。

7 禽兽部

原文

盖言走者属兽，飞者属禽。

禽属阳身轻，故能飞而上；兽属阴身重，故能走而不能上飞。

释义

能够奔跑的，属于兽类；能够飞的，属于禽类。

禽类属于阳性，身体轻盈，所以能够飞翔；兽类属于阴性，身体沉重，能够奔跑却不能飞。

原文

鹿角煎胶补瘦羸，又安胎止痛；麝香辟邪而通窍，安客忤痫惊。

鹿角，味苦辛，依法煎炼成胶及霜入药用，止泄精遗尿。

麝香，味辛温，无毒，攻风痓堕胎救产难。

释义

鹿角可以煎制成胶状，具有补益身体、缓解疲劳的功效，可以安胎止痛；麝香具有辟邪祛病、疏通窍道的作用，可以安神定惊，缓解癫痫、惊厥等症。

鹿角，味苦，性辛，依照一定的方法煎炼成胶或霜入药用，具有止泄精、治遗尿的作用。

麝香，味辛，性温，无毒，治疗风痓、堕胎、难产。

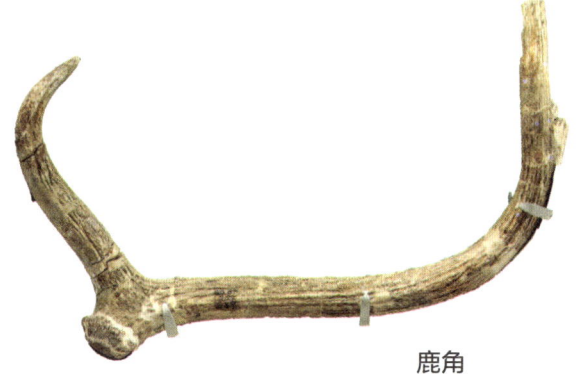

鹿角

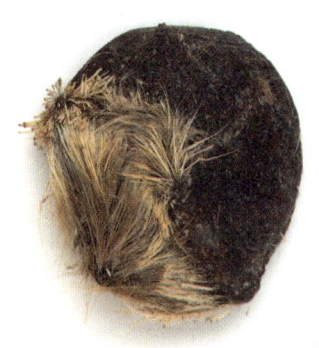

麝香

原文

安魂定魄，牛黄治风痫惊热；生肌止汗，龙骨止泻痢遗精。

牛黄，味苦平，有小毒，除狂躁，治天行时气。

龙骨，味甘平微温，无毒，治女子崩，止小便遗沥，疗阴疮。

龙齿，镇惊治癫痫。

释义

安魂定魄，用牛黄治风痫和惊热；生肌止汗，用龙骨止泻痢、遗精。

牛黄，味苦，性平，有小毒，可以除狂躁，治瘟疫。

龙骨，味甘，性平、微温，无毒，能治女子崩漏，止尿失禁、遗尿，治疗阴疮。

龙齿，有镇惊作用，可治癫痫。

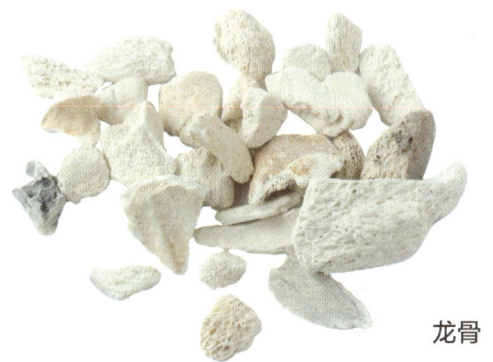

龙骨

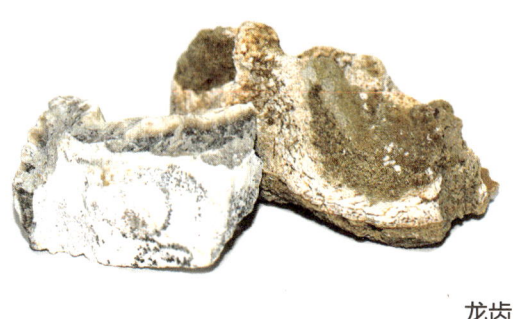

龙齿

原文

牛乳补诸虚，益气通肠，须求羊酪；獭肝开热胀，传尸劳嗽，有验堪凭。

牛乳，味微寒性平，无毒，止渴。

獭肝，为君，味辛温，有毒，凡人素有冷气虚膨者，此二味皆不宜服。

释义

牛乳具有补虚的功效，益气、通肠须用羊酪；獭肝具有治疗热胀、肺痨的作用，经过实践验证是有效的。

牛乳，味微寒，性平，无毒，有止渴作用。

獭肝，为君药，味辛，性温，有毒，凡人怕冷、腹胀的，不宜用这两味药。

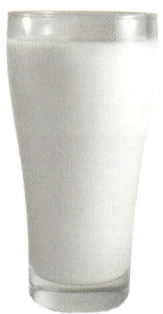

牛乳

原文

象牙出肉中之刺；熊胆医痔痢之灵。

象牙❶，味甘平，无毒，生煮汁饮之，利小便；烧末止遗精；磨屑敷肉中刺，凡骨鲠者，磨水服即下，更袪劳热止头痛。

熊胆，味苦寒，无毒，然难分真伪，取一粟许滴水中，一道如线不散者为真，治天行热证诸疳，恶防风、地黄。

注解

❶ **象牙**：随着野生大象数量的减少和对野生动物保护意识的增强，现在禁止非法捕猎和交易野生动物及其制品。

释义

象牙可以消除肉中的刺；熊胆治疗痔疮和痢疾特别灵验。

象牙，味甘，性平，无毒，生品煮汁喝，可以利小便；烧成末服，可以止遗精；研磨成末敷在肉中刺上，能拔除；被鱼骨或鸡骨者卡喉咙时，磨成粉末用水送服即下，还可以袪除劳热，治疗头痛。

熊胆，味苦，性寒，无毒，但难分真假，取一粟龙胆滴入水中，溶解后会呈一条线状的为真，可治传染性疾病引起的小儿疳积，恶防风、地黄。

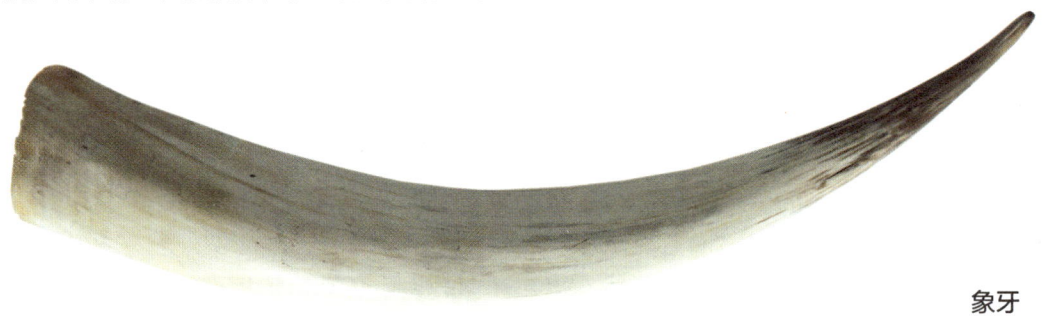

象牙

原文

羚羊角明目去风，可保惊狂心错乱；腽肭脐温中补肾，何忧梦与鬼交情。

羚羊角，味咸性寒，无毒，可活胎易产，益气安心辟邪。

腽肭脐，味咸性热，无毒，主惊痫，消宿血，除痃癖气❶。

注解

❶ **痃癖气**：腹部或者肋部会有癖块，或胀或痛，反复发作，多因饮食不节、情志失调、寒邪内侵、病后体虚等导致气滞血瘀所致。

释义

羚羊角有清热解毒、平肝息风的作用，可治疗惊狂、心悸等症；腽肭脐有温中散寒、补肾益精的功效，可治疗肾虚引起的失眠、多梦等症。

羚羊角，味咸，性寒，无毒，有助于胎儿的存活，促进分娩，同时还能补气、安心、辟邪。

腽肭脐，味咸，性热，无毒，主治惊痫，可消散体内瘀血，除去痃癖气。

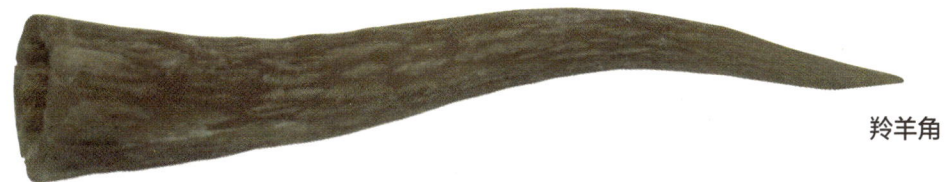

羚羊角

原文

阿胶止血安胎，兼除嗽痢；犀角❶凉心解毒，杀鬼闻名。

阿胶，味甘平微温，无毒，出阿县城北，井水煮取乌驴皮，以阿井水煎成胶为真，须用一片鹿角同煮，不尔不能成胶也。养肝虚劳极，止四肢酸疼。

犀角，味苦酸咸寒，无毒，祛风明目，除心热狂言，又治时行疫疠。

注解

❶ **犀角**：随着野生犀牛数量的急剧减少和对野生动物保护意识的增强，现在禁止非法捕猎和交易野生动物及其制品。

释义

阿胶具有止血、安胎的作用，兼治咳嗽和痢疾；犀角有凉心解毒的作用，其知名度来自于能够杀灭鬼邪。

阿胶，味甘，性平、微温，无毒，产于阿县城北，取井水煮取乌驴皮，以阿井水煎成胶，这才是真品。须用一片鹿角同煮，不然不能成胶。

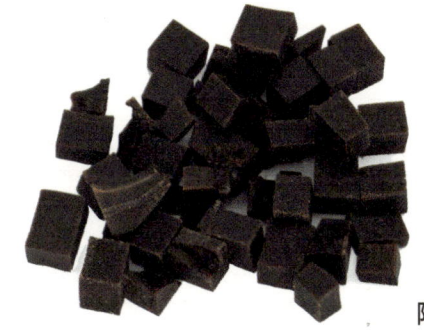

阿胶

能够滋补肝脏，治疗体虚劳损，止住四肢酸痛。

犀角，味苦、酸、咸，性寒，无毒，有祛风明目的作用，可以清除心热，治疗狂言症，又治瘟疫。

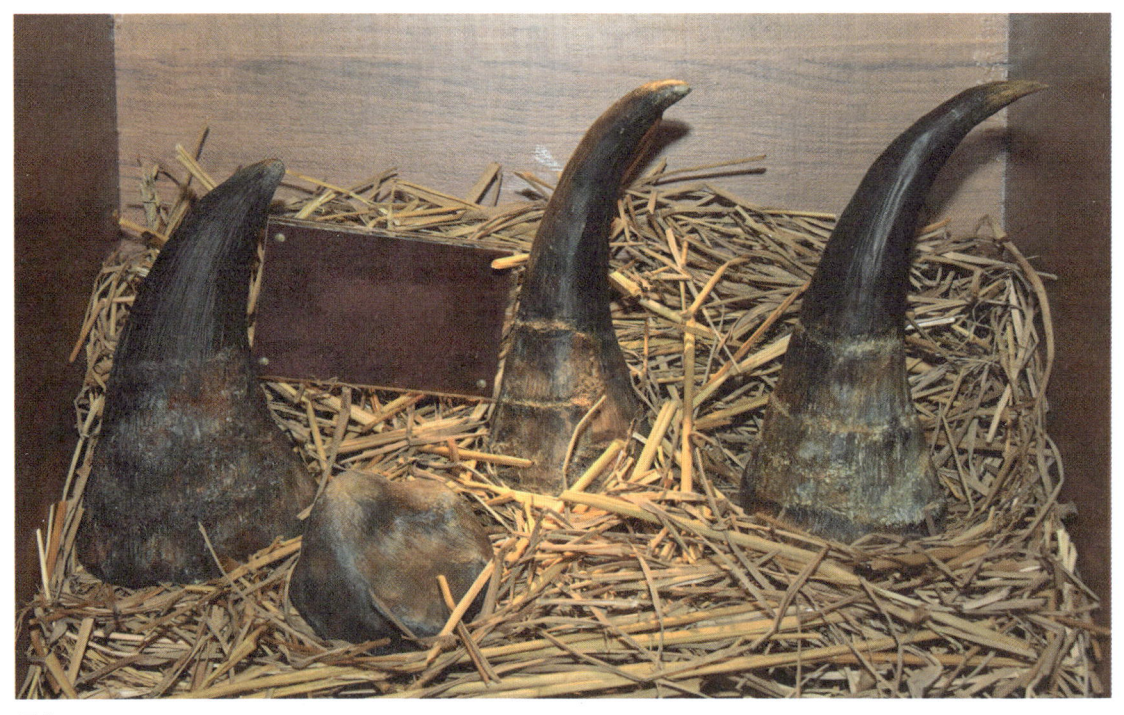

犀角

原文

鹿茸益气补虚，男治泄精，女止崩漏；虎骨驱邪辟恶，男去风毒，女保胎惊。

鹿茸，用茄形连顶骨者，味甘酸温，无毒，一云味苦辛。

虎骨，性平味辛微热，无毒，治恶病及风痹拘挛。

释义

鹿茸具有益气补虚的作用，男性使用可以治疗泄精，女性使用可以治疗崩漏；虎骨有驱邪辟恶的作用，男性使用可以祛除风毒，女性使用可以保胎免惊。

鹿茸，用茄形连顶骨的部位入药，味甘、酸，性温，无毒，另一种说法是味苦，性辛。

虎骨，性平、微热，味辛，无毒，治难愈的慢性疾病及风痹拘挛。

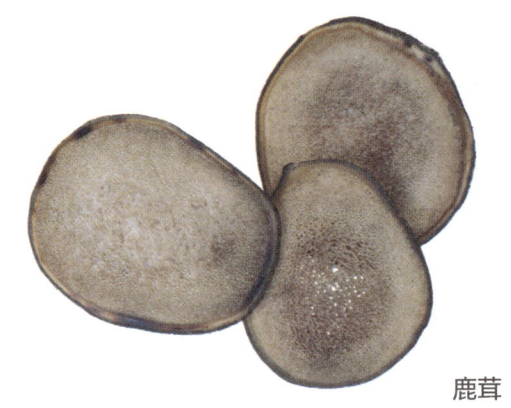

鹿茸

原文

兔头骨主头疼，和水烧灰催产难；牛角䚡治崩带，烧灰入药效如神。

兔头骨，味甘平寒，无毒，治头昏痛，兔骨治热中消渴；肉不可多食，损人阳气，孕妇食兔肉，生子缺唇；不可与鸡肉及生姜同食。

牛角䚡，味苦甘，无毒，消血闭便血，攻冷痢。

释义

兔头骨可以用于治疗头疼，和水一起烧成灰烬可以用于催产；牛角䚡用于治疗崩漏和带下，将其烧成灰烬后加入药中使用，效果非常神奇。

兔头骨，味甘，性平、寒，无毒，可治头痛；兔骨可治热中消渴；兔肉不可多食，否则损人阳气，孕妇若吃兔肉，所生的孩子缺唇；兔肉不可与鸡肉及生姜同食。

牛角䚡，味苦、甘，无毒，可以治疗血症、血闭、便血、冷痢。

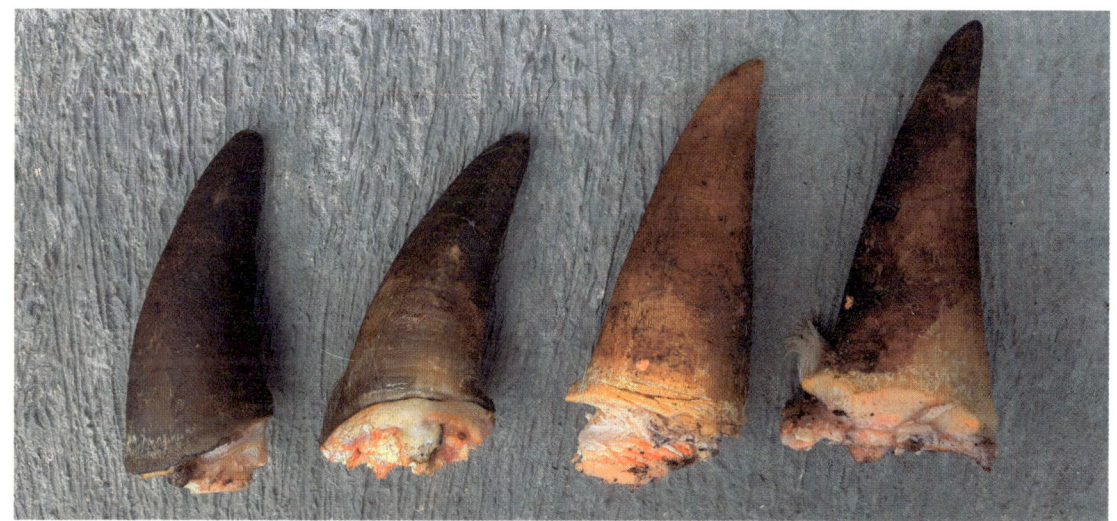

牛角䚡为黄牛或水牛角中的骨质角髓，取得后用清水浸泡数天，刮去残肉，再洗净、晒干。

原文

瓦雀肉则益气，卵则强阴，白丁香疗疳疗肿目；雄鸡乌者补中，赤者止血，黄䏠胵❶，止遗尿难禁。

瓦雀肉，味甘温，无毒，雀粪直立者，名白丁香。

雄鸡肉，味温，无毒，乌者补中止痛，赤者止血治崩。诸雄鸡胆微寒，主目不明；心主五邪；血主损伤；肺主耳聋；肠主小便数不禁；肝及左翅毛主阴痿不起；冠血能行乳汁。

注解

① 脆胫：鸟类的胃，这里指雄鸡。

释义

瓦雀肉能补气，卵能强阴，白丁香可以治疗痈疔肿目；黑色雄鸡可以补中，赤色雄鸡可以止血，黄脆胫可以治疗遗尿、尿失禁。

瓦雀肉，味甘，性温，无毒，直立的雀粪，名字叫白丁香。

雄鸡肉，味温，无毒，黑色的可以补中止痛，红色的可以止血治崩。雄鸡的胆性微寒，主治视物不清；心主治五邪；血主治各种损伤；肺主治耳聋；肠主治遗尿、尿失禁；肝脏及左翅毛主治阴痿不起；冠血能通乳。

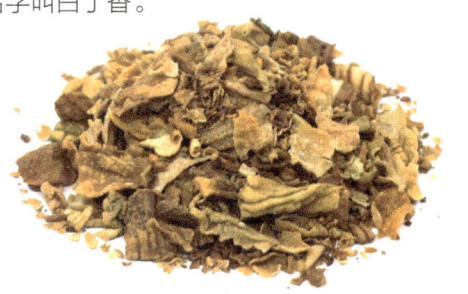

黄脆胫，即鸡内金。

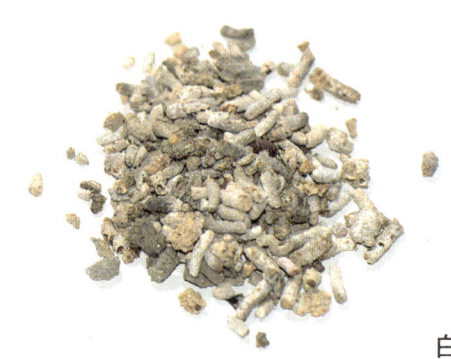

白丁香

原文

蝙蝠经名伏翼，能开黑暗目瞑。

伏翼，即蝙蝠别名，味咸，无毒，主淋目昏，久服则忘忧。粪名夜明砂，可治疳。

释义

蝙蝠在经典著作中名叫伏翼，能在夜间视物。

伏翼，是蝙蝠的别名，味咸，无毒，主治淋目昏，久服则忘忧。粪的名字是夜明砂，可治疳疾。

原文

药是伐病之斤，医实司人之命。言医药之治病，犹斧斤之伐木也。

释义

药是治疗疾病的工具，医生通过药物能掌管人的生死。医生通过药物来帮助患者恢复健康，就像用斧头砍伐树木一样。

这里强调的是医药对于治疗疾病的重要性。

8 虫鱼部

原文

抑又闻蠢者为虫，潜者为鱼，堪行入药，贵贱何拘。

蠢，动也；潜，登藏也。

释义

我又听说蠢动的虫类、潜伏的鱼类，都可以收入药中，药材的价值高低又何必拘泥于它们的身份呢？

蠢，活动、运动的意思。潜，隐藏的意思。

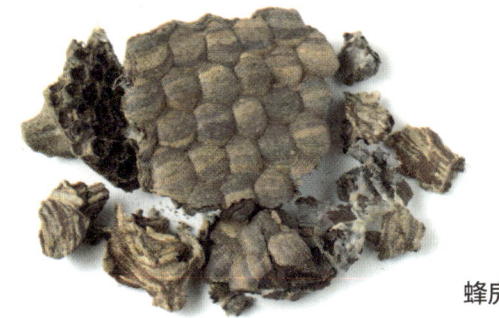

蜂房

原文

全蝎有毒须当去，能透耳聋，疗诸风惊搐；盘蝥熟炒不宜生，通淋堕孕，宣瘰疬❶之疵。

全蝎，宜紧小者佳，味甘辛，须去毒方可用。

盘蝥，即斑蝥也，去足翅，以米同炒，至米黄色去米，若生用即令人吐泻，味辛寒，有大毒。

注解

❶ 瘰疬：一种颈部感染性疾病。

释义

全蝎有毒，应当去毒后再用，能治疗耳聋，及各种风症、惊搐；盘蝥应当炒熟用，不宜生吃，能利尿通淋、堕胎，宣通瘰疬。

全蝎，宜挑选紧小者，味甘，性辛，须去毒才可入药用。

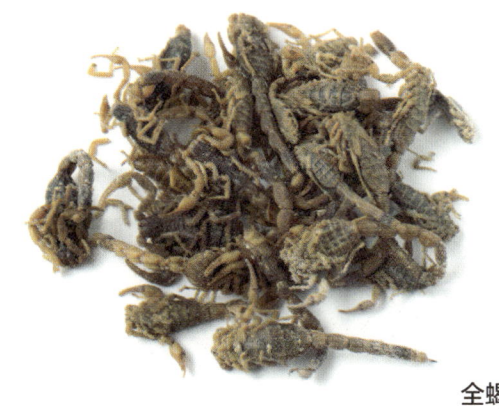

全蝎

盘蝥,即斑蝥,去足翅,与米同炒至米呈黄色,去掉米。生品若直接用可令人呕吐、腹泻,味辛,性寒,有大毒。

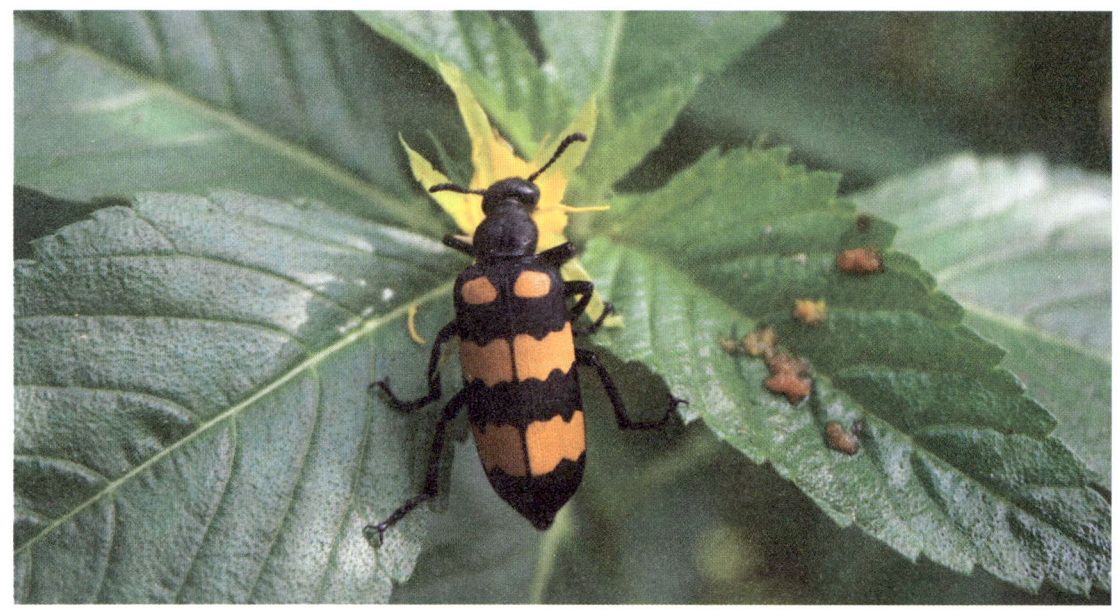

斑蝥去头、翅、足,用米炒至呈黄棕色,去掉米,方可入药。

中医视频课

原文

消水气,去瘿瘤,无如海蛤;安心志,磨翳障,大喜珍珠。

海蛤,味苦咸平,无毒,治浮肿,除咳逆,定喘消烦。

珍珠,味寒,无毒,出廉州,主润泽皮肤,悦人颜色,绵包塞耳可治聋。

释义

消除水气,去除瘿瘤,没有什么比海蛤有效;安定心志,消除眼内障翳,没有什么比珍珠有效的。

海蛤,味苦、咸,性平,无毒,有治浮肿、除咳逆、定喘、消烦等作用。

珍珠,味寒,无毒,产于廉州,有润泽皮肤、悦人颜色的作用,用绵包塞于耳中可治聋。

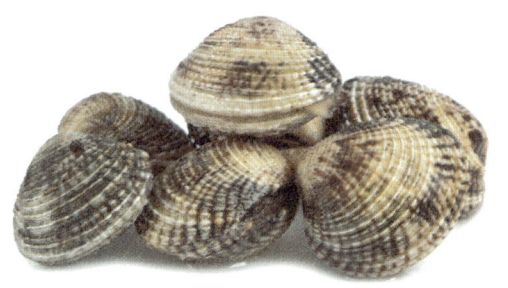

海蛤

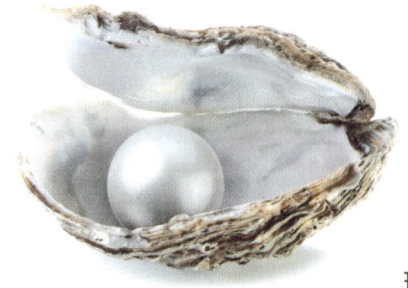

珍珠

原文

水蛭治痈疽，通经破血；田螺去目热，反胃堪除。

水蛭，即蚂蝗蜞，生水中名水蛭，生草中名草蛭，生泥中名泥蛭，并能着人及牛马股胫间咂血，入药当用水蛭之小者佳，此物极难得死，虽炙过经年，得水犹可活，必炒令极黄熟，不尔入人腹生子为害。

田螺，性大寒，无毒，不可多食，其肉敷热疮；壳主反胃；汁能醒酒止渴，田中取者为佳。

释义

水蛭可以治疗痈疽，具有通经破血的功效；田螺可以用来去除眼睛发热、发胀、发红，还可以治疗反胃。

水蛭，就是蚂蝗蜞，生长在水中叫水蛭，生长在草中叫草蛭，生长在泥中叫泥蛭，能够附着在人及牛马腿胫间吸血，入药当使用水蛭中小的比较好，这种虫子极难死去，即使炙过很多年，遇水仍可以存活，必须炒至完全黄熟，不这样的话，进入人腹会生出子危害人体健康。

田螺，性大寒，无毒，不可多吃，其肉可以敷治热疮；壳主治反胃；汁能醒酒止渴，从田中捕获的田螺比较好。

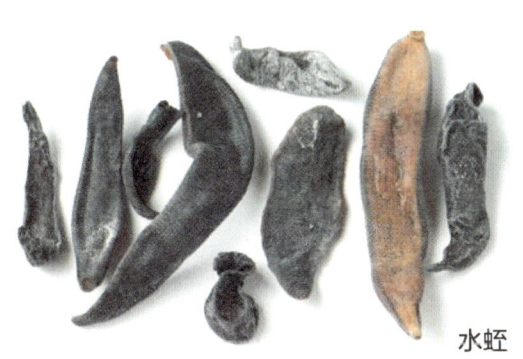

水蛭

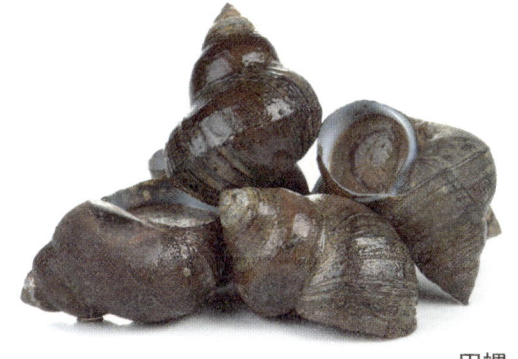

田螺

原文

鼠妇通月闭，利便癃，仲景将来医久疟；䗪虫破坚症，磨血积，伤寒方内不曾无。

鼠妇，味酸温，无毒，生人家地上，处处有之。

䗪虫，名土鳖，味咸寒，有毒，处处有之。

释义

鼠妇有通经活血、利尿通便等功效，张仲景用来治疗久疟；䗪虫有破瘀散结、磨血攻坚的作用，伤寒方内不能没有它。

鼠妇，味酸，性温，无毒，生活在有人之家的地上，到处都有。

䗪虫，又叫土鳖，味咸，性寒，有毒，到处都有。

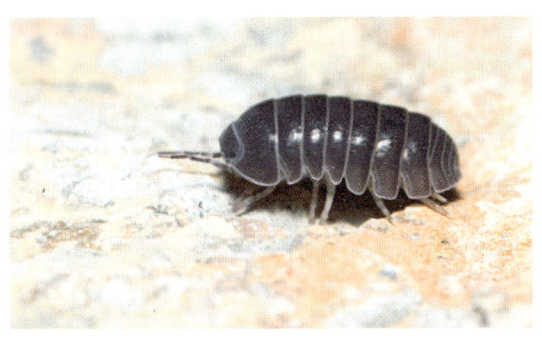

鼠妇用开水烫死或白酒闷死，用镊子夹取，晒干或微火烙黄即可入药。

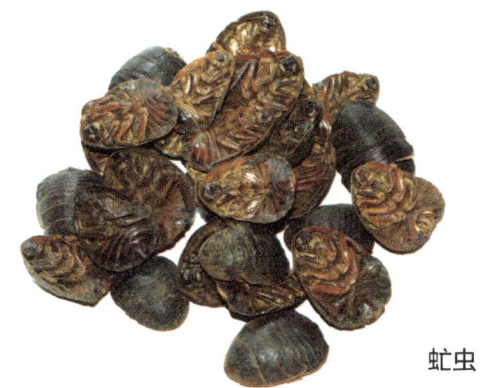

䗪虫

原文

搜瘛❶疭惊风，明目催生称蛇蜕；止㖞斜口眼，堕胎点翳捉衣鱼。

蛇蜕，味咸苦平，无毒，主缠喉风，攻头疮瘰疬。

衣鱼，味咸温，无毒，处处有之，多见于书卷中，小儿淋闭，用以摩脐及小腹，尿即通，仍可摩疮。

注解

❶搜瘛：指筋脉挛急、伸展不自如的症状。

释义

搜瘛、小儿惊风后留下的后遗症、明目、催生，可以用蛇蜕；治口眼歪斜、眼翳、堕胎，需要用衣鱼。

蛇蜕，味咸、苦，性平，无毒，主治缠喉风，还能治头疮、瘰疬。

衣鱼，味咸，性温，无毒，到处都有，多出现于书中，对于小儿尿潴留，用它来摩擦脐部和小腹部，尿液随即通畅，还可以用来摩擦治疗疮疡。

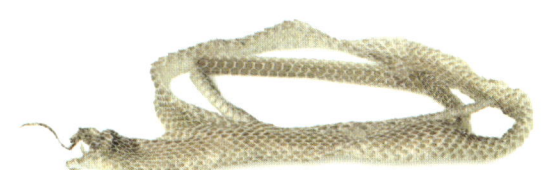

蛇蜕

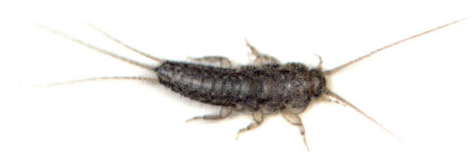

衣鱼入热水中烫死，捞出晾干，储存于干燥器皿中保存备用。

原文

出箭头入肉，医附骨鼠瘘，蜣螂便是推车客；补打扑损伤，疗儿疳昏眼，蛤蟆本草即蟾蜍。

蜣螂，味咸寒，有毒，疗儿惊瘛疭风痫，临用当炙过，勿置水中，令人吐，入药去足翅。

蛤蟆肉，味辛寒，无毒，主邪气坚癥，恶疮鼠漏❶。

注解

❶ **恶疮鼠漏**：恶疮，病名，脓液多且严重而顽固的疮疡。鼠漏，病名，指生于颈、腋部的窦道，日久破溃流脓血，或伴有恶寒发热。

释义

能深入肉里治疗附骨疽、鼠瘘等病，蜣螂可以像推车客一样不辞劳苦地发挥药效；蛤蟆可补虚壮骨，治疗小儿疳积导致的眼睛昏花，《神农本草经》中的蛤蟆就是蟾蜍。

蜣螂，味咸，性寒，有毒，能治疗小儿惊风抽搐、癫痫等风痫病，使用前应当炙过，不要放在水中，否则会让人呕吐，入药时要去掉足翅。

蛤蟆肉，味辛，性寒，无毒，主治邪气凝聚的坚癥，还能治疗恶疮、鼠漏。

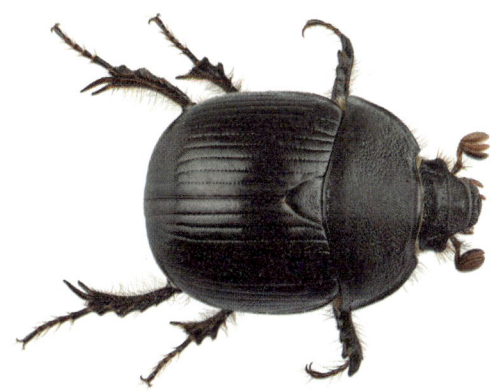

蜣螂，沸水烫死后晒干或烘干，除去杂质，洗净、干燥，筛去灰屑即可药用。

原文

杀伏尸鬼疰三虫，地龙俗名蚯蚓；正风贼斜㖞❶**肛脱，蜗牛本蛞蝓。**

地龙，味苦，无毒，须用白颈者良，伤寒狂热须用汁，治痫消丹毒用粪。

蜗牛，俗名蜻螺，处处有之，生砂石垣墙下湿处，亦治背疽，用涎涂抹。

注解

❶ **贼斜**：即贼风，不正常的风，泛指不正常的气候，具有贼害的性质，会使人致病。

释义

杀灭伏尸、鬼疰、三虫,用地龙,俗名蚯蚓;治疗贼风、肛脱,用蜗牛,就是蛞蝓。

地龙,味苦,无毒,须挑选白颈特征的才好,伤寒、狂热应当用其汁,治痢、消丹毒应当用其粪。

蜗牛,俗名蜞螺,到处都有,生长在砂石、垣墙下的湿处,能治背疽,用其涎液涂抹患处即可。

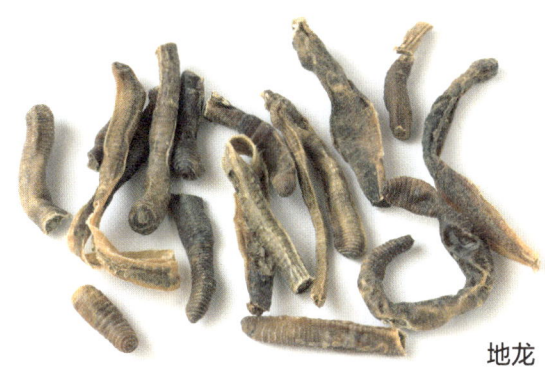

地龙

原文

中医视频课

蛴螬点眼翳杂科,割金疮出肉中刺;蛤蚧传尸堪止嗽,兼补肺邪鬼咸驱。

蛴螬,味咸甘,有小毒,处处有之,以背行反驳于脚,即朽木中蠹虫,但洁白者佳。

蛤蚧,一名守宫,功力全在尾梢,人捕之即自咬断其尾,用以法取之,行常一雌一雄相随,入药亦当用成对者良。

释义

蛴螬能治疗眼翳和其他眼科疾病,并能治疗金创伤、皮肤表面的小肉瘤或肉赘;蛤蚧能治疗传染性疾病、止嗽,还能补肺、驱逐外邪。

蛴螬,味咸、甘,有小毒,到处都有,它通常以背行反驳的方式行动,倒退着行走,是朽木中的蠹虫,但以色洁白的入药效果更好。

蛤蚧,又名守宫,功效全在尾梢,人们捕捉时它会自己咬断尾巴。按照一定的方法获取,经常一雌一雄相随,入药也成对地用,效果更好。

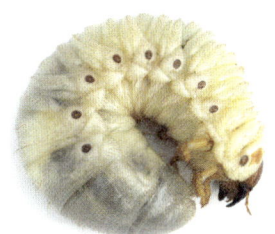

蛴螬捕捉后洗净,用沸水烫死,晒干或烘干。

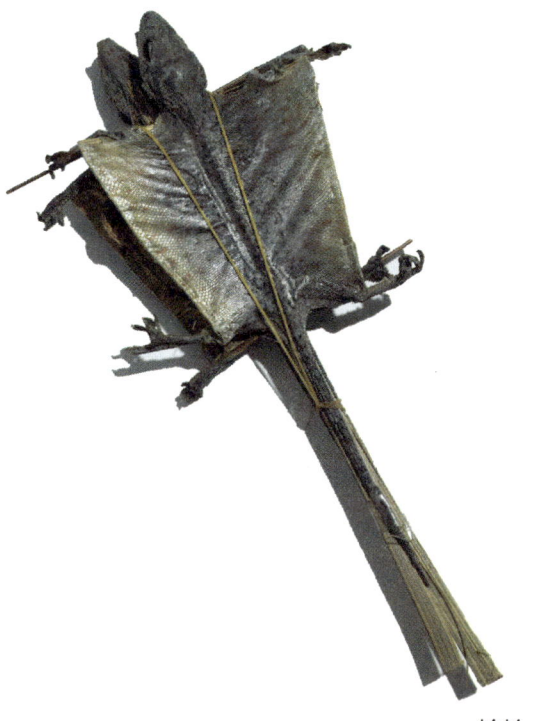

蛤蚧

原文

牡蛎固漏血遗精，补虚止汗；䗪虫破症瘕血积，经闭通渠。

牡蛎，味咸平微寒，无毒，主疟疾寒热，除惊恐。

䗪虫，味苦微寒，有毒，咂食牛马背血者用，须炒熟，除去足翅，方可入药。

释义

牡蛎可以固涩、止漏血、止遗精、补虚、止汗；䗪虫可以破除瘀血积聚，治疗经闭不通。

牡蛎，味咸，性平、微寒，无毒，主治疟疾寒热，消除惊恐。

䗪虫，味苦，性微寒，有毒，挑选吸牛马背上血的，须炒熟后除去足翅才能入药。

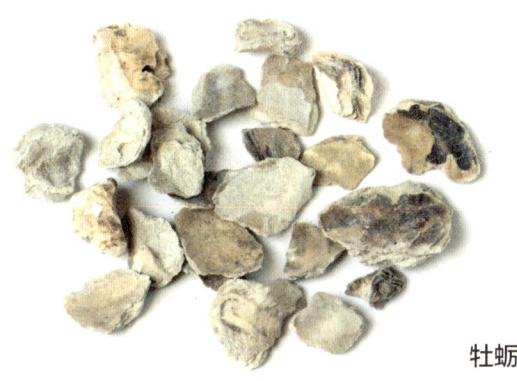
牡蛎

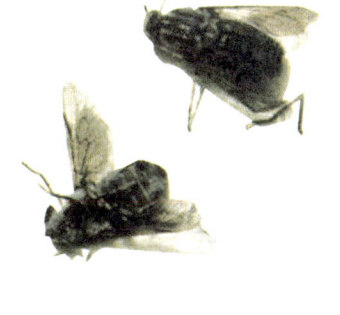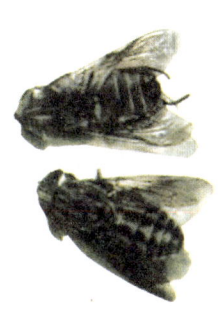
䗪虫

原文

鳗鲡鱼退劳热骨蒸，杀虫愈痔；石龙子除热淋止血，蜥蜴殊途。

鳗鲡鱼，味甘，有毒，处处有之，虽有毒而能补五脏虚损，消项腮白驳风热，煨骨熏蚊虱则灭。

石龙子，与蜥蜴、蝘蜓、蝾螈、守宫五种相近。

释义

鳗鲡鱼可以退劳热骨蒸，杀虫、治疗痔疮；石龙子可以除热淋、止血，蜥蜴与之药效相似。

鳗鲡鱼，味甘，有毒，到处都有，虽有毒却能补益五脏虚损，消除白癜风、风热，将鳗鲡鱼煨骨后可熏灭蚊虫。

石龙子，与蜥蜴、蝘蜓、蝾螈、守宫五种药效相近。

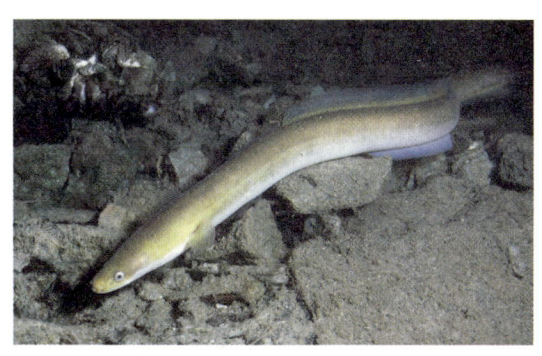
鳗鲡鱼，捕后除去内脏，洗净，鲜用或晒干。

原文

乌贼骨是海螵蛸，退翳杀虫，治崩攻痢；鲮鲤鳞为穿山甲，堪医疥癣，鬼魅遭锄。

海螵蛸，味咸微温，无毒，疗阴疮，治耳聋。其血似墨，能吸波喷墨以浑水，所以自卫，有八足聚生口旁，浮泛于水面，乌见谓其必死，欲啄之，则聚足抱乌，拖入水中食之，故名乌贼鱼。

穿山甲，性凉，有毒，主邪惊，治痹。

释义

乌贼骨就是海螵蛸，有退翳、杀虫、治疗妇女崩漏和痢疾的作用；鲮鲤鳞就是穿山甲，可以治疗疥癣，除鬼魅。

海螵蛸，味咸，性微温，无毒，可以治疗阴疮、耳聋。它的血像墨一样，能吸收并喷出墨汁把水弄混，从而自我保护。它有八只脚聚集在嘴边，浮在水面上，乌鸦看到认为它已经死了，想要啄食它，但它会聚起脚抱住乌鸦，将其拖入水中吃掉，因此得名乌贼鱼。

穿山甲，性凉，有毒，主治邪惊、痹症。

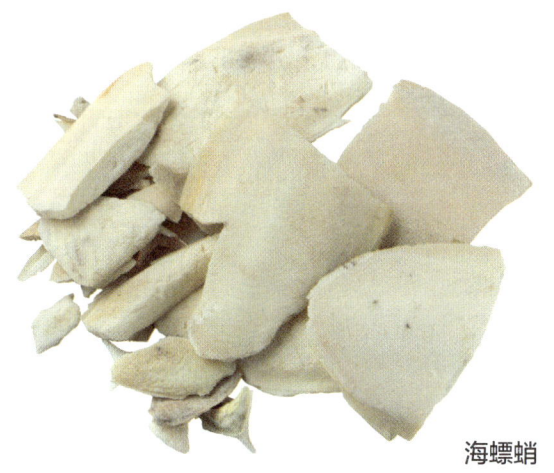

海螵蛸

原文

劳热骨蒸专鳖甲；脱肛狐臭尚蜘蛛。

鳖甲，味咸平，无毒，处处有之，治崩疗疟，主症瘕痃癖❶，不可与鸡子同食，合苋菜食则伤人。

蜘蛛，性冷，无毒，处处有之，然多种，身有毛刺及五色并薄小者，并不可用，瘰疬背疮蛀牙，兼治口斜㖞僻，喜忘者取网着衣领中。

注解

❶ **痃癖**：指脐腹偏侧或胁肋部时有筋脉攻撑急痛的一种症状，因气血不和、经络阻滞、食积寒凝所致。

释义

劳热骨蒸，专用鳖甲；脱肛、狐臭，重视蜘蛛。

鳖甲，味咸，性平，无毒，到处都有，能治疗崩漏、疟疾，主治腹腔内肿块、疼痛，不可与鸡蛋同食，与苋菜同食危害人体健康。

蜘蛛，性冷，无毒，到处都有，有很多种，身上有毛刺及呈现五种颜色并且体型单薄而小的，不能药用。能治瘰疬、背疮、蛀牙，兼治口歪眼斜，善忘的人可将蜘蛛网放在衣领中。

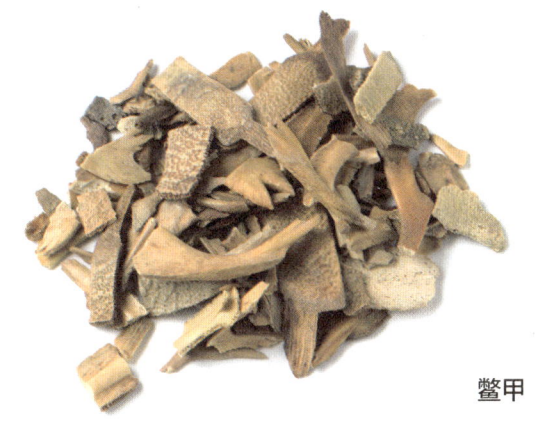

鳖甲

原文

蝉蜕消风，断小儿夜哭之鬼；猬皮生痔，提肠风下血之徒。

蝉蜕，味咸甘寒，无毒，亦治妇人产难，小儿惊痫。

猬皮，味苦甘，无毒，治疝气阴蚀疮。

释义

蝉蜕有消风止痉的作用，可以治疗小儿夜啼；猬皮能阻止痔疮的产生，又能治疗肠风下血。

蝉蜕，味咸、甘，性寒，无毒，也治妇人难产、小儿惊痫。

猬皮，味苦、甘，无毒，治疝气、阴疮。

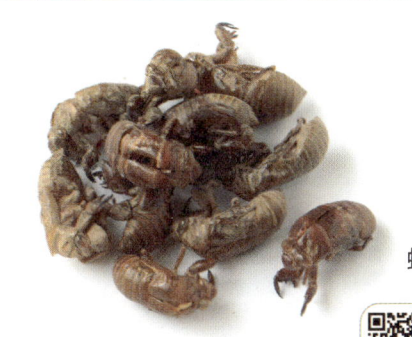

蝉蜕

原文

鲤鱼宽胎胀，骨止赤白之崩❶，胆抹青盲赤目；蟹主热结胸，黄能化漆为水，壳烧集鼠招鼩。

鲤鱼，味苦甘寒，无毒，止渴消肿，腹有症瘕之人不可食。

蟹，味咸寒，有毒，爪能破血堕胎。

注解

❶ **赤白之崩**：即白崩，妇女阴道内有白色如米泔样或透明祥黏液流出，量多如崩，称白崩。

释义

鲤鱼能缓解孕妇胎气过胀、胸膈满闷等症状，鲤鱼骨能止妇女白崩，鲤鱼胆汁可以用来治疗青光眼和红眼病；蟹能治疗热邪郁结在胸引起的疾病，蟹黄能融化油漆，蟹壳烧成粉末，能引来老鼠聚集，进而引来鼩鼱。

鲤鱼，味苦、甘，性寒，无毒，有止渴消肿的作用，腹有癥瘕的人不能食用。

蟹，味咸，性寒，有毒，其爪有活血化瘀、堕胎的作用。

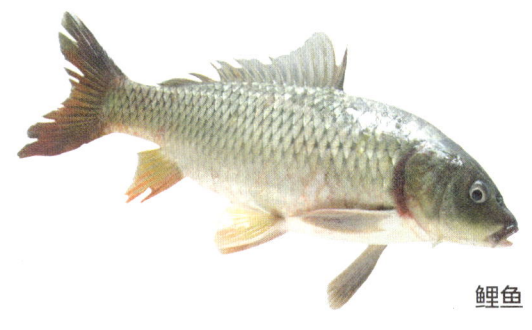

鲤鱼

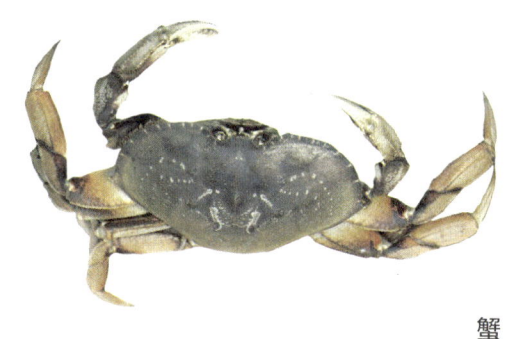

蟹

原文

鲫治肠风下血，宜作脍又宜作羹，治痢无分赤白；蛙能补损祛劳，一种水鸡为美馔，专补产妇之虚。

鲫，味甘温，无毒，烧灰治诸疮，补胃和中。

蛙，味甘寒，无毒，杀痓邪。

释义

鲫鱼可治肠风下血，宜切成细丝烹饪，也可以做成汤羹，能治疗赤痢、白痢；蛙能补益身体，祛除疲劳，有个种类称为田鸡，为美味佳肴，专补产妇体虚。

鲫鱼，味甘，性温，无毒，烧成灰外敷可治疗各种疮疡，有补胃和中的作用。

蛙，味甘，性寒，无毒，治疗因为炎热导致的发热、头痛、咳嗽等症。

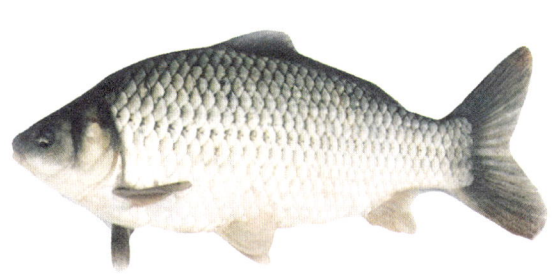

鲫鱼

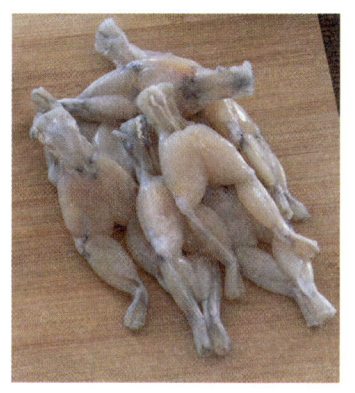

蛙

原文

蜈蚣开小儿口噤，堕孕妇之胎，更制蛇毒；土狗催胎产难生，罨肉中之刺，退肿须臾。

蜈蚣，味辛温，有毒，用当炒熟，主杀三虫，生则令人吐泻，不堪入汤药。

土狗，即蝼蛄，味咸寒，无毒，处处有之，下肿利大小便，解毒溃痈。

释义

蜈蚣治疗小儿牙关紧闭、口不能开，使孕妇堕胎，还能抵制蛇毒；土狗能帮产妇催产，拔出肉中刺，很快消除肿胀。

蜈蚣，味辛，性温，有毒，主杀寄生虫，使用前应当炒熟，生品服用令人吐泻，不适合作为汤剂。

土狗，即蝼蛄，味咸，性寒，无毒，到处都有，治疗下肢水肿，利大小便，能解毒，治疗痈疮。

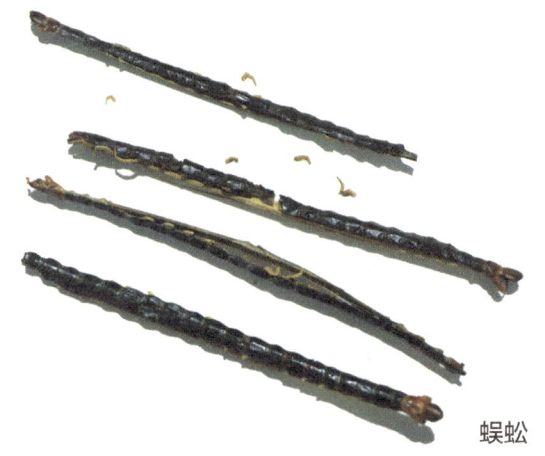

蜈蚣

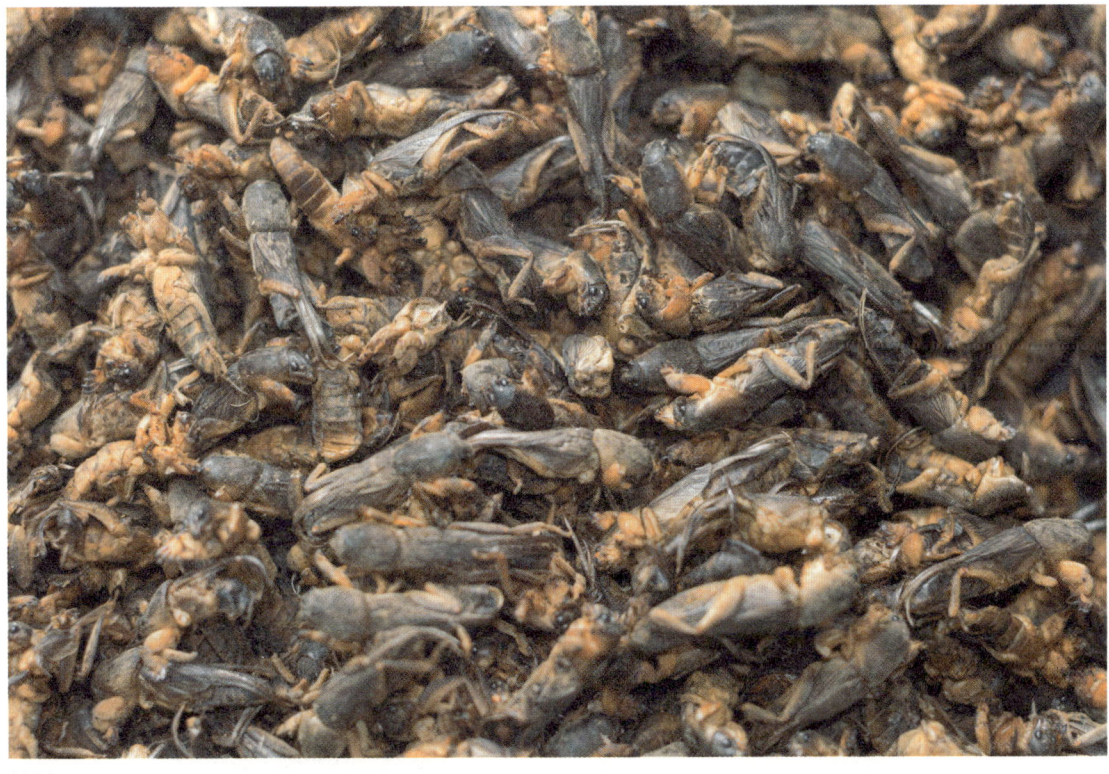

蝼蛄

原文

石决明泻肝，黑障青盲终可决；桑螵蛸补肾，泄精遗溺竟无虞。

石决明，味咸平凉，无毒，除肝经风热。

桑螵蛸，味咸甘平，无毒，即螳螂子也，用炒黄色，不尔令人泄泻。

释义

石决明有清泻肝火的作用，能治疗眼睛昏花、视物不清；桑螵蛸具有补肾作用，能治疗泄精、遗尿。

石决明，味咸，性平、凉，无毒，能除肝经风热。

桑螵蛸，味咸、甘，性平，无毒，就是螳螂的子，用时炒成黄色，不然会让人泄泻。

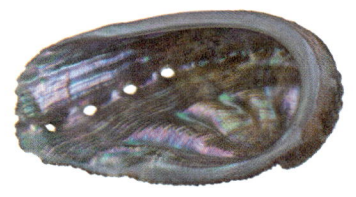

石决明

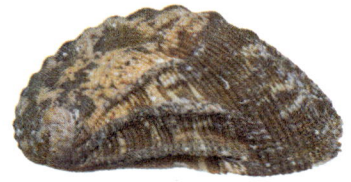

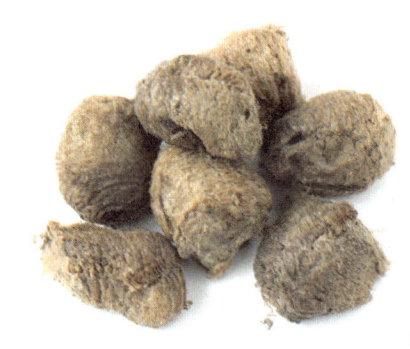

桑螵蛸

原文

原蚕蛾主泄精，好强阴道；白僵蚕治诸风，口噤难呼。

蚕蛾，雄者，有小毒，炒去翅足，补肾疗血，风痹瘾疹用蚕沙。

僵蚕，炒去丝嘴，味咸平辛，无毒，疗惊痫崩漏病，又除口噤及喉风。

释义

原蚕蛾主治男性泄精，能增强女性阴道能力；白僵蚕治疗各种风邪，可消除牙关紧闭、口不能张开。

雄性的蚕蛾有小毒，炒后去翅足，有补肾疗血的作用，蚕沙可治疗风痹、风疹。

僵蚕，炒后去丝嘴，味咸、辛，性平，无毒，能治疗惊痫、崩漏，还能消除口噤、喉风。

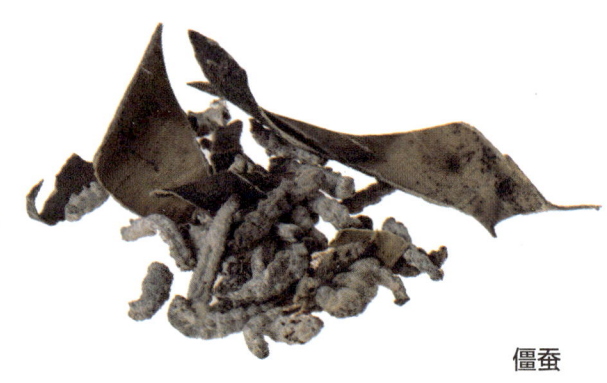

僵蚕

原文

白花蛇主诸风,湿痹拘挛兼疥癞;五灵脂行经闭,昏迷产妇早来沾。

白花蛇,味甘温咸,有毒,主诸风喎斜口眼,并大风疮,与乌梢蛇同功。

五灵脂,即寒号虫粪也,治肠风并冷气,炒之治崩。

释义

白花蛇主治各种风邪,可以用于治疗风湿痹痛、皮肤疥癣等病;五灵脂具有活血行气的功效,可用于治疗经闭、产妇昏迷。

白花蛇,味甘、咸,性温,有毒,主治风邪所致的口歪眼斜,以及大风疮,与乌梢蛇功效相同。

五灵脂,就是寒号虫的粪,能治肠风冷气,炒后治崩漏。

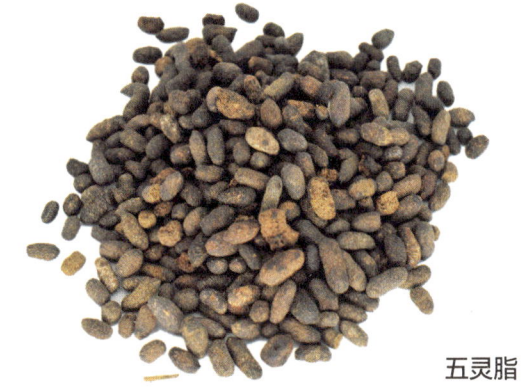

五灵脂

原文

着意要行斯道,潜心细下工夫。

释义

如果决心从事医生这个行业,就应当潜心、细致地研究中药学知识。

9 果品部

原文

且如果品数端，亦分优劣。

以果品言之，如柿有数种，红者只可生啖；乌者可焙干入药用，其蒂功力且优；白者力薄而功亦劣。

释义

如果考虑到品种的不同，药性也有优劣之分。如柿子有几种，红色的只能生吃；黑色的可以焙干入药，柿蒂功效较好；白色的药力弱，功效也较差。

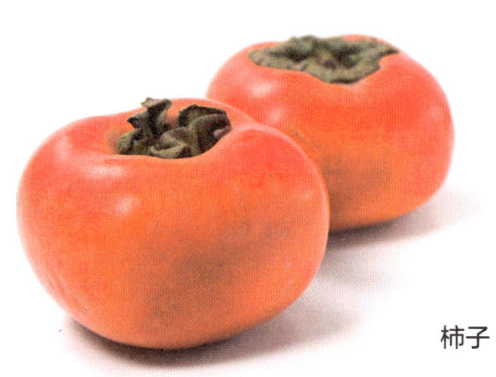

柿子

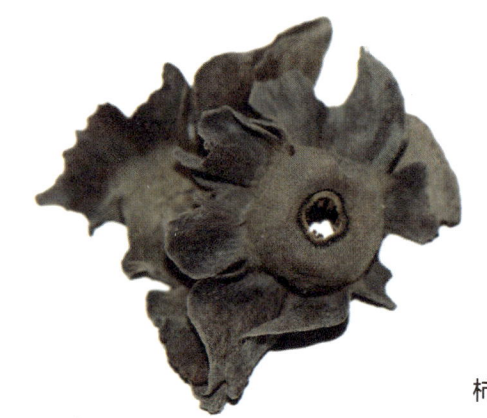

柿蒂

原文

入药当知刑反忌宜；性情要辨苦甘冷热。

大枣与生葱相刑，不宜合食。乌梅与黄精相反，岂可同餐。如桃杏双仁者，有毒能杀人。

安石榴味酸者，方可入药，苦甘者不宜多食，主损齿伤肺。又如橘味辛温，柚味苦冷，枣味甘热，柿味甘寒之类。

释义

入药时应注意药物的相宜相克，以及药性的苦、甘、冷、热等特性。

大枣与生葱相克，不能一起食用。乌梅与黄精药性相反，也不能同时食用。桃仁、杏仁同食有毒，甚至可导致死亡。

味酸的安石榴才能入药，味苦、甘的不宜多食，否则损伤牙齿和肺。

橘味辛温，柚味苦冷，枣味甘热，柿味甘寒等，药性也各不相同。

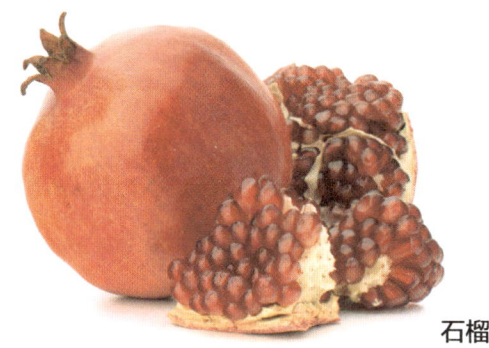
石榴

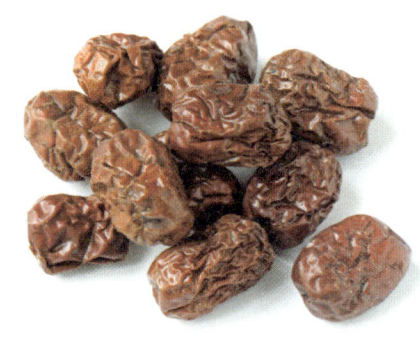
大枣

原文

橘皮则理气宽中，消痰止咳，更可止呕定吐；大枣则养脾扶胃，助药成功，又能补气调脉。

陈皮，味辛温，无毒，主温脾，青者破积聚。

大枣，味甘平温，无毒。

释义

橘皮具有理气宽中、消痰止咳、止呕定吐的功效；大枣具有养脾扶胃的作用，可以辅助药物发挥更好的疗效，还可以补充气血，调理脉象。

陈皮，味辛，性温，无毒，可以温补脾胃，而青色陈皮还可以破除积聚。

大枣，味甘，性平、温，无毒。

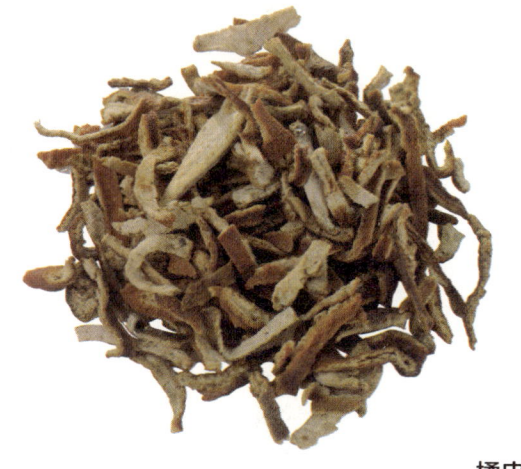
橘皮

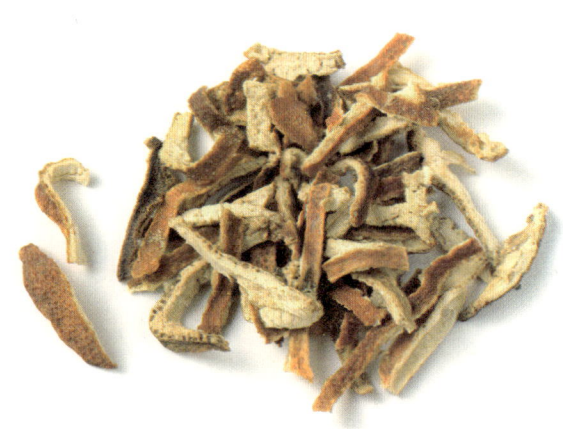
陈皮

原文

　　鸡豆肉名为芡实，轻身长志，好止腰疼；覆盆子即是蓬蘽，益气强阴，养精最利。

　　芡实，味甘平，无毒，补中治痹，煎和金樱子，最益人。

　　覆盆子，味酸平咸，无毒，处处有之，补中益肾，调和脏腑，治虚损风。

释义

　　鸡豆肉又名芡实，有轻身长志、止腰疼的功效；覆盆子就是蓬蘽，有益气强阴的作用，养肾精效果很好。

　　芡实，味甘，性平，无毒，有补中气、治疗痹症的作用，与金樱子同煎，最能补益人。

　　覆盆子，味酸、咸，性平，无毒，到处都有，有补中气、益肾气、调和脏腑功能的作用，能治虚损之风。

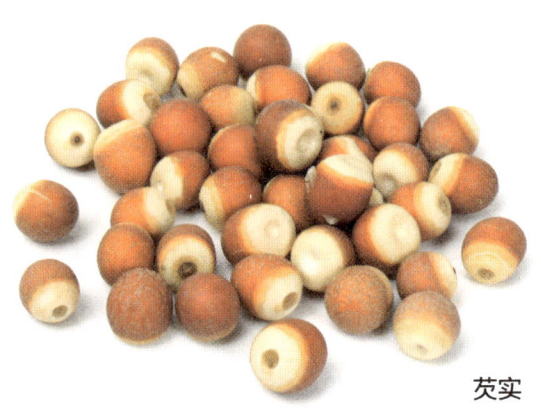

芡实

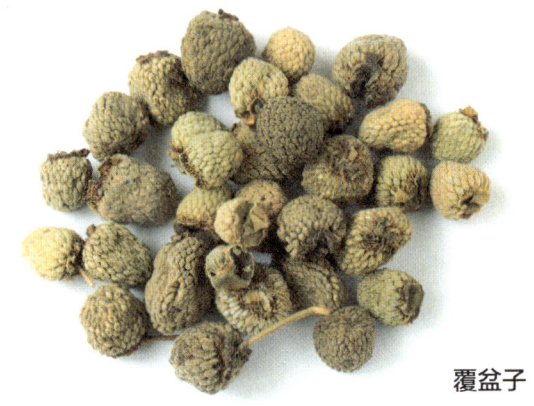

覆盆子

原文

　　柿干止痢涩肠，生宜解酒渴，止哕须教用蒂良；梨实除烦引饮，浆可吐风痰，乳妇金疮如仇贼。

　　柿干，味甘寒，无毒，最润喉，通耳鼻。

　　梨实，味甘微酸寒，无毒，可止嗽，不宜多食，致成冷痢，乳妇金疮，尤不可多食。

释义

柿干可以用于治疗痢疾，生柿子可以解酒止渴，柿蒂可以止呕。梨的果实可以去除烦躁、滋阴生津，梨汁可用于催吐风痰，但对于产后患乳疮的产妇来说则像仇敌一样有害。

柿干，味甘，性寒，无毒，润喉效果很好，还能通窍，改善耳鼻不通的情况。

梨实，味甘、微酸，性寒，无毒，可止咳，不宜多食，否则导致腹泻，乳母患乳疮的尤其不可多吃。

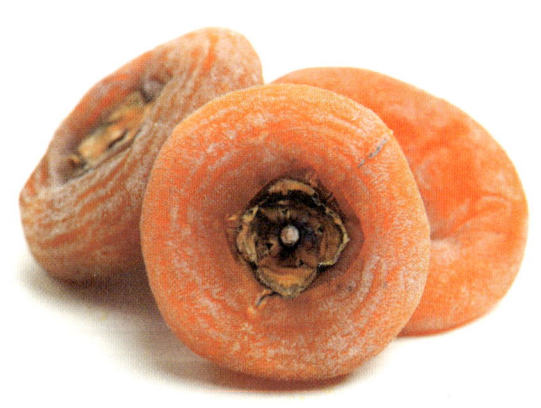

柿干

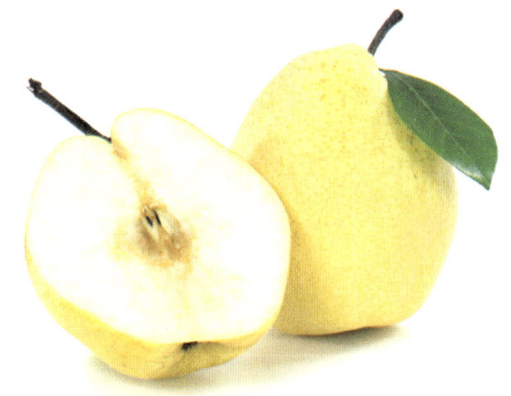

梨实

原文

橄榄止渴生津，口唇干燥，研敷核中仁；石榴舒筋止痢，去腹中虫，根皮煎汁啜。

橄榄，味酸甘温，无毒，消酒毒。

安石榴，味甘酸，无毒，壳入药，治筋挛脚痛，攻痢良。

释义

橄榄具有生津止渴的作用，可以缓解口唇干燥，将其核中仁研磨外敷即可；石榴具有舒缓筋骨、止痢的作用，能祛除腹中寄生虫，将石榴的根皮煎成汁喝下即可。

橄榄，味酸、甘，性温，无毒，能消解酒毒。

安石榴，味甘、酸，无毒，壳可以入药，能治筋脉挛急、脚痛，治疗痢疾的效果很不错。

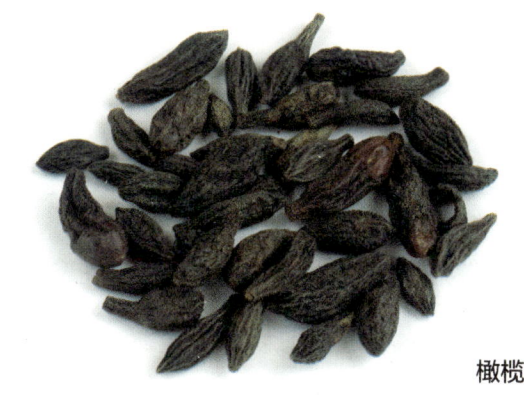

橄榄

原文

藕实止痢补心垣，节除吐衄，叶堪止渴安胎；桃仁通经破症结，仍辍腰疼，花主下痢脓血。

藕实，味甘平寒，无毒，处处有之。

桃仁，去皮尖，味苦甘平，无毒，其花通利小便更捷。

释义

藕实可以止痢、补心，藕节可以治疗吐血、衄血，藕叶可以止渴、安胎；桃仁可以通经、破症结，还可以治疗腰疼，桃花可以治疗下痢脓血。

藕实，味甘，性平、寒，无毒，到处都有。

桃仁，用时去皮尖，味苦、甘，性平，无毒，桃花通利小便效果很好。

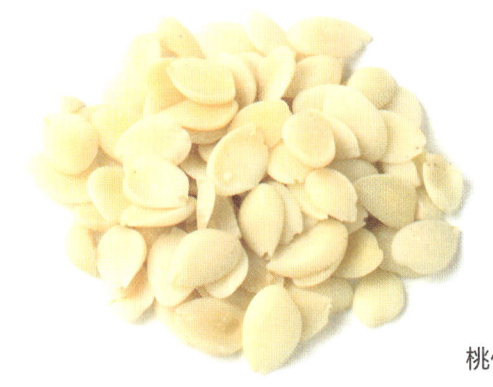

桃仁

原文

杏仁不用双仁，通肠润肺，治咳清音；乌梅即是梅实，止渴化痰，痢中莫缺。

杏仁，去皮尖及双仁者，味酸甘，无毒，治惊痫腹痹，及产乳金疮。

乌梅，味酸平，无毒，下气调中止渴，治骨蒸劳热，咳嗽痰涎。

释义

杏仁不要使用双仁的，可以通肠润肺，治疗咳嗽、清嗓；乌梅就是梅的果实，可以止渴、化痰，治疗痢疾不可缺。

杏仁，去掉皮尖和双仁的，味酸、甘，无毒，能治疗惊痫、腹痹及产妇乳疮。

乌梅，味酸，性平，无毒，有下气、调中、止渴的作用，可治骨蒸劳热、咳嗽痰涎。

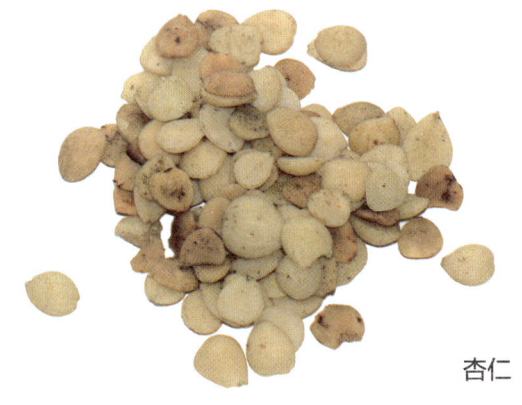

杏仁

原文

宣木瓜治霍乱转筋，调理脚气，湿痹伸舒；枇杷叶能止呕和胃，专降肺气，功痊口渴。

宣木瓜，味酸温，无毒，消肿强筋骨，止渴，并脚气攻心。

枇杷叶，用布拭去毛，炙用，味苦平，无毒，主肺风。

释义

宣木瓜可以治疗霍乱导致的转筋，调理脚气，使湿痹得到舒缓；枇杷叶可以止呕和胃，专门降肺气，治疗口渴。

宣木瓜，味酸，性温，无毒，具有消肿、强筋骨、止渴的作用，能治脚气攻心。

枇杷叶，用布擦去毛，炙后再用，味苦，性平，无毒，主治肺风。

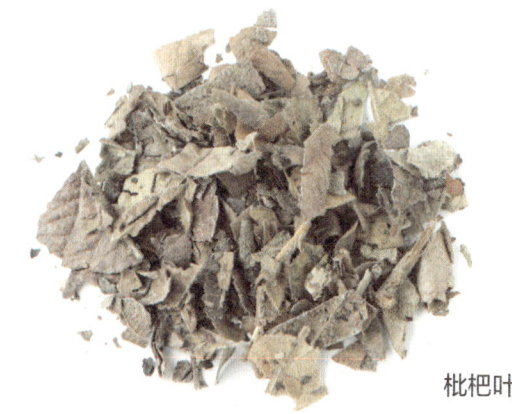

枇杷叶

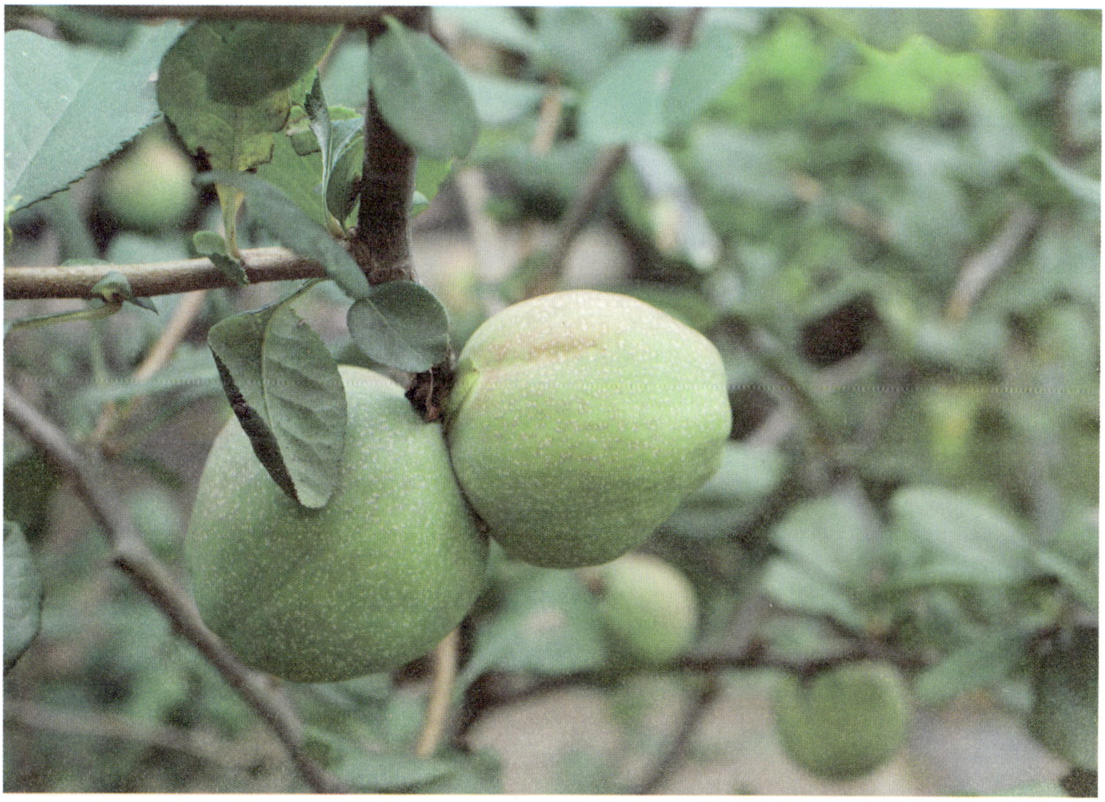

宣木瓜外皮呈青黄色时采收，切成两瓣，不去籽，晒干或文火烘干。

原文

胡桃肉肥肌润肉，扑伤和酒捣来尝；草果仁益气温中，好伴常山攻疟发。

胡桃肉，味甘平，无毒，去痔疮，消瘰疬。

草果仁，味辛温，无毒，温脾胃，消宿食，解酒毒，攻冷气。

释义

胡桃肉肥美润泽，捣碎后和酒一起吃，能治疗跌打损伤；草果仁有益气温中的功效，搭配常山，可以治疗疟疾发作。

胡桃肉，味甘，性平，无毒，有去痔疮、消除瘰疬的作用。

草果仁，味辛，性温，无毒，有温脾胃、消宿食、解酒毒的作用，还能治疗冷气侵袭人体导致的疾病，温阳散寒。

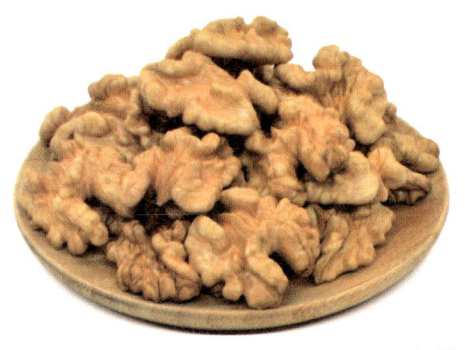

胡桃肉

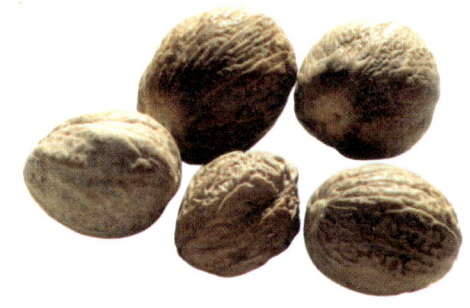

草果仁

原文

若能熟此作筌蹄❶，可洗下工之陋拙。

注解

❶ 筌蹄：古代的捕鱼工具，这里比喻《药性赋》是初学者捕获药学知识的工具。

释义

如果能够熟练地掌握这本《药性赋》的精髓，就可以洗刷掉初学者的笨拙和浅陋。

10 米谷部

原文

精明米谷，豆麦粟麻，虽民生之日用，充药料于医家。

谷入脾，豆入肾，麦入肝，粟入肺，麻入心。

释义

精挑细选的米谷、豆麦、粟子和芝麻等粮食，虽然是人们每日所用，但也可以作为药材医用。

五谷分别对应着人体内的五个脏器：谷入脾，豆入肾，麦入肝，粟入肺，麻入心。

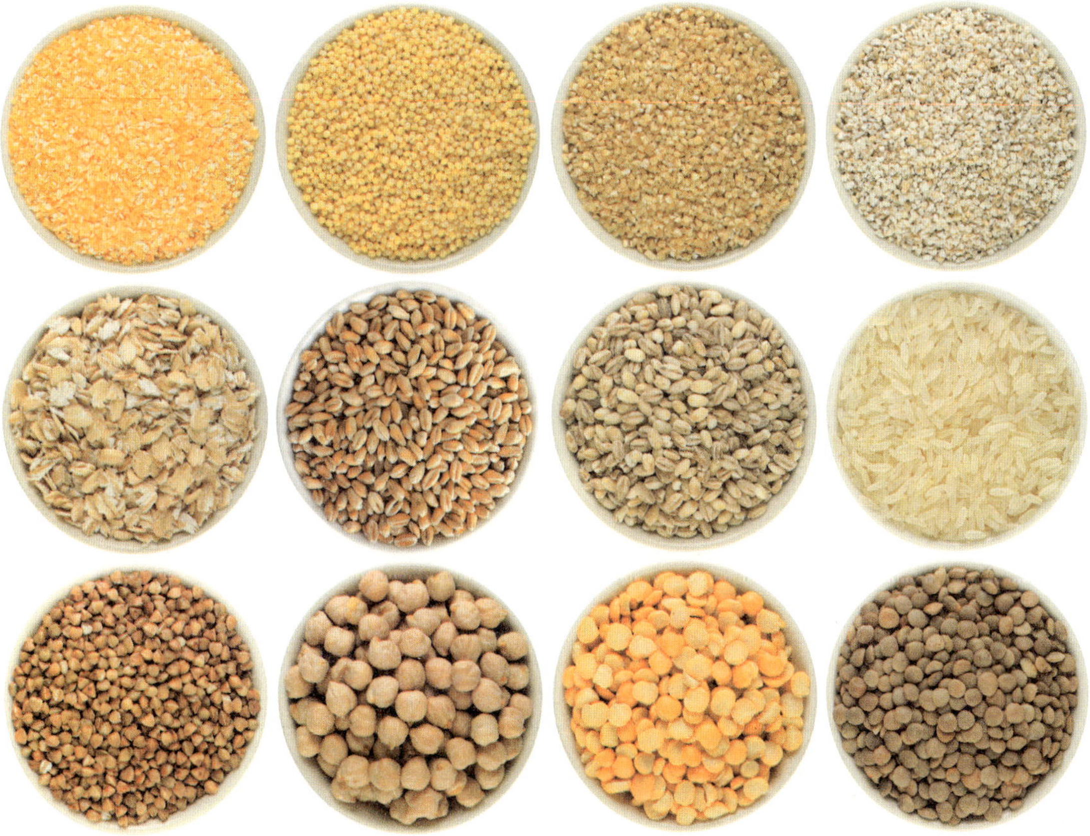

谷物

原文

粳米温中和胃，秫米能解漆疮，止渴除烦，须陈仓米；黄豆杀鬼辟邪，黑豆乃堪入药，若问黄卷，便是豆芽。

米，味甘温，无毒。粳，即常时所食之米。秫，即造酒之糯米。其种数甚多，不可尽述，主除烦断痢。

豆，惟黑者入药，宜炒熟用，味甘平，无毒，其他俱不堪用。

释义

粳米有温中和胃的作用，秫米能治疗漆疮、止渴除烦，但需要陈年的仓米；黄豆有杀鬼辟邪的作用，黑豆才能入药，若提到黄卷，指的是豆芽。

米，味甘，性温，无毒。粳，即平常所吃的米。秫，即造酒用的糯米。种类很多，描述不尽，主治除烦、断痢。

豆，只有黑豆入药，宜炒熟再药用，味甘平，无毒，其他豆类不能用。

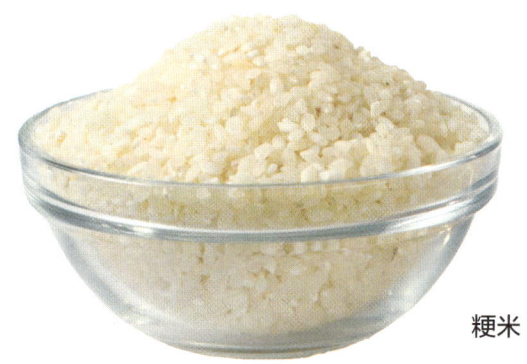
粳米

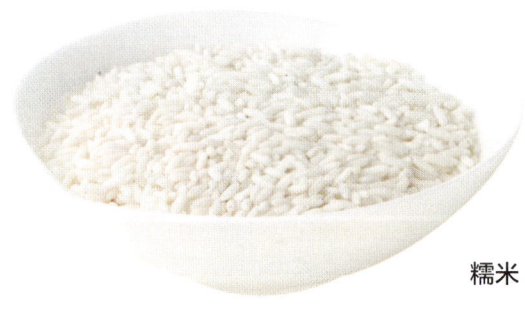
糯米

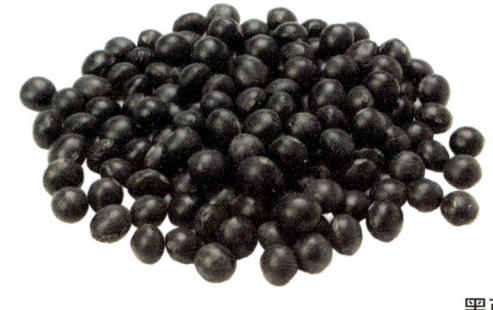
黑豆

原文

祛胃热，养肾虚，米粟可长生；填精髓利小肠，巨胜即胡麻。

粟，味微寒，无毒，治消中。

巨胜子，久服之，可长生不老，利大小肠，坚筋快产，主心惊，味甘平，无毒，处处有之，即黑麻子。

释义

祛除胃热、滋养肾虚，米粟可以起到这样的作用；填精髓、利小肠，黑芝麻可以起到这样的作用，巨胜就是胡麻。

粟，味微，性寒，无毒，能够治疗消渴。

巨胜子，久服可长生不老，能通利大小肠，有益于强健筋骨和催生，并能够治疗心悸，味甘，性平，无毒，到处都有，即黑麻子。

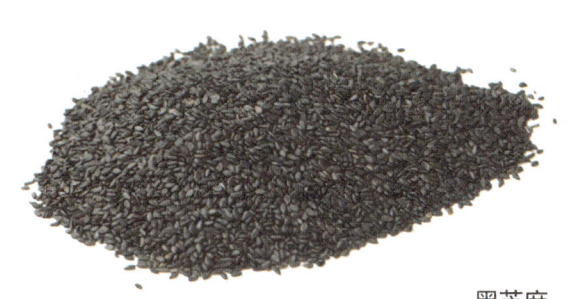

黑芝麻

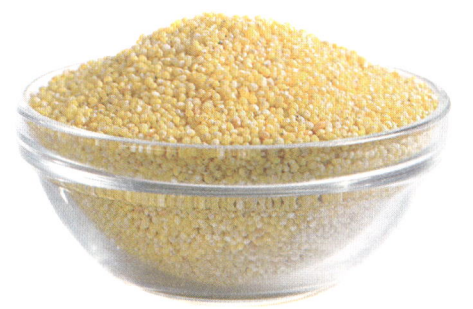

粟，脱壳后即小米

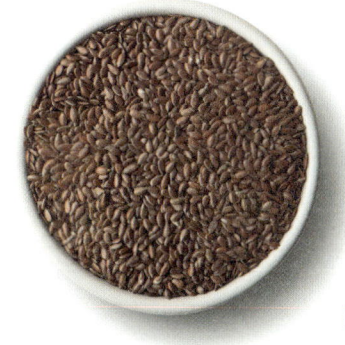

巨胜子

原文

赤小豆消水肿虚浮，研涂痈疽消热毒；白扁豆治筋转霍乱，叶敷蛇虫咬最佳。

赤小豆，炒过用，味甘酸平，无毒，治消渴，攻脚气。

白扁豆，味甘微寒，无毒，消暑解毒，下气和中。

释义

赤小豆能消除水肿伴有虚浮，研磨后涂抹可以治疗痈疽和热毒；白扁豆可以治疗筋骨痉挛、霍乱等病症，用其叶片捣敷在蛇虫咬伤处效果最佳。

赤小豆，炒后再入药用，味甘、酸，性平，无毒，能治消渴病、脚气。

白扁豆，味甘，性微寒，无毒，有消暑、解毒的作用，能使气向下走，达到调和脾胃、消除胀满的目的。

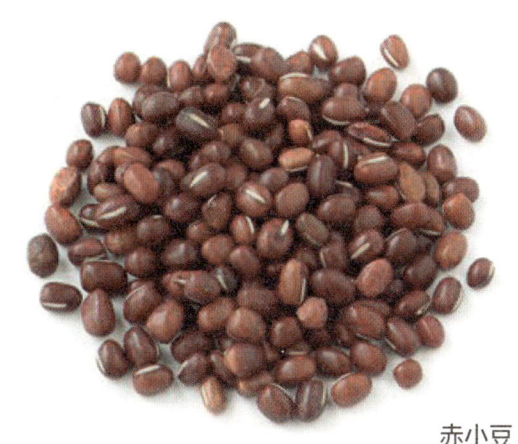

赤小豆

原文

小麦止汗养肝，堪除燥热；大麦生肌消渴，长胃荣华。

大、小麦，味甘微寒，无毒。

释义

小麦能够止汗、养肝，消除燥热；大麦具有生肌、消渴的功效，能够滋养胃部，使荣华更生。

大麦、小麦，都是味甘、性微寒，无毒。

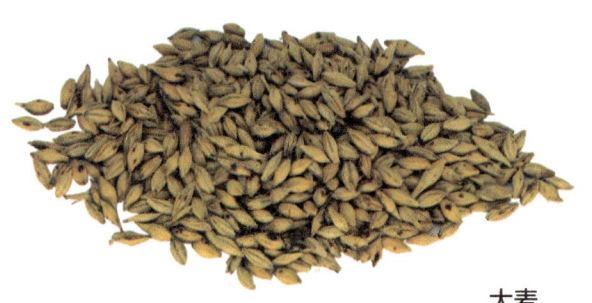

大麦

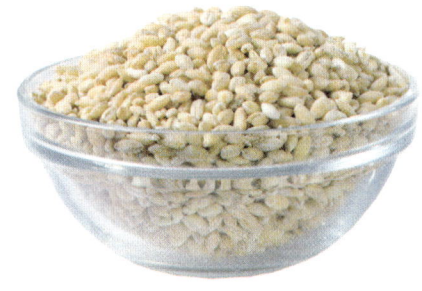

小麦

原文

麦糵入汤药，真个温中，可知消食；麦麸若调醋，敷扑损处，愈后无瑕。

麦糵，即麦芽也。麸，皮也。

释义

将麦糵加入汤药中，可以真正起到温中的作用，可以消食；将麦麸调和醋敷在受伤部位，可以治愈伤口，并且不会留下疤痕。

麦糵，就是麦芽。麸，皮的意思。

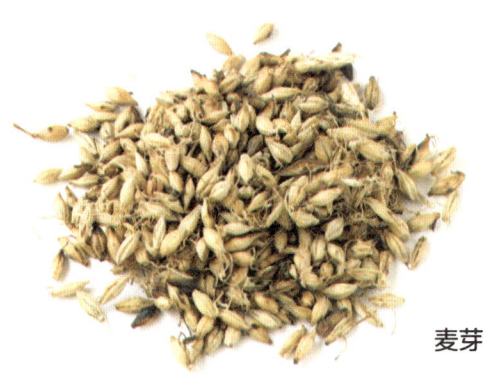

麦芽

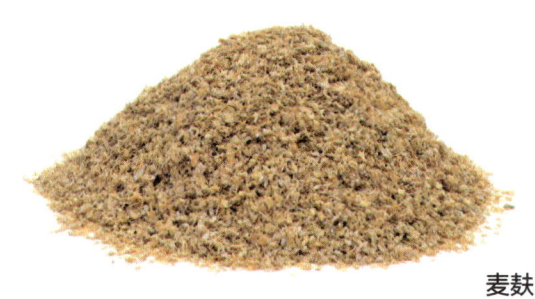

麦麸

原文

去丹风，解一切之毒，霍乱吐翻，取粉于绿豆；除浮疽，吐一切痰涎，开胸膈病，摘蒂于甜瓜。

绿豆，味甘寒，无毒，除热气，主头疼目暗。

甜瓜，味苦寒，有毒，处处有之；蒂入药，瓜有赤白二种，入药当用赤者。

释义

祛除丹毒、解一切之毒，治疗霍乱、吐翻，可以用绿豆粉；祛除浮疽，吐一切痰涎，治疗胸膈疾病，可以摘取甜瓜蒂用。

绿豆，味甘，性寒，无毒，有清除内热的作用，主治头疼目暗。

甜瓜，味苦，性寒，到处都有；瓜蒂有毒，可以入药，瓜有赤白两种，入药当用赤色的。

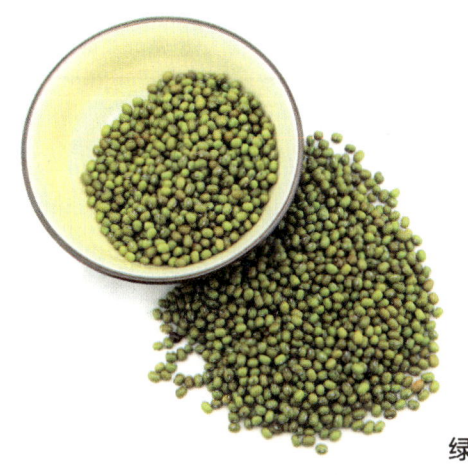

绿豆

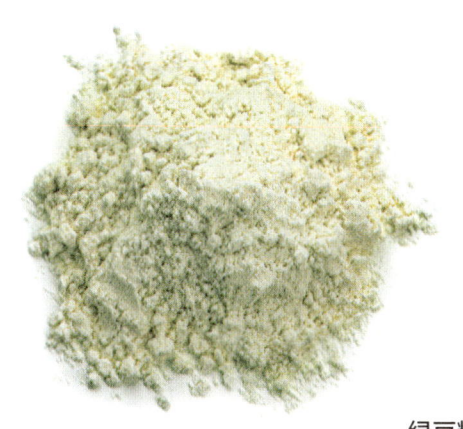

绿豆粉

原文

言之有准，用之无差。

释义

上面阐述的药性，应该是准确无误的，在使用药物时，也应该是没有差错的。

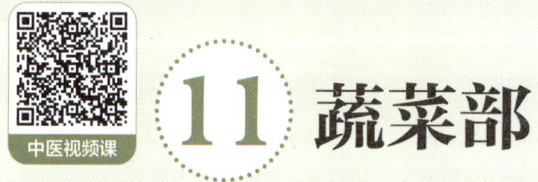

11 蔬菜部

原文

既已言之五谷，又当取用菜蔬。

释义

前面既然提到五谷可以入药，那么日常吃的蔬菜也可以入药。

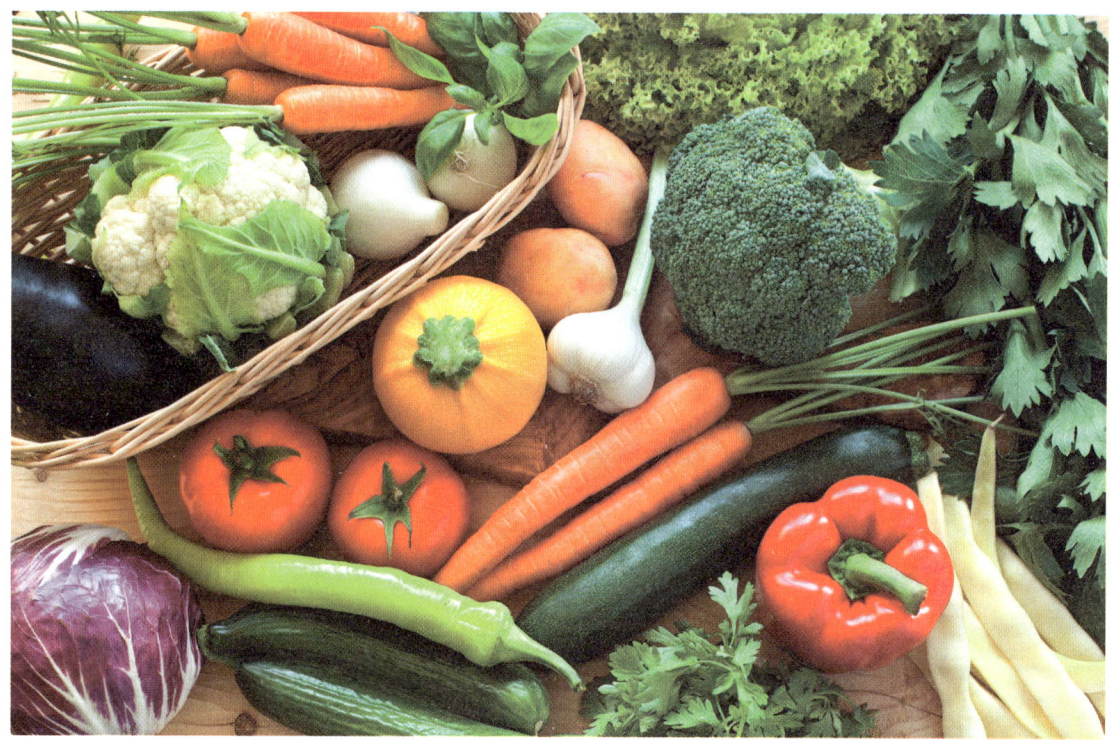

蔬菜

原文

葱主头疼堪发散，通大小肠，白可安胎止痛；韭补肾虚益元阳，温中下气，子收梦泄遗精。

葱，味辛温，无毒。韭，味辛温微酸，无毒。葱、韭皆不可多食，昏人精神，又不可与蜜同食。

释义

葱有发散作用,主治头疼,能通利大小肠,葱白可安胎止痛;韭菜补肾虚、益元阳、温中下气,韭菜子可以治疗梦遗泄精。

葱,味辛,性温,无毒。韭菜,味辛、微酸,性温,无毒。葱、韭菜都不可多吃,否则使人精神发昏,也不可与蜂蜜同食。

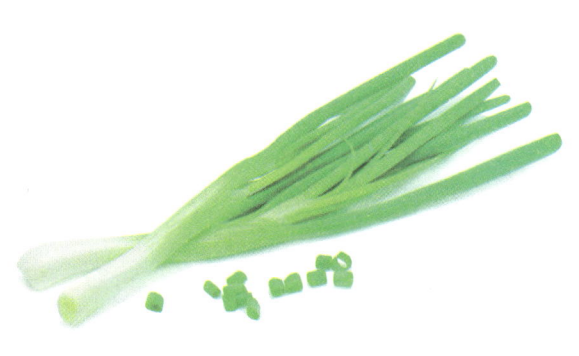

葱

葱白

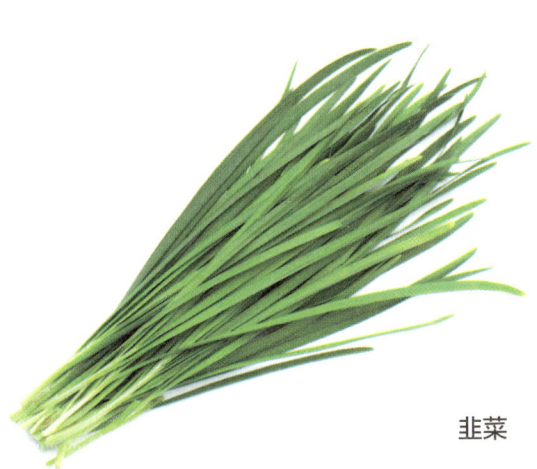

韭菜

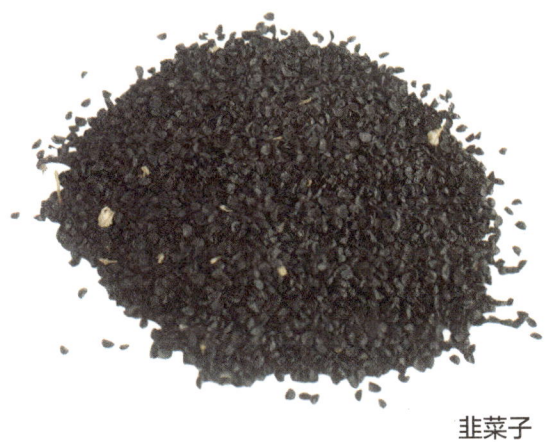

韭菜子

原文

捣汁止头疼,喘嗽风痰莱菔子;酒煎喷痘体,自然红润说胡荽。

莱菔,即萝卜也,味甘辛,无毒,根脑及嫩叶俱可食;煮熟消食和中下气,去痰癖,肥健人。

胡荽,味辛温,无毒,消谷通心窍,补五脏不足,利大小便,辟邪秽。

释义

将莱菔子捣成汁喝，可以缓解头痛、治疗喘嗽和风痰；用酒煎胡荽然后喷在痘体上，可以使皮肤恢复自然红润。

莱菔，就是萝卜，味甘、辛，无毒，根及嫩叶都可以吃；煮熟吃可以消食，有和中下气、去除痰癖的作用，使人更健壮。

胡荽，味辛，性温，无毒，有消食、通心窍，补五脏不足、利大小便、辟邪秽的作用。

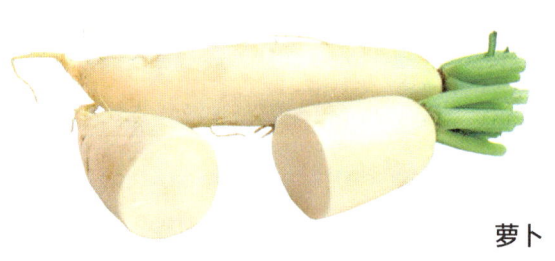

萝卜

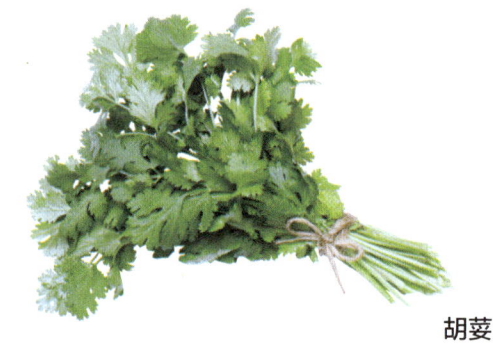

胡荽

原文

白冬瓜去躁烦止渴；白芥子宽胸膈痰拘。

冬瓜，味甘微寒，无毒，治淋利小便，除热散痈，通小肠醒脾，用子中仁尤良。

白芥子，味辛温，无毒，青白紫数种，惟芥子粗大色白者入药，除冷气，攻反胃，治上气❶。

注解

❶ 上气：指肺气不降，或者胃气上逆，进而引起咳嗽、呕吐、恶心等病症。

释义

白冬瓜能够去除体内燥热，缓解烦躁和口渴；白芥子可以治疗胸膈部位的痰湿淤滞。

冬瓜，味甘，性微寒，无毒，治小便淋利，有除热、消散痈肿、疏通小肠、醒脾的作用，冬瓜仁药效更好。

白芥子，味辛，性温，无毒，有青、白、紫多个种类，只有粗大、色白的芥子可以入药，有散寒作用，可治疗反胃，治上气。

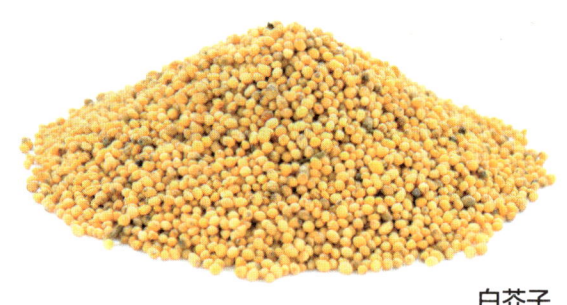

白芥子

原文

妇人产难好催生，滑脏利泄冬葵子；霍乱转筋心腹痛，减烦却暑羡香薷。

冬葵子，味甘寒，无毒，处处有之，其子是秋种覆养，经冬至春作子，故谓冬之葵子，除寒热，治疖用根。

香薷，味辛微寒，无毒，下气除烦热，消肿止渴。

释义

妇人难产、润滑肠道、促进排便、利尿泄下，用冬葵子；霍乱转筋、心腹痛，减轻烦闷、祛除暑湿，用香薷。

冬葵子，味甘，性寒，无毒，到处都有，因其种子是在秋天种植并覆盖养护，度过冬季，春季才结种子，因此得名冬葵子，有清除体内寒热的作用，根可治疖。

香薷，味辛，性微寒，无毒，具有下气、除烦热、消肿、止渴等作用。

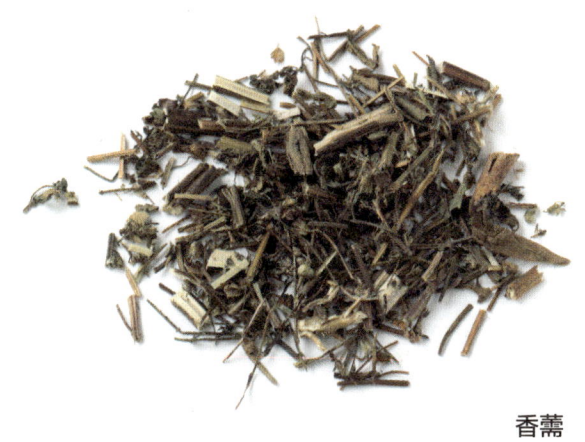

香薷

原文

发病生虫又败阳，便是芸薹菜；生疮长瘤精神损，少吃茄子儿。

芸薹菜，味辛温，有毒，不宜多食，败损阳气，生腹中长虫，主破症瘕，通血除丹毒，消乳痈。

茄子，有紫白二种，味甘寒，性冷不宜多食。茄根煎汤，洗冻疮；蒂烧灰，治肠风。

释义

芸薹菜引发疾病，导致寄生虫感染，又损害阳气；茄子使人生疮、长瘤疾、损害精神和体力。

芸薹菜，味辛，性温，有毒，不宜多吃，否则败损阳气、感染寄生虫。主要用于治疗瘀血、肿块、痛经和丹毒，还可以消散乳痈。

茄子，有紫色和白色二种，味甘，性寒，性冷不宜多吃。用茄根煎汤，可以洗冻疮；茄蒂烧成灰，可以治肠风。

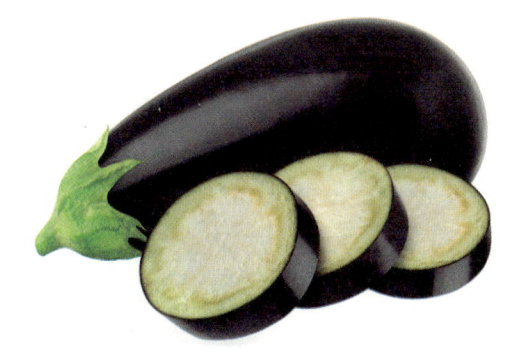

茄子

原文

妇人恶血能令下，湿痹筋挛，取豆芽（黄卷）；疮疥伤寒最得宜，血风血晕，用荆芥（假苏）。

大豆黄卷，以黑豆大者为芽蘖，生便晒干，名黄卷，入药用，味甘平，无毒。
假苏，即荆芥，味辛温，无毒，下气除劳，兼治头痛。

释义

妇女的恶血能顺畅地排出，湿痹和筋挛也能治疗，要用豆芽，即黄卷；疮疥、伤寒最适合，活血、祛风、解表，要用荆芥，即假苏。

大豆黄卷，以黑豆中的大颗种子发芽后晒干而成，入药用被称为黄卷，味甘，性平，无毒。

假苏，即荆芥，味辛，性温，无毒，有下气除劳的作用，兼治头痛。

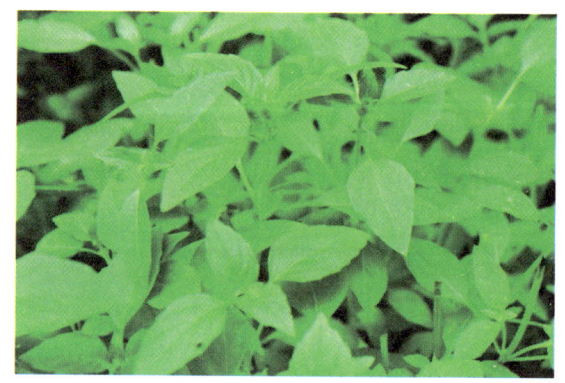

荆芥

原文

马齿苋散血敷疮敷火丹，杀虫磨翳；草繁缕发背疮痬丹风起，烂捣堪涂。

马齿苋，处处有之，味酸寒，无毒，止渴攻血痢，磨眼翳，利便难。
草繁缕，味酸平，无毒，名鸡肠菜。

释义

马齿苋能够散瘀血、敷治疮疡、治疗火丹、杀寄生虫，治疗目生翳膜。草繁缕捣烂后涂敷，能够治疗背痈、疮疡、丹毒。

马齿苋，到处都有，味酸，性寒，无毒，有止渴、治血痢、磨眼翳、通利大便的作用。

草繁缕，味酸，性平，无毒，又名鸡肠菜。

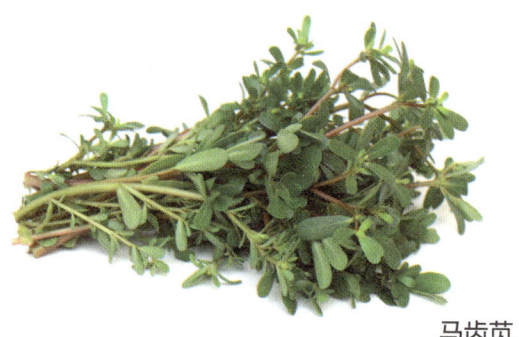

马齿苋

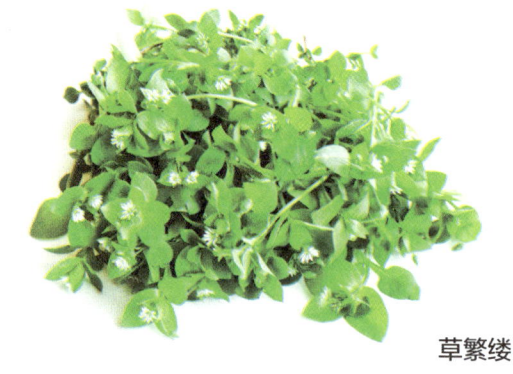

草繁缕

原文

消痰定喘宽膨，当求苏叶；风气头疼发散，切要薄荷。

紫苏，味辛温，无毒，叶紫色而气香者佳，消痰下气开胃用叶；风气头疼发散用茎；宽喘急治咳嗽用子。

薄荷，味辛苦温，无毒，发汗消食宽胀，除霍乱伤寒，可发散。

释义

消除痰多气喘、治疗腹胀，当用紫苏叶；发散风气、治疗头痛，切记用薄荷。

紫苏，味辛，性温，无毒，紫色叶且气味香的入药比较好，叶子有消痰、下气、开胃的作用；茎有发散作用，可治疗风气头疼；紫苏子可以宽胸、平喘、治疗咳嗽。

薄荷，味辛、苦，性温，无毒，有发汗、消食、宽胀的作用，可除霍乱伤寒，可发散体内病气。

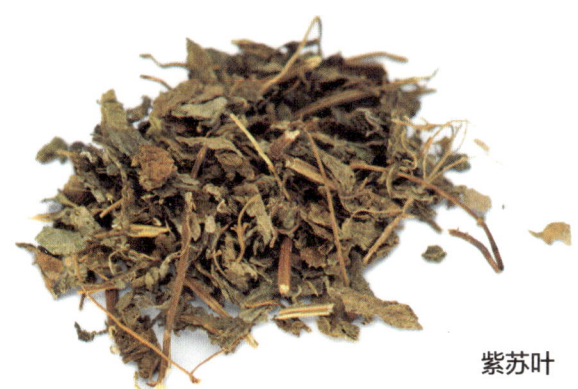

紫苏叶

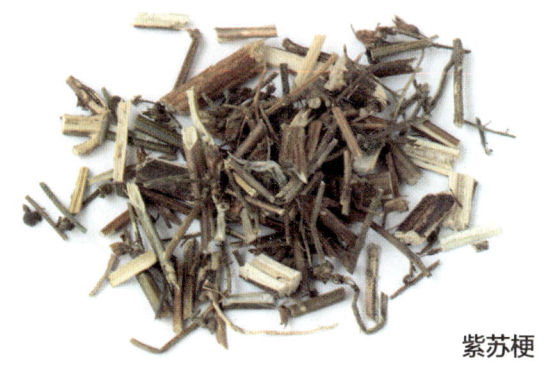

紫苏梗

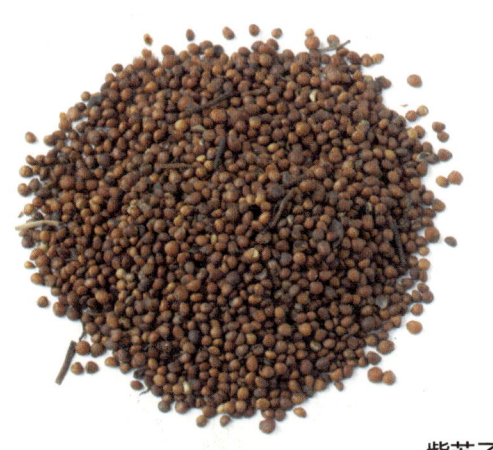

紫苏子

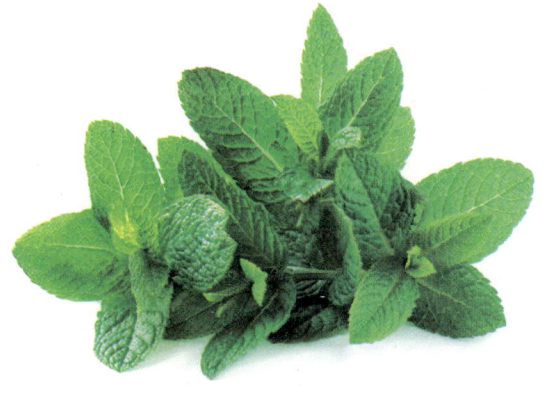

薄荷

原文

饴糖敛汗建中，补虚羸不小；神曲养脾进食，使胃气有余。

饴糖，味甘微温，无毒，以糯米煮粥，候冷入麦蘖，澄清再熬成饴糖，以净器盛贮，夏天澄沉井中，免令酸，诸米可作饴，惟糯米者入药，止渴消痰治嗽。

神曲，味甘大暖，消食下气。

释义

饴糖具有收敛汗液、补益虚损的功效，对于身体虚弱的人有很好的补益作用；神曲能滋养脾胃、促进食欲，使胃气充盈。

饴糖，味甘，性微温，无毒，它是用糯米煮成粥，冷却后加入麦芽，澄清后再次熬制而成。用干净的器皿盛装饴糖，夏天将器皿沉入井中，避免变酸。各种米都可以制成饴糖，但只有糯米制成的饴糖可以入药。有止渴、消痰、治咳嗽的功效。

神曲，味甘，性大暖，有消食、下气的作用。

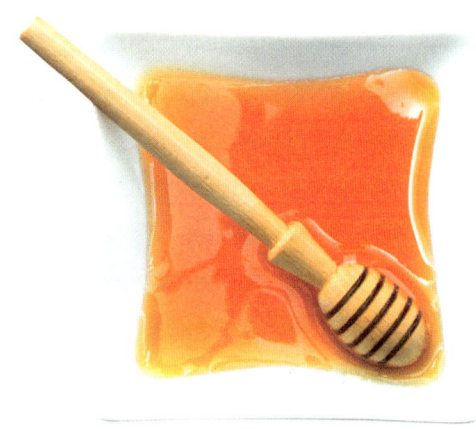

饴糖

原文

调理产人，去瘀生新犹用醋；通行血脉，助添药势酒同途。

醋，一名苦酒，治痈除症，消疽退肿。

酒，味苦甘辛大热，有毒，辟恶除邪破症结。

释义

在调理产妇时，用醋可以促进瘀血的排出并促进新血的生成；在促进血液循环时，用酒可以增强药效。

醋，又名苦酒，可以治疗痈肿、消除症瘕，也能消除疽病并消退肿胀。

酒，味苦、甘、辛，性大热，有毒，能辟除恶气、解除邪气，也能破除症结。

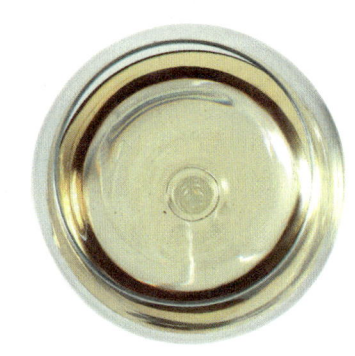

酒

原文

香豉本食中之物，医伤寒切不可无。

淡豆豉，味苦寒，无毒，治头痛发汗，止痢解热，以酒浸捣烂，患脚敷之良。

释义

香豉本是食物中的一种，但在治疗伤寒时却是不可或缺的。

淡豆豉，味苦，性寒，无毒，能够治疗头痛、发汗、止痢、解热，用酒浸后捣烂，敷于患脚上，效果很好。

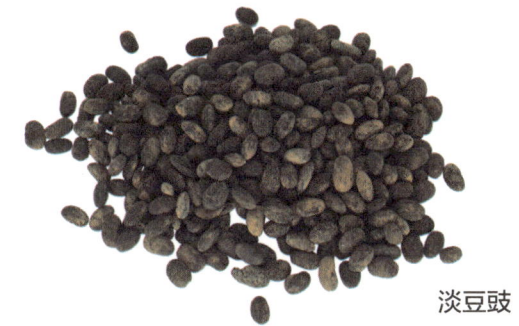

淡豆豉

原文

不揣愚衷而作赋，是为药性之斤铢。

揣，量度也。

释义

不揣测自己的愚钝而作此赋，这就是我写药性的精微之处。

揣，揣测、量度意思。

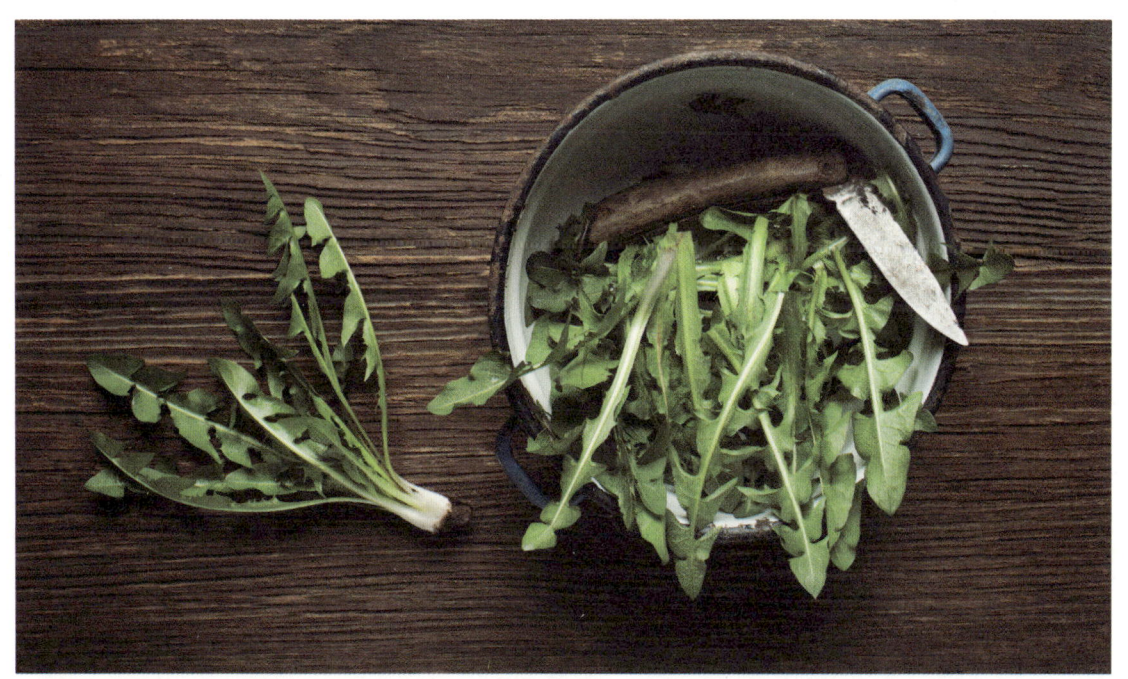

蒲公英连根挖取，除去杂质，洗净、沥水，稍晾，切段，干燥过筛即可入药。

索引

A

阿胶 / 71、201
阿魏 / 146
艾叶 / 146
安石榴 / 218、221
安息香 / 189
庵闾子 / 124

B

巴豆 / 68、177
巴戟天 / 122

白扁豆 / 227
白丁香 / 203
白豆蔻 / 70、137
白垩 / 98、111
白茯苓 / 66、172
白附子 / 159
白花蛇 / 217
白及 / 156
白僵蚕 / 70
白芥子 / 232
白蔹 / 156
白茅根 / 152
白茅花 / 152

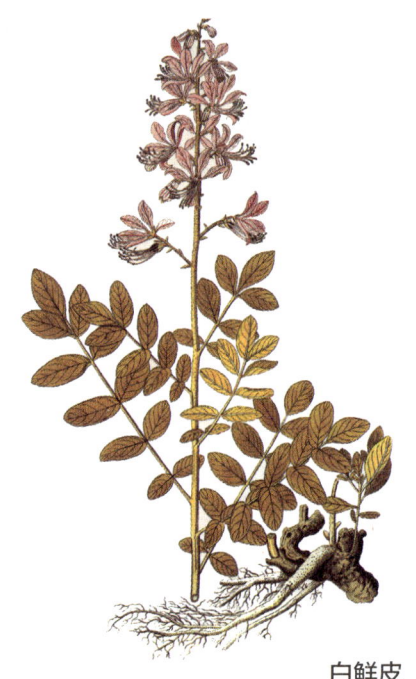

白鲜皮

白芍药 / 65
白术 / 58
白头翁 / 82、159
白薇 / 136
白鲜皮 / 150
白芷 / 53、136
百部 / 148
百合 / 141
柏子仁 / 171
败酱 / 147
斑蝥 / 205
半夏 / 60、155
薄荷 / 235
薄荷叶 / 67
贝母 / 135
荜茇 / 139

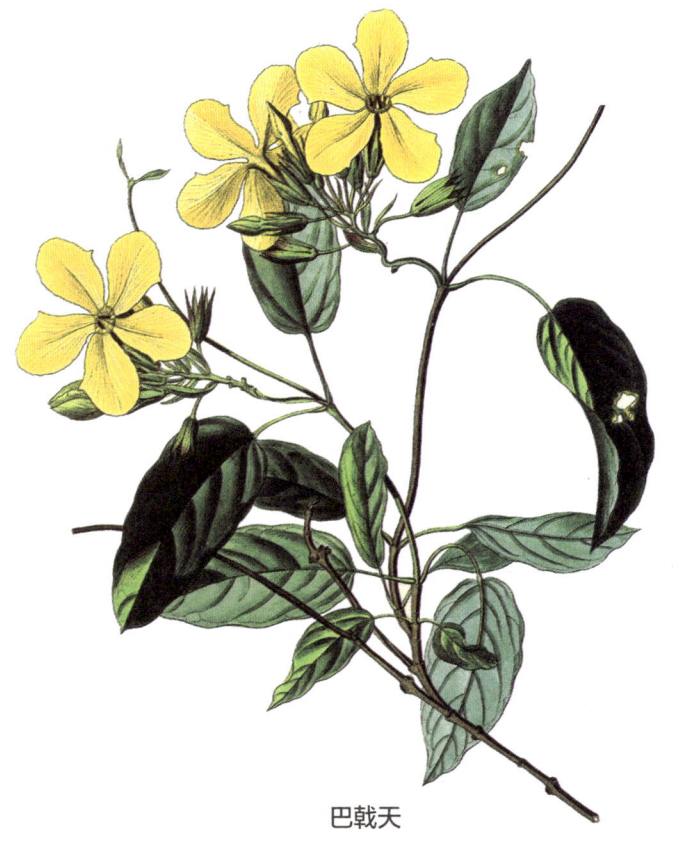

巴戟天

荜澄茄 / 137
萆薢 / 149
蓖麻子 / 164
鳖甲 / 212
槟榔 / 55、182
补骨脂 / 144

C
蚕蛾 / 216
蚕沙 / 216
苍耳 / 134
苍术 / 69、120
草豆蔻 / 88
草繁缕 / 234
草果仁 / 224

草蒿 / 164
草河车 / 163
草决明 / 123
草龙胆 / 76、123
侧柏叶 / 171
柴胡 / 53、123
蝉蜕 / 213
蟾蜍 / 209
菖蒲 / 119
常山 / 160
车前子 / 122
辰砂 / 100
沉香 / 191
陈皮 / 61、219
赤茯苓 / 172

赤芍 / 133
赤石脂 / 80
赤小豆 / 227
樗白皮 / 181
楮实 / 180
川椒 / 81
川楝子 / 187
川乌 / 65
川芎 / 56、126
穿山甲 / 212
磁石 / 106
雌黄 / 116
葱 / 230
葱白 / 86
醋 / 236

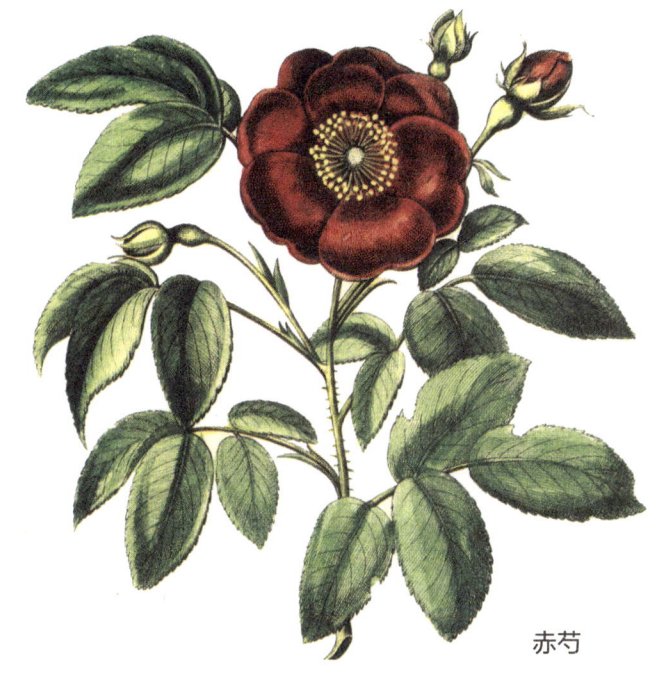

赤芍

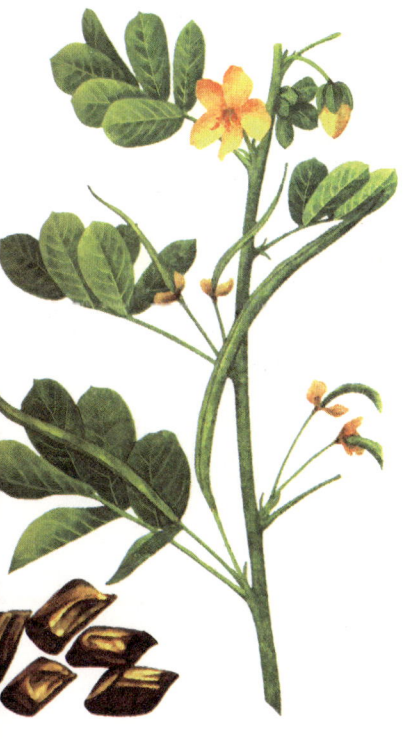

草决明

D

大腹皮 / 188
大黄 / 57、155
大戟 / 156
大蓟 / 137
大麦 / 228
大青 / 137

大枣 / 86、218
代赭石 / 101
丹参 / 131
胆矾 / 110
淡豆豉 / 237
淡竹叶 / 180
当归 / 54、136
地肤子 / 122

地骨皮 / 78、171
地龙 / 209
地榆 / 70、149
灯心草 / 166
丁香 / 191
冬瓜 / 232
冬瓜仁 / 232
冬葵子 / 233

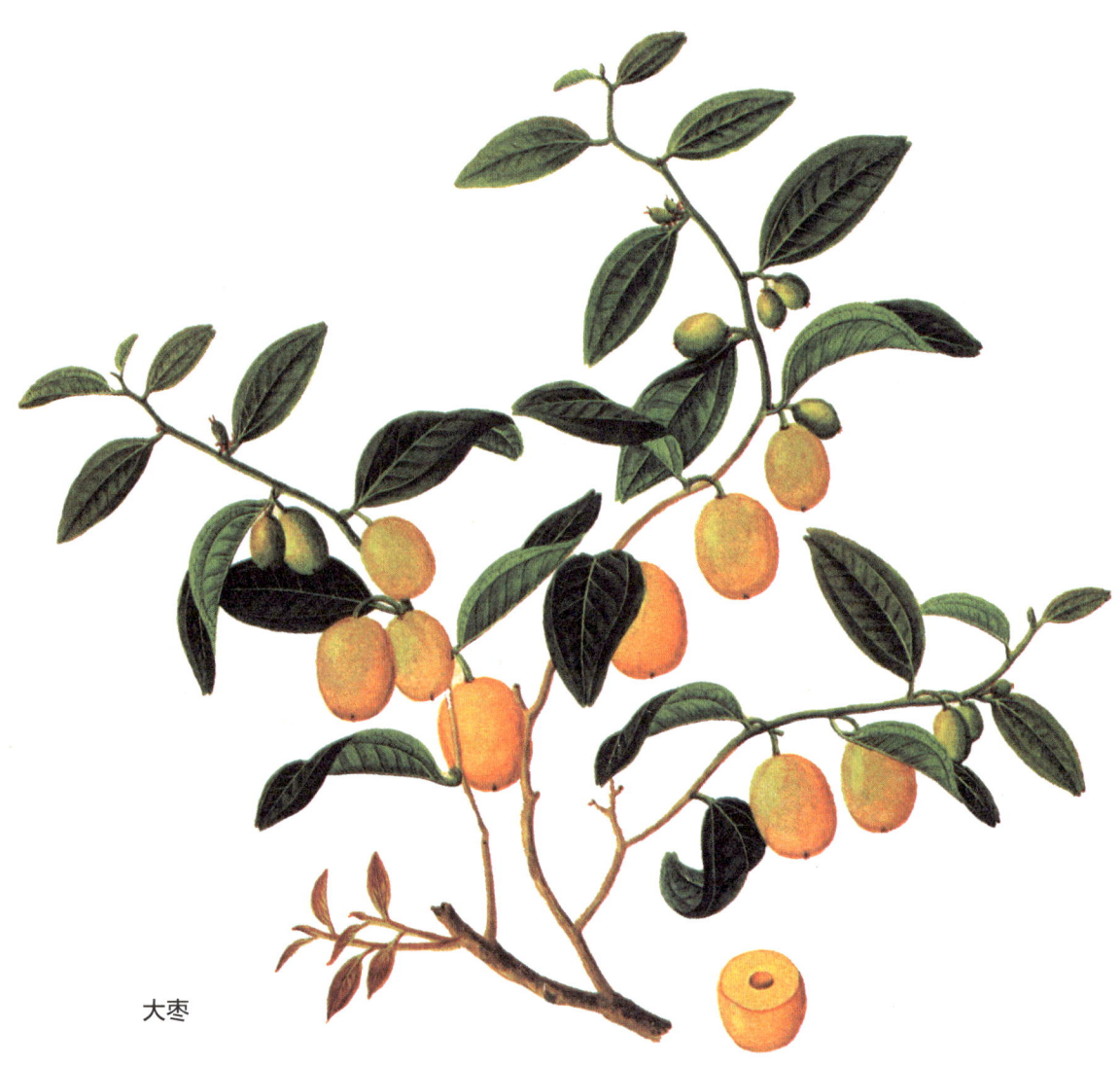

大枣

藁本 / 63、138
葛根 / 74、134
钩藤 / 190
狗脊 / 149
枸杞子 / 172
谷精草 / 162
骨碎补 / 159
栝蒌 / 134
栝蒌根 / 74、134
贯众 / 163
桂枝 / 73、170

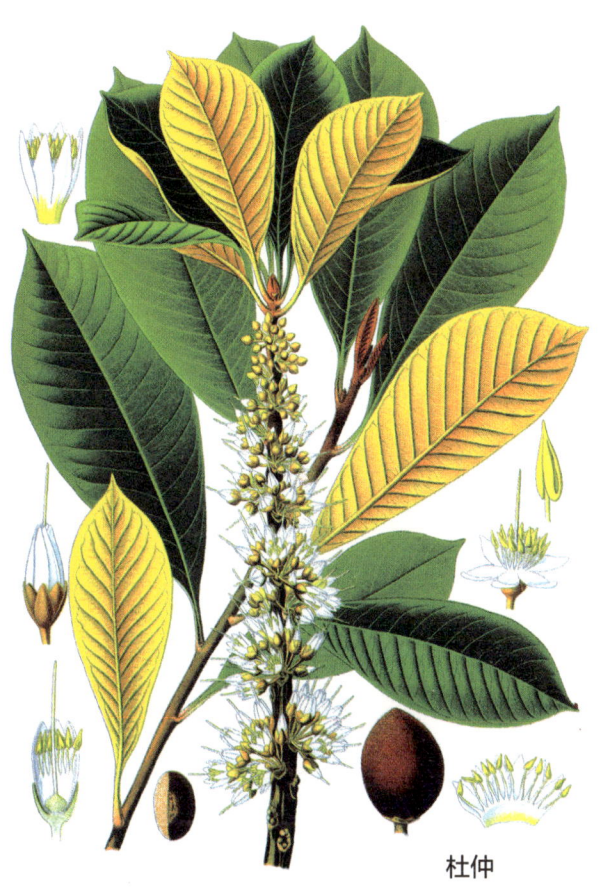

杜仲

冬青子 / 189
豆芽 / 226、234
独活 / 54、127
杜仲 / 76、185

F

矾石 / 103、113
防风 / 53、129
防己 / 143
枫香 / 192
伏龙肝 / 101
茯神 / 172

附子 / 154
覆盆子 / 220

G

甘草 / 60、119
甘菊花 / 79
甘松 / 153
甘遂 / 156
橄榄 / 221
干姜 / 75、133
干漆 / 83、172
高良姜 / 139

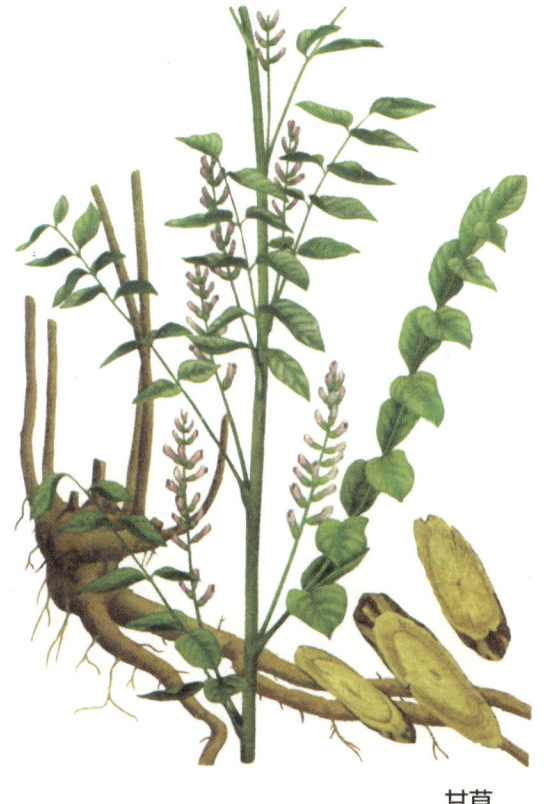

甘草

241

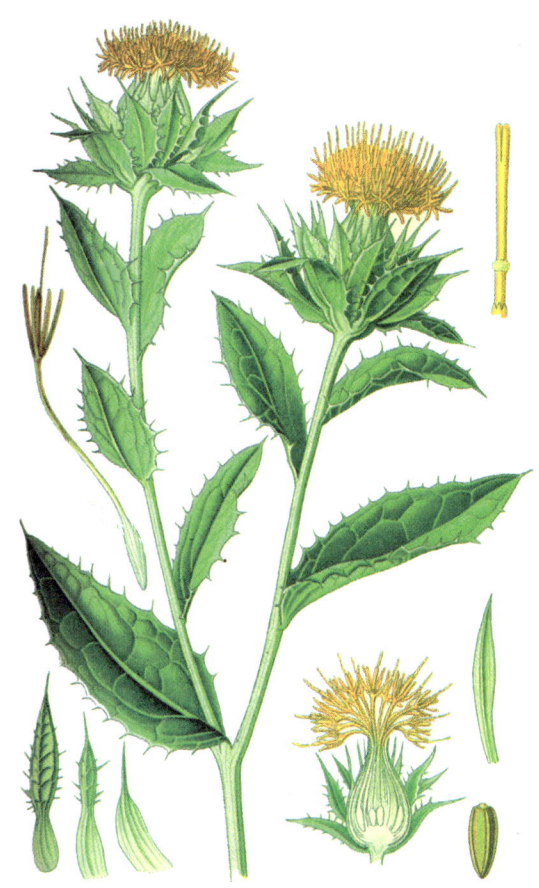

红花

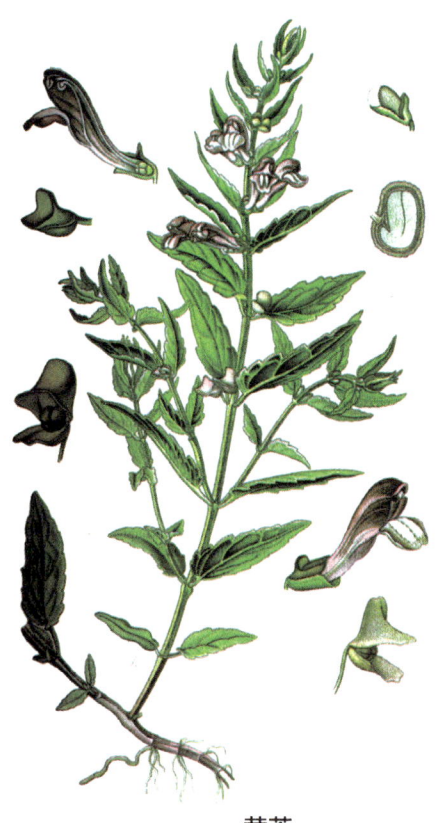

黄芩

胡桃 / 224
胡桐泪 / 181
虎骨 / 202
虎杖 / 186
琥珀 / 172
花蕊石 / 113
滑石 / 108
槐角 / 170
黄柏 / 58、184
黄丹 / 113
黄豆 / 226
黄精 / 124
黄连 / 56、130
黄芪 / 59、129
黄芩 / 57、142

H

蛤蚧 / 210
海带 / 145
海蛤 / 206
海金沙 / 162
海螵蛸 / 212
海桐皮 / 178
海藻 / 85、145
寒水石 / 105
诃子 / 174
何首乌 / 159

鹤虱 / 155
黑豆 / 226
黑附子 / 69
黑铅 / 112
黑芝麻 / 227
红花 / 79、150
厚朴 / 67、182
胡粉 / 108
胡黄连 / 151
胡椒 / 193
胡芦巴 / 165
胡荽 / 231

黄药 / 190
茴香 / 148
藿香 / 192
藿香叶 / 56

J

鸡内金 / 204
蒺藜 / 130
鲫鱼 / 214
剪草 / 140
姜黄 / 139
僵蚕 / 216
椒目 / 175
金沸草 / 166

金屑 / 100
金樱子 / 189
金汁 / 195
京三棱 / 137
荆芥 / 234
粳米 / 226
井泉石 / 115
景天 / 125
韭菜 / 231
韭菜子 / 231
酒 / 236
桔梗 / 62、161
菊花 / 119
橘 / 218
橘皮 / 219

K

空青 / 104
苦菜 / 190
苦参 / 135
款冬花 / 144
昆布 / 148
裩裆 / 196
蛞蝓 / 209

L

莱菔子 / 231
狼毒 / 167
雷丸 / 177

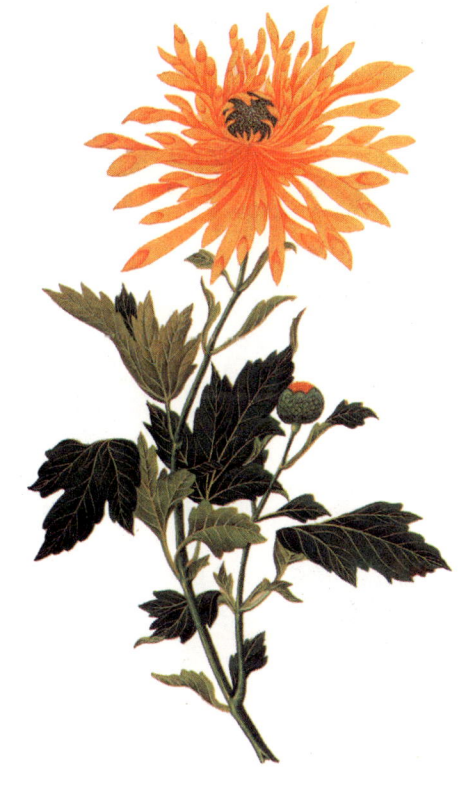

菊花

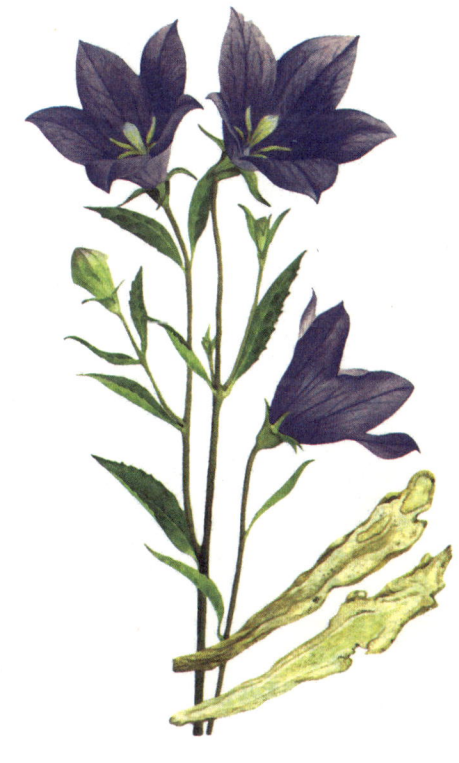

桔梗

梨 / 220
藜芦 / 163
鲤鱼 / 213
连翘 / 71、161
梁上尘 / 115
灵砂 / 111
凌霄花 / 184
羚羊角 / 200
刘寄奴 / 158
硫黄 / 105
龙齿 / 199
龙骨 / 199
龙脑 / 183

蝼蛄 / 215
漏芦 / 131
芦荟 / 145
鹿角 / 198
鹿茸 / 202
萝卜 / 231
络石 / 126
绿豆 / 229

M

麻黄 / 67、136
马鞭草 / 165

马齿苋 / 234
马兜铃 / 157
马蔺子 / 140
麦麸 / 228
麦门冬 / 77、121
麦蘖 / 228
鳗鲡 / 211
蔓荆子 / 174
芒硝 / 103
莽草 / 176
没食子 / 187
没药 / 175
虻虫 / 211

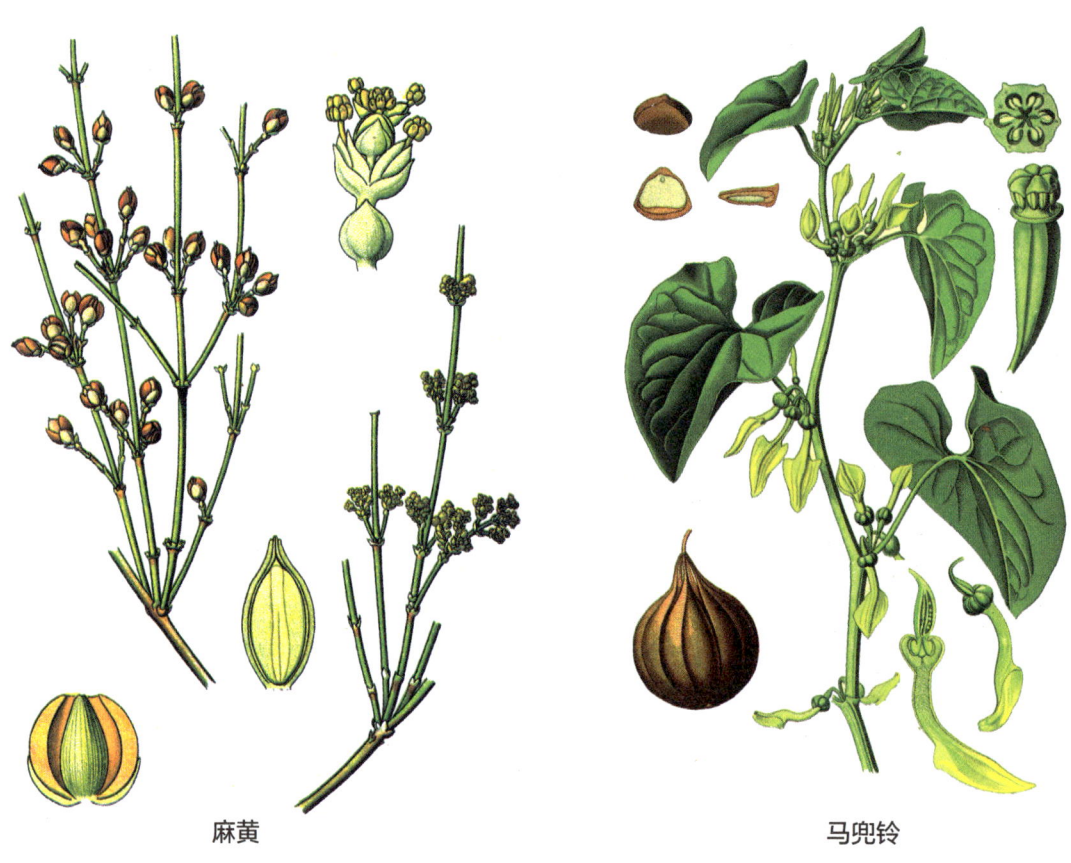

麻黄　　　　　　　　　　马兜铃

密蒙花 / 179
密陀僧 / 109
牡丹皮 / 149
牡荆子 / 179
牡蛎 / 82、211
木鳖子 / 177
木通 / 78
木香 / 55、125
木贼 / 155

N

南星 / 84
硇砂 / 114
牛黄 / 199
牛角腮 / 203
牛乳 / 199
牛膝 / 123
糯米 / 226

O

藕节 / 222
藕实 / 222

P

蓬莪术 / 137
硼砂 / 110
枇杷叶 / 223
蒲黄 / 130
朴硝 / 103

Q

蛴螬 / 210
牵牛子 / 168
铅白霜 / 112
前胡 / 138
芡实 / 220
茜根 / 127
羌活 / 52
蛸螂 / 209
茄子 / 233
秦艽 / 69、141
秦椒 / 175
秦皮 / 82、190

青皮 / 61
青葙子 / 155
轻粉 / 106
瞿麦 / 134
全蝎 / 205

R

人参 / 59、119
人中白 / 197
忍冬草 / 129
肉苁蓉 / 130
肉豆蔻 / 144
肉桂 / 73、170

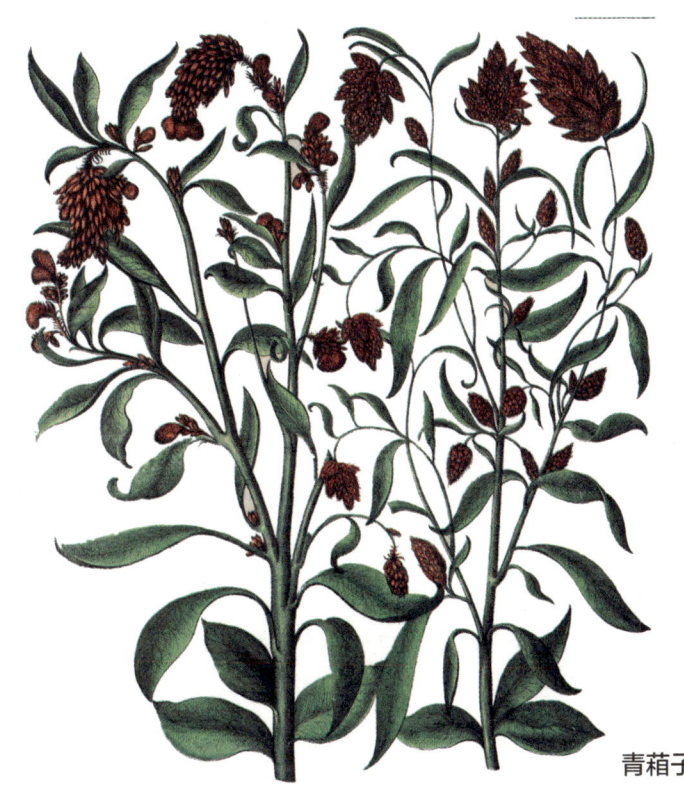

青葙子

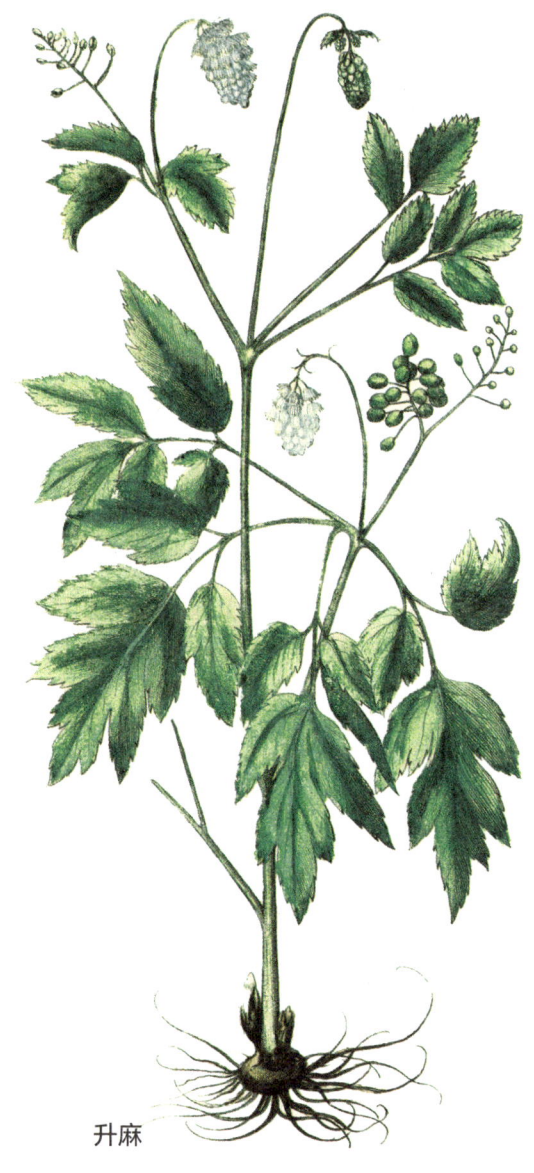

升麻

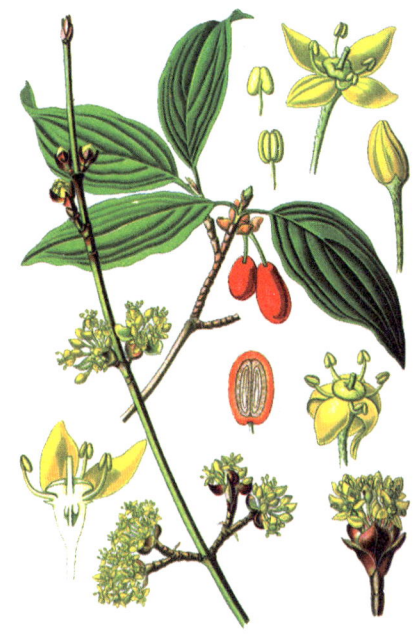

山茱萸

蛇蜕 / 208
射干 / 160
麝香 / 198
神曲 / 236
升麻 / 52、126
生地黄 / 64、120
生姜 / 72、133
石床 / 100
石膏 / 72、108
石斛 / 126
石灰 / 107
石决明 / 216
石龙芮 / 151
石龙子 / 211
石楠叶 / 178
石韦 / 143
石燕 / 112
石钟乳 / 101
食盐 / 106

乳香 / 192
乳汁 / 196
蕤仁 / 186

S

桑白皮 / 78、188
桑寄生 / 174

桑螵蛸 / 216
山慈菇 / 168
山豆根 / 166
山药 / 128
山栀 / 182
山茱萸 / 188
商陆 / 84、163
蛇床子 / 127

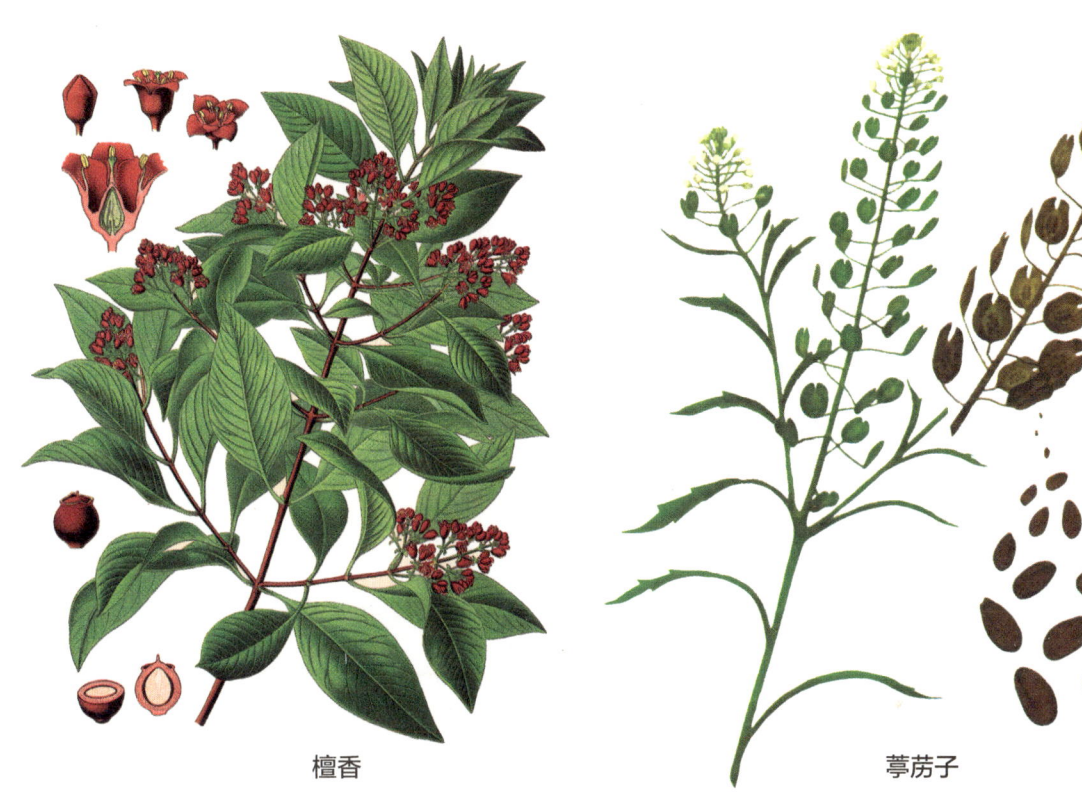

檀香　　　　　　　　　　葶苈子

使君子 / 153	酸枣仁 / 173	田螺 / 207
柿蒂 / 218	缩砂仁 / 150	甜瓜 / 229
柿干 / 220		铁粉 / 116
柿子 / 218	T	葶苈子 / 85、160
熟地黄 / 64、120		通草 / 80、140
蜀椒 / 175	獭肝 / 199	铜绿 / 108
鼠妇 / 207	檀香 / 192	童子尿 / 195
鼠粘子 / 87、145	桃花 / 222	土瓜 / 140
水萍 / 145	桃仁 / 71、222	兔头骨 / 203
水银 / 102	天灵盖 / 195	菟丝子 / 122
水蛭 / 207	天麻 / 86、148	
松子 / 170	天门冬 / 77、121	W
苏合香 / 189	天南星 / 167	
苏木 / 76、179	天仙子 / 160	蛙 / 214
酸浆 / 147	天雄 / 154	瓦雀 / 203

247

腽肭脐 / 200
王不留行 / 125
威灵仙 / 87、164
葳蕤 / 81、128
卫茅 / 185
猬皮 / 213
乌梅 / 80、222
乌头 / 154
乌药 / 175
屋游 / 169
无名异 / 109
芫荑 / 186
吴茱萸 / 55、188
蜈蚣 / 215
五倍子 / 187
五加皮 / 191
五灵脂 / 217
五味子 / 64、125

X

犀角 / 201
豨莶 / 167
细辛 / 73、128
夏枯草 / 167
仙茅 / 168
香附 / 149
香薷 / 233
象牙 / 200
硝石 / 103

小蓟 / 137
小麦 / 228
小米 / 227
小青 / 137
蟹 / 213
辛夷 / 174
信石 / 114
杏仁 / 68、222

雄黄 / 116
熊胆 / 200
续断 / 127
续随子 / 158
宣木瓜 / 223
萱草 / 166
玄参 / 135
玄精石 / 116

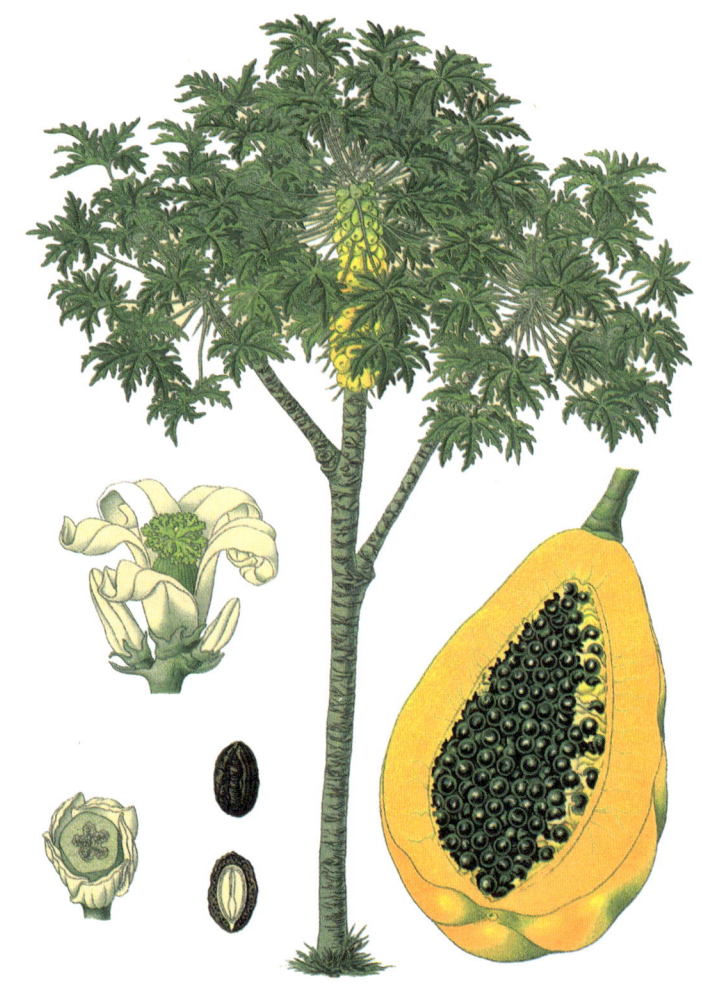

宣木瓜

玄明粉 / 58
旋覆花 / 164
血竭 / 191
血余炭 / 197

Y

芫花 / 177
羊酪 / 199
羊蹄 / 155
羊踯躅 / 157
夜明砂 / 204
衣鱼 / 208
饴糖 / 236
益智子 / 187
薏苡仁 / 128
茵陈蒿 / 124
茵芋 / 169
银屑 / 101
淫羊藿 / 144
柚 / 218
榆皮 / 173
禹余粮 / 103
玉屑 / 100
郁金 / 138
郁李仁 / 179
元胡索 / 88、152
远志 / 124
云母 / 102
芸薹 / 233

郁李仁

Z

皂荚 / 186
泽兰 / 142
泽泻 / 66、129
珍珠 / 206
知母 / 63、135
栀子 / 74
蜘蛛 / 212
枳壳 / 62、182
枳实 / 62
猪苓 / 75、183

竹叶 / 85
竺黄 / 193
苎根 / 168
紫草 / 142
紫石英 / 104
紫苏梗 / 235
紫苏叶 / 235
紫苏子 / 235
紫菀 / 142
自然铜 / 113
棕榈 / 176

249